公平与效率：
医疗服务资源均等化

赵林度　著

科　学　出　版　社

北　京

内 容 简 介

本书共四部分 12 章，围绕医疗服务资源均等化问题，介绍医疗服务资源均等化基本观点、运作机制和享受机制，医疗服务资源配置机制和现状，国内外城乡配置方式，医疗服务资源时空置换、网格化虚实映射和蓄能-溢出理论，在苏州市现状分析的基础上，介绍基于分级诊疗的医疗服务体系设计和基于区域医疗联合体的医疗服务资源共享机制。从理论创新的视角，试图为医疗服务资源均等化决策者提供一种可行的理论方法，在"公平优先，兼顾效率"原则指导下，实现"人人享有基本医疗卫生服务"的目标。

本书可以作为大专院校管理科学与工程、工商管理等专业的教师、学生的教科书和参考书，也可以作为从事医疗服务产业、远程医疗产业政策研究人员的工具书。

图书在版编目（CIP）数据

公平与效率：医疗服务资源均等化/赵林度著. —北京：科学出版社，
2017.12

ISBN 978-7-03-055250-1

Ⅰ. ①公⋯ Ⅱ. ①赵⋯ Ⅲ. ①医疗卫生服务–资源配置–研究–中国
Ⅳ. ①R199.2

中国版本图书馆 CIP 数据核字（2017）第 274222 号

责任编辑：魏如萍　陶　璇/责任校对：贾娜娜
责任印制：徐晓晨/封面设计：无极书装

科　学　出　版　社 出版
北京东黄城根北街 16 号
邮政编码：100717
http://www.sciencep.com

北京虎彩文化传播有限公司 印刷
科学出版社发行　各地新华书店经销

*

2017 年 12 月第　一　版　　开本：720 × 1000　1/16
2018 年 7 月第二次印刷　　印张：20
字数：430 000

定价：150.00 元
（如有印装质量问题，我社负责调换）

前　　言

　　"公平优先，兼顾效率"的医疗保障体制基本原则，能够充分体现社会发展中的民生福祉和民生价值。本书为第一卷：《公平与效率：医疗服务资源均等化》，第二卷：《远与近：远程医疗服务模式创新》已经正式出版，重点从理论创新的视角探索医疗服务资源均等化的途径，面向现实环境提供解决医疗服务资源配置不均衡、享受不均等问题的理论方法，创建和谐的社会环境。

　　本书共四部分 12 章，内容具体安排如下。

　　第一部分为基础篇，包括本书第 1 章，介绍医疗服务资源均等化基本观点，重点描述医疗服务资源均等化的定义、分类和内涵，分别从需求侧和供给侧两方面分析医疗服务资源均等化的影响因素，从医疗服务资源效能与效率、效益与公平的视角分析医疗服务资源均等化的公平与效率。

　　第二部分为现实篇，包括本书第 2~6 章，结合江苏省调研情况，介绍医疗服务资源配置机制、医疗服务资源配置现状、医疗服务资源均等化运作机制、医疗服务资源均等化享受机制，以及国内外城乡医疗服务资源均等化配置方式，有助于从一个具体的现实情景刻画医疗服务资源均等化状况。

　　第三部分为理论篇，包括本书第 7~9 章，介绍医疗服务资源时空置换理论、医疗服务资源网格化虚实映射理论、医疗服务资源蓄能-溢出理论，致力于从理论创新的视角探索实现医疗服务资源均等化的理论方法。

　　第四部分为实证篇，包括本书第 10~12 章，着重介绍苏州市医疗服务资源均等化现状分析、基于分级诊疗的医疗服务体系设计、基于区域医疗联合体的医疗服务资源共享机制，能够以理论联系实际的方式阐述医疗服务资源均等化的理想途径。

　　本书创作历时四年，在项目研究、书稿写作和出版过程中，得到了许多同行专家的热情帮助，包括江苏省健康信息发展有限公司董事长汪晓来先生、中国健康产业投资基金管理股份有限公司执行总裁周耀平先生、苏州国际发展集团有限公司总经理翟俊生先生、江苏省人民医院副院长顾民先生和信息中心主任王忠民先生、江苏红石医药管理服务有限公司刘守明先生、东南大学苏州研究院常务副院长张为公教授、中青健康产业发展有限公司首席执行官曾钢先生和首席信息官何坚先生。时光荏苒，岁月匆匆，仍然记得大家共同讨论撰写国家重点研发计划建议书——《出生缺陷综合防治》时集中论证、集中撰写的辛劳，以及得知建议书被国家重点研发计划——"生殖健康及重大出生缺陷防控研究"采纳时的喜悦。在本书出版过程中得到科学出版社魏如萍编辑的帮助，在此表示衷心的感谢。

本书集聚了江苏省社会科学基金重点项目——江苏城乡医疗服务资源均等化研究（13GLA001）项目组成员的智慧，他们是孙胜楠、薛巍立、赖明辉、周敏、刘兰凤、范玉瑶、左娇娇、庞磊磊、张艳、谷思梦、钟玖林、裴健、童瑞霞、张万程、庄锦辉、金邹苹、周莉君、梁泰鹏、许灼炎，博士研究生宫建霞通读全书，借此机会向他们表示诚挚的谢意。

本书得到了江苏省社会科学基金重点项目——江苏城乡医疗服务资源均等化研究（13GLA001）、国家自然科学基金项目——基于"健康数据银行"的决策大数据价值生成原理及服务模式研究（71671039）、国家自然科学基金重大项目——低碳和安全物流运营管理（71390333）、国家自然科学基金重点项目——智能健康信息服务管理（71531004）、"十二五"国家科技支撑计划课题——农产品物流过程质量安全管理系统研究（2013BAD19B05），以及"十一五"国家科技支撑计划课题——现代物流综合管理关键技术与平台（2006BAH02A06）、食品污染物溯源技术研究（2006BAK02A16）和超市食品安全质量控制技术研究（2006BAK02A28）的资助。

尽管本书研究和书稿撰写倾注了笔者四年的精力和努力，但是"公平优先，兼顾效率"原则指导下的医疗服务资源均等化理论创新，还有许许多多无法准确感知和正确理解的问题，笔者还需要持续不断地学习、探索和深入研究，书中的疏漏和不妥之处，恳请读者批评指正。

赵林度

2017 年 10 月

目　　录

第三部分　理　论　篇

第一部分 基 础 篇

　　"公平优先，兼顾效率"是瑞典医疗保障体制的一大基本原则。随着社会的进步、经济的发展，公平与效率之间的博弈成为发展中国家一个重要的主题，也成为一个社会主色调抉择的关键问题。面对医疗服务资源配置不均衡、享受不均等的现状，在"人人享有基本医疗卫生服务"目标驱动下，我国在探索医疗服务资源均等化之路上艰难跋涉，留下了具有中国特色的理论与实践印迹。

　　医疗服务规模化、集约化的发展方向追求的是医疗服务效率，医疗服务资源的最大化利用，不同程度地展现了现实与理想、现在与未来、理论与实践之间的跨度和冲突，面向未来从理论上填补这条鸿沟的尝试具有现实意义。医疗服务资源均等化，从公平与效率视角的探索就更加具有创新意义，暂且不顾理论方法的可行性和现实性，不顾探索路径的长期性和可持续性，只要向着理想的目标迈进，哪怕只有那么一小步。

第1章 医疗服务资源均等化基本观点

医疗服务资源均等化是一个国家社会经济发展阶段的体现，更应该是一个社会公平正义的体现。对于医疗服务资源均等化，不同的人站在社会发展的不同阶段、站在不同的立场上，就会产生不同的理解和认识，那么医疗服务资源均等化究竟应该体现绝对相等还是相对均衡，这个问题值得我们探索与思考。

1.1 医疗服务资源均等化概念

医疗服务资源是人类健康的重要保障，缺之不可、少则不均。面对医疗服务资源有限、健康需要和医疗服务需求没有得到充分满足的环境，应该更加清晰地理解和认识医疗与医疗服务资源的定义、医疗服务资源分类和医疗服务资源均等化的内涵。

1.1.1 医疗与医疗服务资源定义

"人吃五谷杂粮，孰能无病。"医疗就成为疾病治疗、健康保障的必要环节，医疗服务资源也就成为必不可少的要素和条件。正如人类离不开阳光、空气和水，人类的生命健康保障离不开医疗和医疗服务资源，医疗服务可及性和医疗服务资源可得性就体现了人类生命健康的保障能力和水平。

1. 医疗的定义

医疗是人们在患病、受伤等生命健康状况受到影响或损害的情况下，到医院等医疗机构就医时接受医疗服务技术人员医疗服务活动的总称，如问诊、检测、诊断和治疗等。医疗服务需要合适的场所、医疗服务技术人员、医疗设备、医疗科学技术和信息等基础条件才能开展，支持医疗活动的人力、物力、财力等要素和条件就是医疗服务资源。

2. 医疗服务资源的定义

根据医疗的定义，医疗服务资源有广义和狭义之分。广义的医疗服务资源是指人类开展医疗保健活动所使用的社会资源，既包括人力、物力、财力等有形的物质资源，也包括医疗数据、信息、技术、政策法规、管理水平等无形的物质资源；狭义的医疗服务资源是指社会在提供医疗服务过程中所占用或消耗的各种生产要素的总称，仅指有形的物质资源（陈龙，2013）。

无论是广义的还是狭义的医疗服务资源，都属于一类社会保障性资源，保障人类的生命健康、保障社会的和谐稳定。一方面是医疗的保障，保证医疗活动的正常开展；另一方面是生命健康的保障，保证健康的可持续性。可见，医疗服务资源的丰富是对生命的尊重，是人类文明的一种体现。基本医疗保障制度就是社会保障体系的重要组成部分，即民众的安全网、社会的稳定器。

1.1.2 医疗服务资源分类

在医疗服务体系中，不同的分类方式通常对应着不同的医疗服务资源类型。因此，可以从不同的视角对医疗服务资源进行分类。

1. 按照医疗服务资源自然属性分类

如果按照医疗服务资源的人力、物力、财力自然属性进行分类，可以分为以下三大类。

（1）人力资源。医疗服务人力资源是指投入医疗服务领域的人力资源，可以细分为医护人员、教学科研人员和管理人员。由医护人员、教学科研人员组成的医疗服务技术人员是提供医疗服务的主力军，包括执业医师、助理医师、注册护士和药师等，也是衡量一个地区或医疗机构医疗服务资源是否充足、是否存在资源约束的一项重要指标。除了要考虑医疗服务人力资源总量，还需要考虑人力资源的结构，即不同技术职称和不同专业领域医疗服务技术人员所占的比重，以及医疗服务从业人员的整体素质。

（2）物力资源。医疗服务物力资源是指投入医疗服务领域的各类物质要素，主要包括各类医疗机构提供医疗服务时所需要的各类医疗设施设备、工具、药品等。值得注意的是，物力资源不仅包括诊室、病床等医疗服务基础设施，还包括医院信息系统（hospital information system，HIS）、临床信息系统（clinical information system，CIS）和医院库存管理系统（warehouse management system，WMS）等医疗服务软硬件环境。在一个地域内，医疗服务物力资源的充足和齐全程度，直接反映了该地域医疗服务专业化水平的高低。

（3）财力资源。医疗服务资源的形成要以一定的财力投入为基础，医疗机构的建设、从业人员的薪酬、医疗设施设备的购买和投入使用等都需要资金支持。医疗服务财力资源就是医疗机构为保证服务质量和正常运转的资金来源，主要包括政府财政拨款、社会筹资和私人投资等，不同资金来源所占的比重与医疗机构的所有制形式有关。财力资源是开展医疗服务的资金基础和前提条件，我国应制定政策改善投融资环境，鼓励更多的社会资本进入医疗服务行业，为医疗服务资源集聚更大的发展能量。

2. 按照医疗服务资源价值作用分类

如果按照医疗服务资源对于服务对象的价值作用进行分类，主要可以分为以下两大类。

（1）预防性医疗服务资源。用于预防性医疗服务的资源，预防性医疗服务能够对影响健康的危险因素进行控制和干预，将被动的疾病治疗转化为主动防范，以减少治疗、康复环节医疗保障费用的支出（彭慕君和廖旭晨，2012）。随着人们健康理念和就医观念的转变，预防性医疗服务占据的比重会越来越大，预防性医疗服务资源也应该占据越来越重要的地位，从未来的需求来看，预防性医疗服务资源应该占到整个医疗服务资源的80%。

（2）治疗性医疗服务资源。用于治疗性医疗服务的资源，在传统的单一的治疗性医疗服务体系中，治疗性医疗服务资源占据了主导地位。按照人力、物力、财力自然属性设置的医疗服务资源主要集中于治疗，并未形成预防、治疗和康复并重的全方位医疗服务体系，医疗服务资源也主要集中在担负治疗任务的城市三级医疗机构。面对人们健康理念和就医观念的变化，"治未病"的思想应该成为医疗服务资源结构变化的重要驱动力。

随着我国经济的快速发展、人们生活方式的改变和人口老龄化程度的加重，疾病谱和死亡谱发生了重大变化（任金玲，2011；杨秋梅，2012），我国医疗保障制度必然发生变化，加大预防性医疗服务资源的投入也成为一种必然，其必然推动我国医疗保障体系向着治疗性资源∶预防性资源＝2∶8的目标努力。

1.1.3　医疗服务资源均等化内涵

医疗服务兼具商品性和公益性，一方面，医疗服务是具有人道性、风险性、外溢性的特殊商品，追求商品交易过程中的效率；另一方面，医疗服务是具有保障民生的时间可及性、空间可及性和经济可及性的公益活动，追求医疗服务过程中的公平。医疗服务资源作为医疗服务的衍生品（derivatives），担负着保障医疗服务正常进行的重要使命。

1. 医疗服务资源均等化的理解

医疗服务资源均等化尚未有明确的定义，医疗服务资源均等化研究领域将均等化定义为：在相同的需要下，有相同的医疗服务可供利用，所有的社会成员所接受的医疗服务质量应该相同，即相等的需要获得相等的利用（equity of use for equal need）（陈颖，2008；李倩，2005）。医疗服务资源均等化意味着全体公民均可享受与自身需求相适应的医疗服务，不因职业、社会地位、地域等差异而受到区别对待，其实质是与效率相统一的公平（王超君，2012）。医疗服务资源均等化内涵，应从以下两个方面理解。

（1）机会均等。尽管不同个体自身的健康禀赋、健康状况存在差异，会产生不同的健康需要，各自的医疗服务需求和医疗服务资源享有程度不同，但是每一个个体都有平等享受医疗服务的机会。"人人享有基本医疗卫生服务"就体现了机会均等的思想。

（2）结果均等。每个公民无论居住地在城市还是农村，享受的医疗服务在数量、质量上都应该相等，从而使居民的健康状况最终呈现出基本相似的趋势或结果，体现了健康状况的公平性。

医疗服务资源具有公共品（public goods）属性，公平与效率是任何时期公共品供给机制选择都应坚持的两大标准，而且事实上，政府职能理念变迁的每一个阶段都蕴涵着公平与效率的权衡和选择。依据福利经济学中的福利最大化原理，公平分配是社会福利的最大充分条件，只有同时解决公平与效率问题，才能解决社会福利最优状态问题（李倩，2005；张鹭鹭等，2000a）。

2. 医疗服务资源均等化思想的发展

在医疗服务资源均等化研究领域，国内外学者围绕医疗服务资源均等化内涵展开研究，形成了不同的学术观点，并探讨了不均等化带来的后果。

（1）国外相关研究。国外学者探讨了医疗服务资源均等化问题，例如，Eister（1992）、Daniels 等（2001）主张极端平均主义，即每人得到的份额应该绝对相等。Culyer 等（1993）从人均主义角度探讨了与人均支出相等、与需要相配比、与初始健康禀赋相配比、与获益能力相配比四个医疗服务资源配置原则。Hurley（2000）提出的"按需分配论"在最大化健康所得的效率目标下，兼顾公平与效率。卫生经济学家 Mooney（1986）认为应该将健康平等目标放在公平与效率之前，对于经济欠发达、健康状况较差的地区给予更多的医疗服务，避免这些地区陷入"疾病—贫困—疾病"的恶性循环之中。

（2）国内相关研究。国内大部分学者认为医疗服务资源均等化不是完全平均，而是一个相对的概念，但在具体界定上也存在不同观点。吕炜等（2008）认为，基本公共服务均等化，指根据不同的个体特征确定公共需求的类别和数量；大致相同的服务水平应该赋予具有相同特征的个体；按地区分配基本公共服务时，不仅要考虑人口数量，也要考虑人口结构等特征。胡德仁（2011）认为基本公共服务均等化不能单纯地用不同地区居民所获取的公共产品数量或者质量来衡量，还要考虑其所承担的税负，并提出中央政府需要通过财政转移支付弥补地区差异，实现地区间的财政均等化。

（3）相关后果研究。有关医疗服务资源不均等化带来严重后果方面的研究，Baillie 等（2013）以及 Bojakowski（2010）揭示了差别性和均等性的背反现象，医疗服务人员对于患者的差别对待是缺乏尊重的行为，应该划分统一对待和差别对待的服务项目。Lawrence 等（2010）发现由于医疗服务不均等导致了监护不足以及治疗方法不科学，精神病等典型病症患者的治疗难度加大且会带来一些副作用。Fredriksson 等（2008）阐述了瑞典尊重公民自由选择权提供差异化医疗服务的施行案例，由于背离均等化原则带来了一些社会问题。可见，我国应重视医疗服务资源均等化问题的研究。

3. 医疗服务资源均等化的核心思想

"公平优先，兼顾效率"应该成为任何国家、任何阶段在医疗保障制度设计时都应该遵循的一大基本原则，而不仅仅是由医疗服务商品性和公益性竞争演化的结果。医疗服务资源均等化应该成为"公平优先，兼顾效率"基本原则的具体体现，人人都具有均等地享有医疗服务资源的权利。

在现实环境中，医疗服务资源均等化徘徊在机会均等和结果均等之间，政府决策中的权重也在公平与效率之间分配。面对医疗服务资源配置不均衡、享受不均等的现状，政府应该在保证社会、机构和个体都能承担的情况下，为全体公民提供机会均等、结果均等的医疗服务，构建与社会经济发展相适应的医疗服务资源均等化目标。

在我国经济社会发展的当前阶段，选择基本医疗作为公益活动，医疗服务资源均等化作为阶段性的社会保障目标。因此，医疗服务资源均等化是一个在遵循"公平优先，兼顾效率"原则基础上有限条件下的有限目标，必将随着社会的进步和经济的发展而逐步提高，最终以健康需要和医疗服务需求为原则进行医疗服务资源配置，达到人人享有健康的理想境界。

1.2　医疗服务资源均等化影响因素分析

医疗服务资源均等化依赖于社会财富的积累和人类文明的进步，在实现机会均等与结果均等的过程中会受到一些因素的影响，主要表现在医疗服务需求侧和医疗服务供给侧因素的影响，供求平衡是医疗服务资源优化配置的基本标志。

1.2.1　医疗服务需求侧影响因素分析

从经济视角分析，医疗服务需求描述了人们在一定的价格水平上，愿意购买并且能够购买医疗服务的数量。由此可见，医疗服务需求的形成必须具备两个基本条件（王翌秋和王舒娟，2010）：一是具有支付意愿，即人们利用医疗服务维持和缓解自身健康问题的愿望；二是具有支付能力，即人们在经济上具有购买自身所需医疗服务的能力。因此，医疗服务需求侧的影响因素，主要集中在人们的健康理念和就医观念，以及人们在医疗服务方面的可支配收入上，可以从如下四个方面进行分析（王翌秋和王舒娟，2010）。

1. 人口统计学因素

在一个地域内，人口密度、年龄结构、婚姻状况、教育程度影响健康需要和医疗服务需求，成为最重要的影响因素。

（1）人口密度。某一地域的人口密度越大，医疗服务需求就越大，即对各种医疗服务资源，例如，医疗服务技术人员、医疗机构床位等需求越大，人口密度必然会影响医疗服务资源均等化。

（2）年龄结构。年龄是健康资本的折旧因素，年龄越大健康资本的折旧率越大，患各种疾病的概率越大，医疗服务需求也越大。当考虑医疗服务资源配置时，需要考虑某一地域的年龄结构，统计各个年龄段的人口数，用于准确地计算医疗服务资源需求。

（3）婚姻状况。一般而言，单身者的医疗服务需求高于已婚者，通常单身者的健康状况较已婚者差，已婚者在患病后能得到配偶的照顾从而减少医疗服务需求。当考虑医疗服务资源配置时，应统计各区域未婚及已婚者数量，对未婚人口较多的区域适当投入更多的医疗服务资源。

（4）教育程度。教育程度也是影响医疗服务需求的因素之一，但教育对医疗服务需求的影响较难预测。一般来说，受过更高教育的人健康意识更强，能尽早识别疾病的早期症状，医疗服务需求更大；然而，受过更高教育的人自我保健能力更强，能够更有效地进行自我医疗，有可能降低医疗服务需求。

2. 健康状况因素

在其他因素固定不变的情况下，健康状况越差的个体医疗服务需要越大。不同的疾病种类和所需要的医疗服务类型也与医疗服务需求密切相关。慢性病患者由于久病成医可能减少正规的医疗服务需求，而更多地使用门诊服务或到药店购买药品，急性病患者对医疗服务需求更为急切，需求弹性更小。城市和农村地区居民的患病类型、患病严重程度可能不同，因而影响医疗服务需求。

3. 经济因素

影响医疗服务需求的经济因素主要包含收入水平、医疗服务价格和就医成本三个方面。

（1）收入水平。收入水平既代表了消费者的购买能力，又反映了时间机会成本。较高的收入可以通过增加健康的天数增加投资于健康的价值，所以收入的增加会使人们倾向于增加最优健康存量，从而提高人们的医疗服务需求。收入和医疗服务需求具有显著的正相关性，并且收入对富人健康的影响大于对穷人健康的影响。

（2）医疗服务价格。医疗服务价格与健康需要或医疗服务需求之间存在负相关，较低的医疗服务价格增加了人们的实际购买力。医疗服务价格通常采用某种疾病的平均治疗费用或医疗保险费用表示，已经成为影响居民健康需要和医疗服务需求的主要因素之一。看病难、看病贵的根源就在于医疗服务价格较高，超出了一些人的支付能力。

（3）就医成本。除了收入水平和医疗服务价格，包含时间成本和交通成本的就医成本也是影响医疗服务需求的重要经济因素，就医成本越高，医疗服务需求就会越低。通常，以就诊路途花费的时间和工资率衡量时间机会成本，应用时间机会成本和交通成本之和衡量医疗服务的时间可及性和空间可及性。

4. 保障因素

医疗保险等保障因素影响着人们的就医行为选择，例如，医疗保险提高了个体门诊的就诊率或住院率，降低了自我治疗行为，共付比例（部分负担率）的提高会显著降低医疗服务需求。医疗保险报销方式、医疗费用负担形式、医疗费用报销比例等因素会影响人们的就医机构选择行为，大多数居民会选择在自己的医疗保险定点医院就诊，从而间接影响了某一地域人均医疗服务需求水平。医疗保险有效降低了医疗服务价格的影响，使医疗服务需求的价格敏感性降低，即价格弹性下降。

医疗服务需求侧影响因素，更多地体现了医疗服务筹资的公平性：一是水平公平，即具有同等支付能力的人应提供同等的医疗服务支付；二是垂直公平，即支付应与支付能力成正相关。在水平公平和垂直公平影响下，医疗服务资源均等化受到需求侧支付意愿和支付能力影响。

1.2.2　医疗服务供给侧影响因素分析

从社会视角分析，医疗服务供给描述了医疗服务技术人员在一定的资源条件上，愿意付出个人精力和智慧的努力程度，而且具有医疗服务所必备的医疗服务资源。从而阐明医疗服务供给的形成有两个基本条件：一是愿意在各种医疗服务条件上做出努力的医疗服务技术人员；二是愿意为医疗服务投入医疗服务资源的机构和个体。因此，医疗服务供给侧的影响因素，主要集中在社会对医生职业的尊重，社会在医疗服务领域的投入，可以从如下四个方面进行分析。

1. 医疗服务结构

治疗性医疗服务和预防性医疗服务结构，反映了整个社会的健康理念和就医观念。在传统的"以疾病为中心"的治疗康复模式中，治疗性医疗服务占据主导地位，随着"以人的健康为中心"的预防和健康管理模式的形成与发展，预防性医疗服务必将成为主流。治疗性医疗服务和预防性医疗服务结构的变化，反映了医疗服务供给方式的变化，引导健康的生活方式、改善人们的生活质量、提高人们的健康水平，成为新型的医疗服务供给的主题。

2. 医疗服务资源数量

医疗服务资源数量反映了社会医疗服务能力，表现一个地域内医疗服务资源紧缺或者丰富的程度。医疗服务资源均等化最大的影响因素，来自医疗服务资源供给不足，来自不同地域之间的不均衡供应，特别是城乡之间存在的巨大差异。在一个地域内维持医疗服务资源基本的供给量，有助于缩小不同地域之间的差异，体现了社会的公平正义，"不患寡而患不均"思想的影响根深蒂固。

3. 医疗服务资源质量

医疗服务资源质量也反映了社会医疗服务能力，特别是单位时间内的医疗服务能力。在一定数量基础上的医疗服务质量，同样影响着医疗服务资源均等化，综合考虑医疗服务资源数量和质量上的均衡，才能更好地体现社会的公平正义。如果片面追求医疗服务的商品性，必然导致效率优先原则下医疗服务资源数量和质量上的差异，导致医疗服务资源配置城乡之间的差异。

4. 医疗服务间的协同性

面对医疗服务资源配置不均衡、享受不均等的现状，如果医疗服务资源之间能够协同运营，就有助于发挥医疗服务资源协同保障优势，提高医疗服务资源利用率和使用效率。在一个地域内，如果不同等级的医疗服务资源能够协同运营，例如，社区医疗机构和医院之间，形成"小病在社区，大病到医院，康复回社区"的格局，就有助于缓解医疗服务资源整体不足、资源约束带来的影响。

医疗服务供给侧影响因素，更多地体现了医疗服务利用的公平性：一是水平公平性（horizontal equity），要求对具有相同医疗服务需求的人群，提供相同的医疗服务；二是垂直公平性（vertical equity），要求对健康状况不同的每一个个体给予不同的服务。在水平公平性和垂直公平性影响下，医疗服务资源均等化受到供给侧投入意愿和投入能力的影响。

1.3　医疗服务资源均等化公平与效率分析

在一个社会体系中，医疗服务领域公平与效率之间的均衡反映了医疗服务资源均等化水平，可以用机会均等和结果均等程度描述。由于可以应用 4E ［即效益（effect）、效能（effectiveness）、公平（equity）、效率（efficiency）］指标评价医疗服务资源绩效，所以可以从效能与效率、效益与公平两个视角分析医疗服务资源均等化的公平与效率。

1.3.1　医疗服务资源效能与效率分析

在医疗服务领域，效能与效率处于不同的层级，效率从战略层面考虑问题，而效能从战术层面考虑问题，但是两者都会从不同的维度影响医疗服务资源均等化。

1. 医疗服务资源效能与效率内涵

从医疗服务资源分类来看，医疗服务资源具有个体和群体属性，可以应用效能描述个体或群体提供医疗服务达到预期目标的程度，应用效率描述个体或群体提供医疗服务获得最大医疗服务产出的能力。

1）医疗服务资源效能

效能指事物所蕴藏的有利的效用能量，主要体现在能力、效率、质量和效益四个方面（郭蕊，2012）。如图 1-1 所示，每一个面分别对应着能力、效率、质量与效益，整个多面体的体积就是效能。效能最基本的解释就是达到系统目标的程度，或系统期望完成一组具体任务所要求目标的程度，效能就是对结果的一种描述。

医疗服务资源效能类似于医疗机构的组织效能（organizational effectiveness），指达到预期目标的实际结果，主要包括医疗服务资源的产量（数量、质量、顾客满意度等）、医疗服务资源之间的影响（结果）、提高医疗服务资源运营能力三个方面。医疗服务资源效能能够引导医疗服务资源的合理配置，以适合的能力、适合的效率、适合的质量和适合的效益（4R）完成医疗服务。

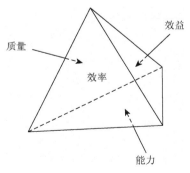

图 1-1　效能的表现

2）医疗服务资源效率

效率（efficiency）最基本的解释是单位时间完成的工作量。在医疗服务领域，效率是指最有效地使用医疗服务资源以满足人们的愿望和需要，即利用有限的医疗服务资源获得最大的医疗服务产出。

（1）经济学中的效率。从经济学角度讲，医疗服务资源效率反映在技术效率和配置效率之中。医疗服务资源技术效率（technical efficiency）指最少的投入要素组合所能提供的特定医疗服务类型和数量，例如，医疗服务技术人员、医疗设施和医疗设备等要素组合所能提供手术的类型和数量；医疗服务资源配置效率（allocating efficiency）指为人们提供赋予价值最高的医疗服务类型和数量，即一定条件下现有医疗服务资源的最大产出，例如，按标准配备的三级医院的最大产出。

（2）管理学中的效率。从管理学角度讲，效率是指在特定时间内，组织的各种投入与产出之间的比率关系。医疗服务资源效率包括两方面：一是医疗服务资源服务效率，指提供医疗服务的平均成本，如高血压治疗的平均成本；二是医疗服务资源配置效率，指医疗服务资源所提供的医疗服务能否满足人们的不同偏好，即一定条件下现有医疗服务资源的最优配置，例如，社区医疗机构的资源配置能否满足预防、保健、医疗、康复、健康教育及计划生育技术指导六位一体功能的需要。

2. 医疗服务资源效能与效率均衡

在医疗服务资源均等化领域，效能指为了目标而努力的效率，目标驱动的效率才有价值。因此，可以用"效能＝效率×目标"表达两者的关系。

1）效能优先原则下的均衡

在效能优先原则下，强调为了目标而努力的效率才有效果，可见，效能与效率之间最关键的纽带在于目标的设定，在医疗服务资源优化配置过程中，关注效率与目标的衔接。

（1）社会目标的设定应与社会经济发展相适应。在国家层面，医疗服务资源均等化宏观目标的设定，应充分考虑社会经济发展的现状和趋势，逐步逼近最大限度地满足健康需要和医疗服务需求的理想目标，设定与当前社会经济发展相适应的目标。一方面，考虑中长期目标与短期目标之间的跨度和衔接问题；另一方面，考虑所有目标实现的可能性、人们接受的可能性。

在考虑存量资源优化配置和增量资源科学调度的过程中，必须综合考虑政府财政拨款、社会筹资及私人投资等每一个资金来源的整体状况，充分考虑各种风险因素的影响，以确保医疗服务资源中能有充足的财力资源保障医疗服务资源的投入，保证设定的医疗服务资源均等化目标的可达性。

最大限度地满足健康需要和医疗服务需求的理想目标，体现了按需分配的思想，尽管在当前的经济发展阶段无法实现理想的目标，但是在阶段性目标设定时应充分考虑健康需要和医疗服务需求，仍体现按需分配的思想，只不过是在资源约束环境下。只有建立一个适合的目标，才能形成医疗服务资源效率提高的驱动力。

（2）机构目标的设定应与资源配置相适应。在医疗服务体系中，医疗机构等担负着重要使命，在机构目标设定时，一方面需要兼顾社会目标，不可避免地受到经济发展等社会环境因素的影响；另一方面需要考虑自己拥有的资源配置情况，应以自身的资源环境和条件为基础。医疗机构应设置与自身资源配置相适应的目标。

在医疗服务资源均等化目标设定过程中，充分考虑医疗服务领域的相关政策、所在区域经济发展状况、健康需要和医疗服务需求等因素的影响，在制订完善的风险规避方案、完善的资金筹集方案、完善的医疗服务资源优化配置与科学调度方案等基础上，最终设定一个更具现实意义和可操作性的目标。

医疗机构是推动社会目标实现的基本单元，在目标设定时既要涵盖自身发展的重点目标，又要具有全局意识兼顾社会目标，形成相互促进、相互依赖的目标体系。尽管医疗机构设定的目标不是社会目标、区域目标的层层分解，但是必须考虑相互之间的层次性，必须与社会经济发展、区域经济发展和自身资源配置相适应。

（3）个体目标的设定应与区域环境相适应。在整个医疗服务体系中，无论是提供医疗服务的人员还是接受医疗服务的对象设定的个体目标，都会影响医疗服务资源均等化的实现。个体目标的设定应具有现实性，充分考虑所在区域经济发展条件、健康状况改善情况等，避免不切实际的个体目标影响对医疗服务资源均等化公平合理的评价。

由于个体的健康状况差异，以及职业、社会地位、地域等差异，必然会产生不同的健康需要和医疗服务需求，从而产生不同的个体目标、驱动着不同的个体行为，如择医行为、择院行为。例如，三级医院人满为患的现象就源自个体目标与现实的差距，源自人人享有健康的愿景与现实的错位。

个体目标以健康愿景的形式而成为整个社会医疗服务领域发展的重要驱动力，也是医疗服务资源均等化驱动力的重要来源，所以整个社会应致力于保持个体目标健康愿景的价值，以健康理念和就医观念的变化缩小个体目标与现实之间的差距，在社会经济发展中逐步将人人享有健康的愿景转化为现实。

2）效率优先原则下的均衡

在效率优先原则下，强调经济上的不浪费和管理上的高产出。在医疗服务资源均等化目标驱动下，可以通过优化资源配置减少浪费提高效率，或者直接加大单位投入上的产出而提高效率，因此，可以分别从经济效率和产出效率探讨提高效率的途径与方法。

（1）经济效率。帕累托最优（Pareto optimality），也称为帕累托效率（Pareto efficiency），是资源配置的一种理想状态，公平与效率的"理想王国"[①]。根据帕累托最优原理，对于一个地域医疗服务资源配置状态的变化，在没有使任何人接受医疗服务的效用下降的前提下，至少让一个人变得更好，这就是医疗服务资源配置的帕累托改进或帕累托最优，即经济效率。

面对医疗服务资源配置不均衡、享受不均等的现状，如果能够应用帕累托最优逐步优化医疗服务资源配置，就能够逐步提高经济效率，例如，增加分级诊疗的层次性、双向转诊的关联性，再加上社区首诊的路径起始点，设计"小病在社区、大病到医院、康复回社区"的理想格局。面向未来理想化的环境，设计如图1-2所示的双向转诊理想模式。

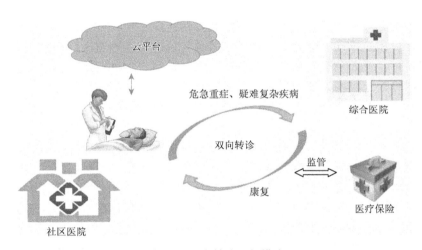

图 1-2　双向转诊理想模式

在减少浪费的驱动下，以基层首诊、分级诊疗和双向转诊构建的科学就医秩序，使医疗服务资源配置进一步得到优化，医疗服务资源的经济效率也进一步得到提高。

（2）产出效率。在一个特定的区域，以现有医疗服务资源配置作为投入，所能接受医疗服务的人数作为产出，那么医疗服务资源产出效率就是指单位医疗服务资源所能达到的最佳医疗服务效果或者所能接受医疗服务的人数，两者的关注点分别集中在质和量上，前者选择最佳效果的医疗服务，后者选择提供最佳医疗

① MBA 智库. 2015. 帕累托最优[EB/OL]. [2015-07-22]. http://wiki.mbalib.com/wiki/帕累托最优.

服务量的方案。

　　医疗服务资源产出效率的提高，得益于医疗服务技术人员高超的医术、医疗设施和设备的先进性，以及远程医疗、移动医疗等新型医疗模式的应用。以远程医疗服务应用为例，如果图 1-3 中的患者进行远程问诊，远程医生就会根据患者病情的描述或者医生远程监控数据分析结果进行分诊，对于需要检测和器械治疗的患者可以到社区医疗机构就诊，对于病情较轻的患者，远程医生开处方，由药店配送药品到患者家中，只有急诊患者才到综合医院就诊。

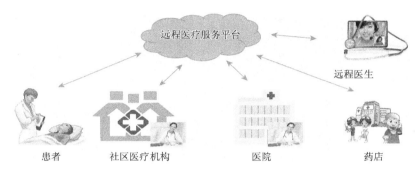

图 1-3　远程医疗服务模式

　　在加强医疗服务技术人员培训、加大先进医疗设施和设备投入、加快先进技术和新型医疗服务模式应用的基础上，逐步提高医疗服务资源产出效率。

1.3.2　医疗服务资源效益与公平分析

　　医疗服务资源均等化描述了一种状态，每一个利益相关者所获得的利益都是合情合理的，实现了效益与公平之间的均衡。那么效益和公平如何才能更好地发挥作用，如何才能建立一种稳定的均衡关系？

　　1. 医疗服务资源效益与公平内涵

　　效益是对资源配置和享受结果的描述，而公平是对状态的描述，在医疗服务资源均等化领域，它们究竟具有怎样的内涵？

　　1）医疗服务资源效益

　　效益指结果和利益，经常表现为经济效益、社会效益与环境效益。医疗服务资源效益指医疗服务资源对国民经济所做的贡献，体现在满足健康需要和医疗服务需求、保障全体公民健康状况得到持续改善等方面。医疗服务资源效益和医疗服务资源均等化的最终目标一致，都致力于实现全体公民健康状况的公平性。如

图 1-4 所示，从不同的视角可以分别描述长期效益和短期效益、宏观效益与微观效益、经济效益与社会效益等。随着社会的发展，环境效益也越来越重要，医疗服务资源应该支持"资源节约型、环境友好型"医疗服务体系建设，提高环境效益和生态文明。

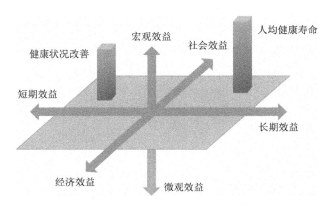

图 1-4　医疗服务资源效益分类

（1）长期效益和短期效益。医疗服务资源效益可以分为长期效益和短期效益，两个具有不同时间跨度、不同激发力量、不同关联程度的预期收益。无论长期效益还是短期效益都会产生目标激励作用，激励社会、机构和个体不同层级主体提高努力水平，致力于推动医疗服务资源均等化目标的实现。医疗服务本身就是一项长期的系统工程，需要长期效益拉动，更需要短期效益推动。

医疗服务资源长期效益体现了不同层级主体接近理想的预期效益，逼近最大限度地满足健康需要和医疗服务需求的理想目标，如人均健康寿命、健康需要和医疗服务需求满足率等，都从不同侧面、不同程度反映长期效益对提高全体公民健康状况公平性的价值作用，其作为一种愿景激励着人们的行为。

医疗服务资源短期效益来自现实环境，受医疗服务资源配置不均衡、享受不均等现状的影响，制定在一定时期内可以实现的短期效益目标，如人均医疗保健支出、人均医疗机构拥有量等，体现在健康状况改善、医疗保险覆盖率的提高等方面，短期效益以清晰的目标可达性激励着不同层级主体的努力行为。

（2）宏观效益与微观效益。医疗服务资源宏观效益与微观效益，产生于不同的观察尺度，宏观和微观是一个相对的概念。宏观效益来自一个较大时空范围内的观察结果，它不等于微观效益的叠加，尽管两者具有一定的关联性。通常，医疗服务资源宏观效益用于反映社会层次的效益，而医疗机构和个体效益为微观效益。

医疗服务资源宏观效益是对社会整体的综合反映，例如，整个社会预防性医疗服务资源和治疗性医疗服务资源投资结构变化情况、整个社会年龄结构变化对医疗服务资源供给的影响等，具有整体涌现性（whole emergence）。宏观效益不是用于观察投入产出变化，而是社会结构、运行机制等变化在一定时空范围内，对医疗服务资源均等化产生的影响，例如，我国新一轮医药卫生体制改革（简称新医改）政策的实施。

医疗服务资源微观效益，来自诸多方面，如医疗机构床位数的增加、患者治愈数的增加、个体健康状况改善等。微观效益来自全体公民的持续推动，公民能够直观感受到许多微观效益带来的变化，也正是这些潜移默化的变化推动着整个社会持续进步，持续改进医疗服务资源配置和享受环境。

（3）经济效益与社会效益。医疗服务资源经济效益与社会效益，源自对结果和利益的不同评价，如果关注依托医疗服务资源所获得的经济利益，结果的评价就是经济效益；如果关注依托医疗服务资源所获得的社会利益，结果的评价就是社会效益。医疗服务资源的价值作用，决定了医疗服务资源经济效益与社会效益并存。

医疗服务资源能够带来的经济利益属于经济效益，例如，预防性医疗服务资源投入降低社会医疗保健支出、远程医疗应用降低社会就医成本等。医疗服务资源经济效益，真实地反映了医疗服务的商品性，反映了商品交易过程中对经济效益的追求。在接受医疗服务过程中，每一个个体都会依据获得的经济效益，判断医疗服务的公平性和医疗服务资源的均等化水平。

医疗服务救死扶伤的人道性，使其在推动社会发展和人类文明中发挥了重要作用，以提高的社会利益带动医疗服务资源社会效益的提升。医疗服务资源社会效益突出了医疗服务的公益性，在满足健康需要和医疗服务需求、改善公民健康状况的过程中，以公平性提升医疗服务资源在保障民生和社会稳定中的价值作用。

2）医疗服务资源公平

公平指处理事情合情合理，反映了人们的认知状态。医疗服务资源公平指医疗服务资源配置均衡、享受均等，使每一个利益相关者认为资源配置和享受方式合情合理，从而获得公平感。医疗服务资源公平主要发生在存量资源配置和增量资源分配过程中，有绝对公平与相对公平两种形式，绝对公平就是按照分配主体数量进行平均，而相对公平可以分为经济学公平和管理学公平两种形式。

（1）经济学公平。经济学公平是一类相对公平，以收入分配为例，社会成员的收入分配相对平等，一方面要求社会成员之间的收入不能过分悬殊；另一方面要求社会成员获得的收入能够保证基本的生活需要。

如果按照经济学公平原则配置医疗服务资源，需要在医疗服务资源配置地域设置上限和下限，既不过分悬殊，又能保证基本的医疗服务需要。医疗服务资源配置上的天花板和托底，保证了医疗服务资源配置和享受上的相对公平，对于解决现阶段存在的医疗服务资源配置不均衡、享受不均等的问题也具有一定借鉴价值。

（2）管理学公平。管理学公平也是一类相对公平，主要体现在亚当斯的公平理论之中。美国心理学家约翰·斯塔希·亚当斯（John Stacey Adams）1965年提出的公平理论（equity theory）认为：人能否受到激励，不但受到他们得到了什么而定，还要受到他们所得与别人所得是否公平而定（陈佳琦，2007）。

如果按照管理学公平理论配置医疗服务资源，需要为相关地域寻找一个公民认可的参照对象（referents），按照参照对象的方式配置医疗服务资源。基于公平理论的配置方式，在现实应用中最大的困难在于公民认可的参照对象的选择，无论是获得公民认可的途径还是参照对象选择的依据都需要深入探讨。

2. 医疗服务资源效益与公平均衡

在医疗服务资源均等化领域，公平指医疗服务资源的合理配置，合理分配每一个利益相关者的利益，因此，可以用"公平 = 效益×合理"表达两者的关系。

1）效益优先原则下的均衡

在效益优先原则下，更加明确只有合理的效益才是公平的，可见，效益与公平之间最关键的就是如何增强合理性，在医疗服务资源优化配置过程中，需要给每一份效益增加合理元素或者减少不合理元素。

（1）增加合理元素。医疗服务资源均等化的目的在于给每一个利益相关者创造公平的结果和利益，即公平的效益。因此，在效益优先原则下应给效益增加合理元素。

医疗服务规模化、集约化就是追求规模效益，例如，一些地域医疗机构规模设置缺乏科学性，盲目求大、无序扩张，千人口床位数（千人口中医床位数）、千人口医师数（千人口中医师数）、千人口护士数等指标不仅超出医疗服务需求和医疗服务能力，而且带来新的不均衡。因此，在考虑规模效益时应科学规划，充分考虑所在地域健康需要和医疗服务需求。

在医疗服务资源配置中，主要考虑筹资方式、组合要素、产出水平三个要素。在鼓励社会资本进入医疗服务行业的同时，应规划好资金的流向、流量和流效，实现效益和公平双丰收；在调控医疗机构规模的同时，应规划好社区医疗机构、综合医院和专科医院的组合；一个地域医疗服务产出水平，不仅应综合考虑供求关系，而且应与社会经济发展相适应。

（2）减少不合理元素。在医疗服务资源均等化过程中，注重观察分析效益提高所产生的新的不均衡、不均等，致力于在效益优先原则下为效益减少不合理元素。

以治疗性资源为主体的医疗服务资源结构是最不合理的元素，在新的健康理念和就医观念驱动下，仍然持续加大对治疗性医疗服务资源投入就更加不合理。面对新环境，应从对治疗效益的追求转到对预防效益的追求，致力于以新的预防性资源为主体的医疗服务资源结构，提高健康需要、增加健康人群数量，降低医疗服务需求，减少患病人群数量。

社会资本的进入，必将引起医疗服务行业资本结构的变化，必将深远地影响市场格局（许思涛和陈岚，2015；赵林度，2016）。从公立医院和民营医院发展路径来看（图 1-5），回归公益性的公立医院和满足高端消费需求的民营医院，在解决医疗服务供需矛盾、提高医疗服务效益的同时，公立医院和民营医院不影响公平性的预期比例结构，在规划设计阶段就需要提前考量。

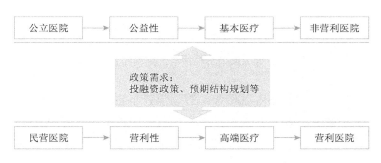

图 1-5　公立医院和民营医院发展路径（赵林度，2016）

2）公平优先原则下的均衡

在公平优先原则下，医疗服务资源配置和享受的公平性得以强化，但是不会以绝对的公平降低整体效益为代价。面对医疗服务资源配置不均衡、享受不均等的现实环境，强调相对公平的经济学公平和管理学公平成为可行的理论方法，如果能在公平中增加效益元素，将有助于破解公平优先原则下的效益与公平之间的均衡问题。

（1）经济学公平中增加效益元素。经济学公平针对一个特定群体，正如医疗服务资源对应着一个地域的群体一样，因此，当医疗服务资源配置时，首先为每一个地域设置一个上限和下限，不同地域设置不同的上限和下限，以当前效益或预期效益进行相邻地域间的总体协调，容易形成洼地或者平台。以江苏省为例，整个江苏省可以根据自身的经济发展状况设置一个上下限，不同的城市以此为基础进行设置，尽管城乡差异、苏南苏北差异仍然存在，但是相邻地域之间的差距会逐步缩小。

从医疗服务资源均等化的视角来看，相邻地域间的总体协调就是效益与公平之间的均衡，以小的波动换取大的效益。如果放在一个更大的地域范围内，上下限起始点和级差的设置将更趋合理，例如，五大城市群医疗服务资源配置之间的差距（图1-6），既是城市群经济发展状况的反映，也是未来城市群协同发展能力的反映。$[x_{i1}, x_{j2}]$，$i = 1, 2, \cdots, 5$，$j = 1, 2, \cdots, 5$，不仅 x_{i1} 与 x_{j2} 之间，而且 $\min([x_{i1}]$，$i = 1, 2, \cdots, 5)$ 和 $\max[x_{j2}]$，$j = 1, 2, \cdots, 5)$ 之间的差距均应合理。

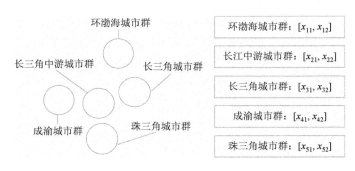

图1-6　五大城市群医疗服务资源配置上下限

（2）管理学公平中增加效益元素。管理学公平也是针对一个特定群体，医疗服务资源所在地域服务群体的公平，来自他们与参照对象的比较。因此，与经济学公平不同，管理学公平中增加效益元素不是与相邻地域的比较，而是与参照对象的比较，参照对象的选择来自群体对医疗服务资源均等化的理解和认识，来自他们对健康需要和医疗服务需求的感知，例如，经济发展水平、收入水平和消费能力等，都可以作为选择参照对象的依据。

医疗服务资源配置设置，可以选择不同国度、不同发展阶段的医疗服务资源配置作为参照对象，考虑将一些效益元素作为上下浮动的协调因素。参照对象的选择重点集中在三个方面，人群健康状况的公平性、人群期望感知的公平性、人群筹资分担的公平性，从而制定一个合理的医疗服务资源配置标准，最大限度地满足健康需要和医疗服务需求，实现公平优先原则下的均衡。

医疗服务资源均等化效能与效率、效益与公平的分析，不仅揭示了"效能 = 效率×目标"和"公平 = 效益×合理"简单的关系，而且从深刻的内涵上来看，医疗服务资源均等化"公平与效率"关系应该由"公平与效能"替代，追求有目标的效率、合理的效益，才能更加科学准确地理解医疗服务资源均等化的内涵。

1.4　本　章　小　结

"公平优先，兼顾效率"，应该成为我国医疗保障制度设计的基本原则，更加科学合理地配置和优化医疗服务资源，解决我国医疗服务资源配置不均衡、享受不均等的现实问题，最大限度地满足人们的健康需要和医疗服务需求。医疗服务资源均等化是一项长期的、由公民愿景驱动的、保障民生基本利益的工作，应该纳入国家和地区可持续发展战略，不能以类似"以药养医""以药补医"等饮鸩止渴式的政策推动其发展。

第二部分 现 实 篇

公平是踏上人类文明的阶梯，效率是步入富裕殿堂的钥匙。面对医疗服务资源配置不均衡、享受不均等的现实环境，不要在一味追求公平的大公社门前徘徊，也不要在一味追求效率的医疗产业化道路上高歌。公平与效率已经成为医疗服务的两个支点，医疗服务资源配置的杠杆（leveraging）一直在这两个支点之间探寻医疗服务资源均等化的路径，展现社会、机构和个体的责权利关系，追求社会的公平正义。

江苏省作为我国经济最为发达的省份之一，在城乡医疗服务资源均等化领域的探索值得借鉴。本篇将结合调研报告内容，总结江苏省在城乡医疗服务资源配置机制、现状，以及城乡医疗服务资源均等化运作机制、享受机制方面的探索，从现实环境中寻找实现医疗服务资源均等化的合理路径，寻找现实与理想之间的差距。这种以差距表达的空间距离和心理距离，预示着我们努力的方向。

第2章 医疗服务资源配置机制

医疗服务资源配置机制决定着资源的流向、流量和流效，已经成为医疗服务资源均等化的重要保障。为了能够更加清晰地阐述医疗服务资源配置机制的价值作用，将重点结合江苏省城乡医疗服务资源配置机制展开调研。

2.1 医疗服务资源配置机制概论

资源配置（resource allocation）就是一种选择决策。医疗服务资源配置就是针对一个地域医疗服务资源的数量、规模、结构和布局抉择，而医疗服务资源配置机制就是调节资源使用数量、规模、结构和布局的程序性方法。医疗服务资源配置机制就是依据一定的原则基于情景制定最优决策，如图 2-1 所示，供应网络中的医疗服务资源如何配置到社区医疗机构和医院，配置后的医疗服务资源能否满足需求网络的需要？

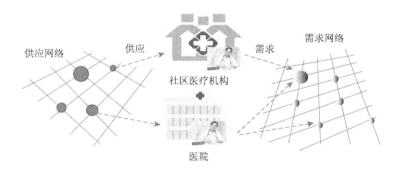

图 2-1 医疗服务资源配置网络

2.1.1 医疗服务资源配置原则

在医疗服务资源配置机制中配置原则最为重要，它以导向的作用决定着资源的流向、流量和流效。长期以来，资源配置机制主要有两种：市场机制和计划机制（刘杰和马传景，1991），都需要在公平与效率之间抉择，而且医疗服务资源配置机制优劣的评判标准主要有效率标准和公平标准，从而产生了两大类原则。

1. "公平优先，兼顾效率"原则

"公平优先，兼顾效率"原则，将公平性放在医疗服务资源配置决策的首要位置，首先考虑医疗服务资源配置是否均衡、享受是否均等，使每一个利益相关者都能获得公平感受，然后考虑医疗服务资源自身所能获得的医疗服务产出，是否发挥了医疗服务资源应有的价值作用。具体表现在如下几方面。

1）优先满足医疗服务需求

面对稀缺的、有限的医疗服务资源配置，引导医疗服务资源向着需求方向流动，优先满足配置地域健康需要和医疗服务需求，形成一个由需求网络拉动的医疗服务资源配置体系。我国现行的医疗服务资源配置体系，就是按照人口分布和地理分布进行资源配置，优先满足相应地域的医疗服务需求，追求人口分布公平和地理分布公平。

医疗服务资源机会均等更多地表现在医疗服务资源配置的人口分布公平，即医疗机构、医疗服务技术人员、床位等医疗服务资源按人口分布状况的配置情况。医疗服务资源配置的人口分布公平，是实现基本公共卫生服务均等化、确保病有所医、保证人人享有平等就医机会的重要途径（黄阳涛，2013）。

医疗服务资源结果均等更多地表现在医疗服务资源配置的地理分布公平，即医疗机构、医疗服务技术人员、床位等医疗服务资源按地理分布状况的配置情况。医疗服务资源配置的地理分布公平是实现基本公共卫生服务均等化、提高医疗服务可及性、保证健康状况公平性的重要途径（郭振友和石武祥，2011；贺买宏等，2013）。

2）优先解决供需矛盾

如果按照人口分布公平和地理分布公平配置资源，医疗服务资源就会像流水一样流向资源配置的洼地，但是不是从资源配置的高处向低处流动，而是从供给网络流向需求网络，致力于优先解决供需矛盾。医疗服务资源供需矛盾源自供需不平衡（supply-demand imbalance），包括医疗服务资源供给量不平衡、人财物供给结构不平衡、供需时空不平衡等原因，在解决供需矛盾时需要综合平衡。

医疗服务资源配置就是建立新的供求平衡，优先解决供给量不平衡、人财物供给结构不平衡、供需时空不平衡等供需矛盾，以新的平衡关系推动医疗服务资源的优化配置。在医疗服务资源配置过程中，如果不同区域面临同等程度的供需矛盾，可以考虑同等条件下兼顾效率原则，提高医疗服务资源产出效率。

面对医疗服务资源多样化的需求和供需矛盾，需要综合考虑供需矛盾的影响范围、解决矛盾的难易程度、矛盾解决后的产出效率等因素。在解决人口分布公平和地理分布公平中，也存在一定的优先级，通常优先解决人口分布公平，按照机会均等、结果均等的优先级解决遇到的供需矛盾。

3）优先配置"弱势群体"

由于不同地域经济发展不平衡，如人均国内生产总值（gross domestic product，GDP）、经济增长速度、医疗服务质量等，造成不同地域医疗服务资源配置能力也有所不同，所以在医疗服务资源配置中应优先配置"弱势群体"。国家层面，优先配置经济欠发达省份；地方层面，优先配置经济欠发达的农村地区。

按照经济学公平原则，对于经济欠发达省份和农村地区设置医疗服务资源配置的下限，以保障人们基本的健康需要和医疗服务需求，充分体现社会的公平正义。由于医疗服务资源保障民生的价值作用，成为生命中不可或缺的稀缺资源。面对有限的医疗服务资源应该统筹设置一个基本线——托底线。

"弱势群体"的存在既是一种现实，也是整个社会保障的薄弱环节，按照 Eliyahu M. Goldratt 博士创立的约束理论（theory of constraints）的基本观点，这个薄弱环节就是限制整个社会医疗服务保障能力的瓶颈，社会经济的发展首先需要消除这个瓶颈。从这个意义上，优先配置"弱势群体"的原则意味着不以盲目的平均代替公平性。

2. "效率优先，兼顾公平"原则

"效率优先，兼顾公平"原则，将效率放在医疗服务资源配置决策的首要位置，首先考虑医疗服务资源能否满足人们的愿望和需要，使每一份有限的医疗服务资源都能获得最大的医疗服务产出，然后考虑医疗服务资源配置是否合情合理，能否获得公平感受。具体表现在如下几方面。

1）优先满足高需求区域

医疗服务资源的产出效率来自未满足的医疗服务需求，未满足的医疗服务需求成为医疗服务资源配置的核心动力源。医疗服务资源的效率低，致使未满足的医疗服务需求增加，日积月累已使医疗服务资源远超负荷，如果不增加新的医疗服务资源就会影响整个系统的正常运行。

医疗服务资源高需求不是由突发事件引起的，而且医疗服务需求持续增长，短时间内无法完全满足。随着人们健康理念和就医观念的变化，治疗性医疗服务资源需求的增速会逐步降低，但是此时人们对预防性医疗服务资源的需求会逐步增加，所以高需求是指整个医疗服务资源，包含治疗性医疗服务资源和预防性医疗服务资源。

在有限的医疗服务资源配置环境中，"效率优先，兼顾公平"原则的优先满足高需求区域与"公平优先，兼顾效率"原则的优先满足医疗服务需求的效果一致，都体现了医疗服务的公平性，能够最大限度地满足医疗服务资源需求，但是两者的动力源不同，前者是由配置后的高效率激发的，而后者是由配置前的高公平激发的。

2）优先完善医疗服务资源结构

医疗服务资源效率很大程度上受到医疗服务资源结构的影响，例如，在一些区域，医疗机构数和床位数很大，但是缺少医疗服务技术人员，从而影响医疗服务资源的整体效率。面对医疗服务资源结构影响效率的情景，就应该优先完善医疗服务资源结构，注重通过优化结构提高效率。

如果医疗服务资源结构长期得不到改善，就会造成医疗服务资源的浪费，造成新的不公平，所以优先完善医疗服务资源结构并不影响公平性。在现实环境中，医疗服务资源结构如何影响效率难以观测，需要深入分析、比较，从中找到结构不完善的根源所在，挖掘结构不完善的影响，为资源优化配置提供依据。

优先完善结构的思想体现了系统科学的基本观点，从结构、功能、行为的脉络推动医疗服务资源效率的提高。因此，从优先完善医疗服务资源结构的视角优化配置医疗服务资源，有助于让有限的投入资源获得最大的产出效率，除非所有的配置区域产生医疗服务资源冲突，都缺少同一类医疗服务资源。

3）优先配置高激发区域

优先配置高激发区域原则，强调配置后的医疗服务资源能够产生较大的增值作用，带动配置的医疗服务资源产生配套能力，从而更大地提高产出效率。在效率优先原则驱动下，如果配置的医疗服务资源能够激发计划外资源（社会资本）进入，医疗服务资源总量就会有所增加，有助于改善资源约束环境的影响。

医疗服务资源的高激发区域通常集中在经济发达区域，投入的医疗服务资源能够带动投融资环境的变化，带动社会资本进入医疗服务领域。在高激发区域优先配置的医疗服务资源，必须具有激发性，激发投资者的投资意愿，能够给医疗服务资源创造效率的同时给投资者带来收益。

医疗服务资源的高激发性，源自医疗服务资源的属性，主要是相对于一个国家或地区的稀缺资源，如医疗服务人力资源。在我国医疗服务资源领域，医疗服务技术人员已经成为稀缺资源，在一个区域投入一定数量的医疗服务技术人员，有助于带动社会资本增加对民营医院投资。

总之，无论是"公平优先，兼顾效率"原则还是"效率优先，兼顾公平"原则，医疗服务资源配置原则都应该与社会经济发展相适应，都致力于引导资源流向最合情合理、最能获得医疗服务产出的区域，都致力于推动医疗服务资源均等化目标的实现。

2.1.2 我国医疗服务资源配置原则和现状

医疗服务资源配置必须与社会经济发展相适应，必须充分依托经济发展条件给城乡居民带来最大的福祉，从而推动整个社会经济可持续健康发展。因此，在医疗服务资源配置原则中一定会留有时代的印记。

1. 我国医疗服务资源配置原则

2016 年 7 月，国家卫生和计划生育委员会为了贯彻落实《国务院办公厅关于印发全国医疗卫生服务体系规划纲要（2015—2020 年）的通知》（国办发〔2015〕14 号）等文件精神，对 1994 年公布的《医疗机构设置规划指导原则》（卫医发〔1994〕25 号）进行了修订，颁布了《国家卫生计生委关于印发医疗机构设置规划指导原则（2016—2020 年）的通知》（国卫医发〔2016〕38 号）。

1994 年 9 月，国家卫生部在《医疗机构设置规划指导原则》（卫医发〔1994〕25 号）中提出的医疗机构设置原则，主要有公平性原则、整体效益原则、可及性原则、分级原则、公有制主导原则和中西医并重原则。在《国家卫生计生委关于印发医疗机构设置规划指导原则（2016—2020 年）》中将医疗机构设置原则调整为，公平可及原则、统筹规划原则、科学布局原则、协调发展原则和中西医并重原则。从 1994 年到 2016 年前后相距 22 年，两个不同时代的医疗机构设置原则究竟存在怎样的异同，表 2-1 以医疗机构设置为例，比较了两个不同时代的医疗服务资源配置原则。

表 2-1　两个不同时代的医疗服务资源配置原则比较

2016 年 7 月（国卫医发〔2016〕38 号）	1994 年 9 月（卫医发〔1994〕25 号）
（一）公平可及原则。医疗机构服务半径适宜，交通便利，形成全覆盖医疗服务网络，布局合理。从实际医疗服务需求出发，面向城乡居民，注重科学性与协调性、公平与效率的统一，保障全体居民公平、可及地享有基本医疗服务	（一）公平性原则。从当地的医疗供需实际出发，面向全人群，充分发挥现有医疗服务资源的作用。现阶段发展要以农村、基层为重点，严格控制城市医疗机构的发展规模，保证全体居民尤其是广大农民公平地享有基本医疗服务
	（二）可及性原则。医疗机构服务半径适宜，交通便利，全局合理，易于为群众服务
（二）统筹规划原则。各级各类医疗机构必须符合属地医疗机构设置规划和卫生资源配置标准，局部服从全局，提高医疗卫生资源整体效益	（三）整体效益原则。医疗机构设置要符合当地卫生发展总体规划的要求　要充分发挥医疗系统的整体功能，合理配置医疗服务资源，提高医疗预防保健网的整体效益，局部要服从全局
（三）科学布局原则。明确和落实各级各类医疗机构功能和任务，实行"中心控制、周边发展"，即严格控制医疗服务资源丰富的中心城区的公立医院数量，新增医疗机构鼓励在中心城区周边居民集中居住区，以及交通不便利、诊疗需求比较突出的地区设置	（四）分级原则。为了合理有效地利用卫生资源，确保医疗机构的服务质量，按医疗机构的功能、任务、规模将其分为不同级别　实行标准有别、要求不同的管理，建立和完善分级医疗服务体系
（四）协调发展原则。根据医疗服务需求，坚持公立医院为主体，明确政府办医范围和数量，合理控制公立医院数量和规模。公立医院实行"综合控制、专科发展"，控制公立综合医院不合理增长，鼓励新增公立医院以儿童、妇产、肿瘤、精神、传染、口腔等专科医院为主。促进康复、护理等服务业快速增长	（五）公有制主导原则。医疗机构应坚持国家和集体举办为主，个人和其他社会团体举办为补充的原则
（五）中西医并重原则。遵循卫生计生工作基本方针，中西医并重，保障中医、中西医结合、民族医疗机构的合理布局和资源配置，充分发挥中医在慢性病诊疗和康复领域的作用	（六）中西医并重原则。遵循卫生工作的基本方针，中西医并重，保证中医、中西医结合、民族医疗机构的合理布局及资源配置

从表 2-1 比较可知，我国医疗服务资源配置始终坚持"公平优先，兼顾效率"的原则，并且与 1994 年相比更加强调统筹规划、科学布局和协调发展，从而推动我国医疗服务资源配置的持续优化，推动我国医疗服务可及性和医疗服务资源使用效率的持续提高。

2. 我国医疗服务资源配置状况

我国医疗服务资源配置公平性得到广泛关注，许多学者综合应用洛伦茨曲线（Lorenz curve）、基尼系数（Gini coefficient）和泰尔指数（Theil index）等经济学中分析社会收入分配或财产分配公平程度以及资源不平等的常用方法和指标，进行资源配置公平性评价（张彦琦等，2008；赵红等，2012；Ahmad et al.，2011；杨婷婷和张建华，2016）。

研究表明：医疗服务资源配置不公平现象依然存在（陶艺，2015），主要表现在地域、层级、政策上的不公平（杜玉辉，2015）。医疗服务资源地理分布不公平必然会影响居民享有基本医疗服务以及医疗服务可及性，导致不同区域居民之间健康状况的差距，最终形成社会不公平（郭振友和石武祥，2011；贺买宏等，2013）。我国医疗服务资源配置整体情况如表 2-2 所示，我国医疗服务资源配置部分省市情况如表 2-3 所示。

表 2-2　我国医疗服务资源配置整体情况

方法	数据	结论	文献
洛伦茨曲线和基尼系数	我国 31 个省（自治区、直辖市）	我国各省份医疗机构、床位、卫生技术人员等医疗服务资源在地理分布上的洛伦茨曲线距离高公平均有较大的偏差，基尼系数分别为 0.76、0.85、0.86。我国医疗服务资源按地理面积配置处于高度不公平状态，当制订区域卫生规划时，应着重考虑医疗服务资源配置的地理分布公平性，同时需注重优化医疗服务资源结构	贺买宏等，2013
	《2009 中国卫生统计年鉴》的报道数据；广东省、上海市、山西省、江西省、贵州省和宁夏回族自治区	我国医疗服务资源配置量很大；城市地区每千人口拥有的医生和护士数远高于农村地区，城乡卫生人力资源配置差距很大；经济发达的东部地区省份每千人口拥有医疗服务技术人员高于经济欠发达的西部地区省份，卫生人力资源分布存在地区不公平性；城市在病床配置方面显著高于县区，东部经济较发达地区病床使用率比中西部地区高；2008 我国医疗服务资源配置上已达到较好的公平性，其人均医疗服务技术人员数和人均床位数均处在最佳的公平状态和正常状态	闫凤茹，2010
	2007 年和 2010 年我国东中西部妇幼保健机构人力资源配置情况	在人口配置上，东中部地区妇幼保健人力资源总量及每万人口拥有量均有增长；妇幼保健机构人力资源按人口分布的基尼系数均在 0.4 的警戒线以内，其中医疗服务技术人员最低；妇幼保健人员年龄集中于 45 岁以下；学历结构改善幅度不大，本科以下比例占50%以上；职称结构欠合理，中高级职称人员比例较低。妇幼保健机构医疗服务人力资源分布相对均衡，人员结构仍需改善	程杨杨等，2014

续表

方法	数据	结论	文献
洛伦茨曲线和基尼系数	5 城市 7 城区社区卫生服务资源配置公平性评价	调查地区社区医疗服务技术人员、社区医疗机构资源在人口配置上其基尼系数分别为 0.1962、0.2421，政府对社区医疗服务投入经费基尼系数为 0.5759，接近高度不公平的危险状态；调查地区政府对社区医疗服务投入经费公平程度较低，而社区医疗服务技术人员和社区医疗服务机构资源在人口配置上已达到较好的公平性	郭清等，2006；王小合等，2005
	1997～2006 年医疗机构、医疗服务技术人员和床位三种主要医疗服务资源在省际的配置公平性分析	我国三种医疗服务资源数量在省际的配置总体处于公平状态，但不代表医疗服务质量相同；医疗机构资源内在结构存在较大的缺陷，省际纯公共品性质的医疗服务资源配置不公平；医疗服务费用投入结构存在一定的缺陷，人力资本投入不足	傅晓和欧阳华生，2008

表 2-3　我国医疗服务资源配置部分省市情况

省市	方法	数据	结论	文献
四川省	基尼系数和泰尔指数	2008 年和 2013 年	医疗服务资源按人口配置的公平性很好，按地理配置高度不公平，人口分布的公平性优于地理分布的公平性；区域间差异是影响医疗服务资源配置不公平的主要因素；护士配置公平性低于医生配置的公平性	张瑞华等，2016
	基尼系数和洛伦茨曲线	2008～2012 年四川省所辖市（州）配置的地域分布	机构、床位、医疗服务技术人员、医生、护士洛伦茨曲线均远离绝对公平线，基尼系数均大于 0.4。医疗服务资源配置按地域分布处于严重不均衡状态，需要在确保人均医疗服务资源拥有量的同时，注重医疗服务资源的均衡分布	何军等，2015
	洛伦茨曲线、基尼系数、泰尔指数及卫生资源密度指数（health resources density index，HRDI）	2011 年四川省 21 个市（州）	每千人口医疗服务资源按人口分布的基尼系数为 0.14～0.30，床位设置的公平性高于医疗服务技术人员；按地理分布的基尼系数为 0.60～0.74，资源分配显示配置不均衡；按 HRDI 计算的基尼系数为 0.21～0.45，注册护士差距最大。泰尔指数显示，医疗服务资源分配组间（地区间）差异贡献率高于组内差异。资源配置公平性较好，人口分布优于地理分布，硬件资源配置公平性优于软件资源，医疗服务资源配置不均衡性主要来源于三类地区之间	张子武等，2014
河南省	基尼系数和泰尔指数	2006～2010 年	医疗服务资源的基尼系数均在 0.3 以下。医疗机构的泰尔指数从 0.056 61 下降到 0.042 46；床位数的泰尔指数从 0.025 28 下降到 0.008 35；医疗服务技术人员数的泰尔指数从 0.013 75 下降到 0.009 13；医生数的泰尔指数从 0.016 38 下降到 0.010 34；护师、护士数的泰尔指数从 0.033 17 下降到 0.020 22。医疗服务资源配置的公平性较好，医疗服务资源配置的非公平性主要是由区域间的非公平性造成的	封华等，2015
江苏省	基尼系数和泰尔指数	2010～2013 年《江苏卫生年鉴》《江苏统计年鉴》的相关数据	江苏省按人口分布基尼系数，除 2010 年医疗机构财政补助指标为 0.2012，其他指标均在 0.2 以下，按地理分布基尼系数各指标均在 0.3 以下；江苏省各指标总泰尔指数在 0.1 以下，并且除 2010 年及 2013 年床位数指标，地区间泰尔指数大于地区内。医疗服务资源配置较公平，且人口分布公平性比地理分布公平性好，地区间差异可能是引起总体差异的主要原因	张敏敏等，2015

续表

省市	方法	数据	结论	文献
江苏省	洛伦茨曲线、基尼系数	2014 年	2014 年机构、床位、执业（助理）医师和财政补助的人口分布公平性基尼系数分别为 0.15、0.05、0.06、0.22；地理分布公平性基尼系数分别为 0.14、0.24、0.25、0.39。江苏省人均医疗服务资源苏南、苏中、苏北地区配置不均衡，财政补助配置的人口和地理分布公平性较差，床位、执业（助理）医师、财政补助的人口分布公平性优于地理分布公平性。在医疗服务资源配置中，要注重地理特性，因地制宜地制定合理的医疗服务规划	范洁等，2016
	洛伦茨曲线、基尼系数和泰尔指数	2011 年江苏省 13 个地市	医疗服务资源配置的人口分布呈现明显的地区差异，每万人口医疗机构数从南到北逐渐增加，万人医疗服务人员、床位和人均财政补助则呈递减趋势。整体医疗服务资源配置的公平程度很高，公平性的指标排序由高到低分别是医疗机构床位数、人员数、医疗机构数和财政补助	黄阳涛，2013
	洛伦茨曲线和基尼系数	2006～2011 年江苏省 13 个市的人口与地理分布角度	床位、医疗服务技术人员、执业（助理）医师、注册护士配置的医疗服务资源按人口分布的基尼系数为 0.14～0.22，按地理分布的基尼系统为 0.257～0.300。江苏省医疗服务资源配置公平性较好，按人口分布的公平性优于按地理分布的公平性，床位分布优于医疗服务人力资源分布	陈建华和鲁翔，2014
	洛伦茨曲线和基尼系数	2004～2011 年江苏省 13 个地市	江苏市级各种医疗服务资源按人口分布的基尼系数为 0.15～0.25，按地理分布的基尼系数为 0.25～0.35。江苏省主要医疗服务资源配置水平仍然较低。各种医疗服务资源配置公平性较好，人口分布优于地理分布。应进一步加大医疗服务资源的投入力度，同时兼顾公平，缩小地区差异，重点优化护理人力资源配置	马洪瑶等，2014
	洛伦茨曲线和基尼系数	从人口和地理两个维度出发	江苏省医疗服务资源按人口分布基尼系数为 0.05～0.33，按地理分布基尼系数为 0.2～0.5。通过新医改，江苏省医疗服务资源配置达到总体公平，按人口配置的公平性优于按地理分配的公平性	冯雅等，2015
山东省	洛伦茨曲线和基尼系数	山东省 17 个地市人口分布和地理分布	对医疗机构、床位、医疗服务技术人员、医生、护士配置状况与公平性进行分析	范俊杰等，2014
重庆市	灰色关联法分析	重庆市 38 个区县的医疗服务资源需求与供给	重庆市医疗服务资源配置存在地区不公平。基于需求与供给分析重庆市医疗服务资源，其分类结果与重庆市都市功能区划分情况基本一致，重庆市医疗服务资源配置存在地区不公平且结构不合理，多数医疗服务资源集中在社会经济较发达的地区，而社会经济相对落后地区的居民医疗服务资源可及性较低	陶艺等，2016
深圳市	洛伦茨曲线和基尼系数	深圳市区内和市区外各抽取一个区，并用对深圳市区内外 2 城区 90 家社区医疗服务资源配置状况进行评价	在资源配置人均拥有量上市区内高于市区外；在资源配置公平程度上，2 城区社区医疗服务技术人员总数、社区医生数、机构设施数、市政府对社区医疗服务投入经费等资源在人口配置上其基尼系数为 0.2～0.4，公平状态处于最佳状态和正常状态；而业务用房 2 城区基尼系数 >0.4，均处于警戒状态；2 城区社区护士数在人口配置上其基尼系数分别为 0.423 和 0.302，即整体公平状态市区外好于市区内	李晓惠，2006

医疗服务的公益性使其呈现受益的非排他性、消费的非竞争性和效用的不可分割性等公共品特征（许莉和周东良，2015），医疗服务资源配置的优劣程度，可以从人力资源、物力资源和财力资源配置的公平程度上进行判断（郭海强等，2011）。从政府支出的角度探讨公共性可以从源头上消除非公平性（许莉和周东良，2015），优化医疗服务资源配置机制。

2.2　江苏省城乡医疗服务资源配置机制

江苏省医疗服务资源配置的公平程度整体上很高，高于东部和全国水平。面对不同地区仍然存在的差异性，各地区应逐步建立完备的财政保障机制和稳步增长机制，应重视医疗服务资源配置的地区差距（黄阳涛，2013），逐步改进江苏省城乡医疗服务资源配置机制。

2.2.1　江苏省城乡医疗服务资源配置机制调研方法

江苏省医疗服务资源配置整体水平尽管高于全国，但是城乡医疗服务资源配置上仍然存在较大差距，为了实现基本公共卫生服务均等化的目标，需要深入调研分析江苏省城乡医疗服务资源配置机制。

1. 调研目的

虽然近几年江苏省医疗卫生事业取得了较大的进展，但是医疗服务资源均等化进程仍面临着巨大的挑战，仍存在城乡医疗服务差距大、城乡医疗机构经济运行困难、调整医疗服务资源阻力大等问题。为了解决上述问题，推进城乡医疗服务资源均等化建设，应从江苏省实际情况出发，建立一套切实可行的医疗保障体系，促进江苏省基本公共卫生服务均等化目标的实现。

通过对江苏省各级医疗机构的调研，了解江苏省城乡医疗服务资源配置情况，从人力资源、物力资源和财力资源三个角度，对江苏省城乡医疗服务资源配置情况进行具体的调研。首先对江苏省城乡医疗服务资源配置的总体情况进行调研，然后调研江苏省各县市城乡医疗服务资源配置情况，对比分析各县市在城乡医疗服务资源配置方面存在的差距，并分析存在的问题，最后在总结江苏省城乡医疗服务资源配置存在问题的基础上提出建议。

2. 调研对象和调研内容

（1）调研对象。江苏省卫生和计划生育委员会、各级医疗机构和患者。

（2）调研内容。重点研究实现基本公共卫生服务均等化的医疗服务网络配置机制，主要涉及政府和参与各方构建的医疗服务网络结构、政府主导的资金资源的科学配置，以及政府主导的网络成员的有效协调，以形成一个覆盖面广且高效科学的医疗服务网络。从人力资源、物力资源和财力资源三个角度，对江苏省城乡医疗服务资源配置情况进行调研，主要调研政府对各级医疗机构财政投入情况，政府及各级医疗机构对医疗服务人才的培养情况，以及江苏省各级医疗机构规划设置情况。

3. 调研方法

江苏省城乡医疗服务资源配置机制调研方法，主要采用访谈法、文献检索法和历史分析方法。

（1）访谈法。通过到江苏省统计局以及相应的医疗部门进行调研，与相关人员进行访谈交流，获得江苏省医疗服务资源均等化配置机制的相关信息，进行分析、总结。

（2）文献检索法。利用万方数据库、中国知网、Web of Science、Elsevier等数据库以及 Internet，通过查阅江苏省历年统计年鉴和中国统计年鉴以及其他一些权威性网站，对江苏省医疗服务资源的分布和配置情况进行汇总，对汇总的资料进行总结分析。阅读大量国内外相关专著、期刊、论文，在掌握医疗服务资源配置相关理论的基础上，对文献资料进行整理汇总，形成有助于研究的书面资料。

（3）历史分析方法。要了解现行医疗服务资源配置状况就应当从历史发展的角度，对不同年份医疗服务资源配置状况进行分析，考虑到具体的经济发展水平、社会医疗保障水平、居民健康水平等，为研究江苏省医疗服务资源配置提供背景支持。

2.2.2　江苏省城乡医疗服务财政投入情况

基层医疗服务体系在世界各国的医疗服务系统中均发挥着重要作用（徐康，2014）。政府在医疗服务领域的财政投入是实现城乡医疗服务均等化的重要保障。对江苏省 2012 年以来医疗服务财政投入情况的调研，有助于了解江苏省医疗服务财政总体投入情况，为完善江苏省城乡医疗服务资源配置机制奠定基础。

1. 江苏省城乡医疗服务财政投入总体概况

2012 年江苏省城乡医疗服务财政投入总额为 144 亿元，2009～2012 年，年均增长约为 35%，是 2009 年城乡医疗总财政投入的 2.44 倍。增幅远高于江苏省同期财政支出的年均增长率，为基层医疗卫生事业的持续健康发展创造了有利条件。

2013 年江苏省总共投入 77 亿元财政资金支持医疗改革工作。统计数据显示，2009～2012 年，江苏省各级财政共投入 888.71 亿元以深化江苏省医疗改革。其中约一半的财政投入用于支持基层医疗机构综合改革，以实施基层医疗机构基本药物制度、建设基层医疗服务体系[①]。

2014 年，江苏省城乡医疗服务财政投入大部分集中在公共卫生建设、医疗改革、医疗保险和农村医疗服务网络建设等四个方面。2014 年用于医疗卫生与计划生育的支出达到 137 821.44 万元，比 2013 年增长了 26 027.75 万元，增长率为 23.28%。其中：

（1）医疗卫生与计划生育管理事务、计划生育事务支出共 8 567.41 万元，占比 6.22%，比 2013 年增长了 147.88 万元，增长率为 1.76%。其中，医疗卫生与计划生育管理事务支出 7 404.44 万元，计划生育事务支出 1 162.97 万元。

（2）公立医院支出 22 540.06 万元，占比 16.35%，比 2013 年增长了 3 180.33 万元，增长率为 16.43%。其中，综合医院支出 18 482.41 万元，儿童医院支出 1 594.49 万元，其他专科医院支出 2 113.16 万元，处理医疗欠费 350 万元。

（3）基层医疗机构支出 16 000 万元，占比 11.61%，比 2013 年增长了 12 000 万元，增长了 2 倍。

（4）公共医疗卫生支出 31 199.74 万元，占比 22.64%，比 2013 年增长了 4 802.88 万元，增长率为 18.19%。其中，疾病预防控制机构支出 5 640.14 万元，卫生监督机构支出 959.12 万元，妇幼保健机构支出 1 032.3 万元，采供血机构支出 9 046.18 万元，其他专业公共医疗机构支出 4 000 万元，重大公共卫生专项支出 8 492 万元，突发公共卫生事件应急处理支出 1 930 万元，其他公共医疗卫生支出 100 万元。

（5）医疗保障支出 24 270 万元，占比 17.61%，比 2013 年减少了 730 万元，减少率为 2.92%。

（6）食品和药品监督管理事务支出 1 700 万元，占比 1.23%，基本与 2013 年持平。

（7）其他医疗卫生与计划生育事务支出 33 544.23 万元，占比 24.34%，比 2013 年增长了 6 626.66 万元，增长率为 24.62%。

2015 年，江苏省投入医疗计生专项资金 6.05 亿元。其中，疾病预防控制项目占资 0.85 亿元，用于实施艾滋病、血吸虫病等重点传染病以及地方病的防治工作；基层医疗机构发展建设项目 1.2 亿元，用于基层医疗机构基础设施建设；省重点学科建设与人才项目 1.1 亿元，主要用于实施新一轮"科教兴卫工程"，创新人才引进和培养模式，将江苏省建设成医疗服务人才高地；全科医师规范化培训项目 0.75 亿元，主要用于加强医学教育，组织开展相关医师及学员培训工作[②]。

---

① 戚卓生. 2013. 江苏各级财政四年支持医改投入超 800 亿[EB/OL]. [2013-07-09]. http://news.jschina.com.cn/system/2013/07/09/017910073.shtml.

② 兴化市卫生局. 2015. 2015 年度江苏省卫生计生委部门预算[EB/OL]. [2015-05-31]. http://xxgk.xinghua.gov.cn/xxgk_files/jcms1/web21/site/art/2015/5/31/art_1796_34499.html.

2. 江苏省各市城乡医疗服务财政投入概况

在江苏省医疗服务资源财政投入整体情况调研之后，需要进一步对江苏省一些县市的财政投入情况进行调研，主要选取宿迁市、淮安市、镇江市、昆山市、灌南县、沭阳县、东台县，具体调研情况如下。

（1）宿迁市医改财政投入。2014 年宿迁市医改计划投入 11 亿元，相比 2013 年增长了 22.7%。2014 年，宿迁市实施了社区卫生服务站基本药物制度，让城乡居民享受同等的实惠。此外，在 2013 年和 2014 年，宿迁市共投入资金 1246.65 万元用于全面建设标准化卫生室，并大力推进区域卫生信息平台建设[①]。

（2）淮安市医疗保险财政投入。为进一步提升城镇居民基本医疗保障水平，2014 年，淮安市政府办公室下发《关于调整城镇居民基本医疗保险筹资标准的通知》，将 2014 年淮安市城镇居民基本医疗保险筹资标准调整为每人每年 440 元，其中财政补助 340 元，个人缴费 100 元[②]。

（3）镇江市医改财政投入。自 2009 年，镇江市按照新医改政策要求，一方面，强化医疗保障投入，包括完善居民基本医疗服务财政补助工作，妥善解决关闭破产国有企业职工参加基本医疗保险问题等；另一方面，加大医疗服务投入，2010～2012 年，镇江市财政投入约 1600 万元用于基层医疗服务人员培训[③]。

（4）昆山市医疗救助财政投入。2014 年，昆山市医疗救助财政投入 1780 万元，其中城乡医疗年度救助金额 717 万元；低收入家庭人员年度专项医疗救助金额 1063 万元，低收入家庭专项医疗救助金额占比较大[④]。

（5）灌南县医疗服务财政投入。2013 年以来，灌南县财政致力于推进公立医疗综合体系改革。2013 年，县财政发放 8882 万元补助资金用于 62.5 万农民参加新型农村合作医疗，保障农民就医的需要。同时加大对公立医院基本建设、大型设备购置、人员经费、政策性亏损等补助力度，稳步推进医药卫生体制改革、基层医疗机构债务化解，保证乡镇卫生院正常运转[⑤]。

（6）沭阳县加大卫生信息平台和村卫生室能力建设。2014 年，沭阳县财政共

① 佚名. 2014. 宿迁市财政局：加大投入 推进医疗卫生服务体系建设[EB/OL]. [2014-05-23]. http：//www.xichu.net/news/folder1989/caizheng/2014/05/2014-05-23321668.html.

② 王烨晔，王晓燕. 2014. 江苏淮安加大财政投入提高城镇居民基本医疗保障水平[EB/OL]. [2014-05-20]. http：//www.gywb.cn/content/2014-05/20/content_793791.htm.

③ 佚名. 2012. 镇江财政全力推进新医改试点[EB/OL]. [2012-11-28]. http：//www.mof.gov.cn/xinwenlianbo/jiangsucaizhengxinxilianbo/201211/t20121128_705091.html.

④ 昆山市财政局. 2015. 昆山财政投入 1780 万元医疗救助金加强重大病患保障[EB/OL]. [2015-04-01]. http：//www.jscz.gov.cn/pub/jscz/xwzx/jscz/sz/201504/t20150401_73454.html.

⑤ 金农网. 2013. 江苏灌南县财政加大投入 稳步推进医疗体制改革[EB/OL]. [2013-08-06]. http：//www.sxncb.com/html/2013/yiliao_0806/45868.html.

投入 800 万元财政资金用于区域医疗信息服务平台建设，全面推进区域医疗信息服务平台建设。沭阳县财政建立了以市民健康档案资源数据库、电子病历资源数据库为核心的县级卫生信息数据中心，实现了区域范围内医疗机构和公共卫生服务机构的数据采集、存储和共享[①]。

（7）东台县实施农村卫生室提升建设工程。2014 年，东台市开始在区域内全面启动农村卫生室服务提升建设工程。市财政按新建村卫生室拨款 2 万元、改建卫生室拨款 1 万元的标准，落实村卫生室设备筹建资金；市财政按照人均 2.5 元落实运行经费，并逐年增加，保证村卫生室正常运行[②]。

2.2.3　江苏省城乡医疗服务人力资源建设情况

医疗服务人员是医疗服务体系中的关键，在充分利用现有医疗服务人员的基础上，应做好医疗服务人才的引进和培养工作。各级政府和部门有责任参与到医疗服务人才培养工作中，不仅需要在财政方面给予足够的支持，而且需要完善相关的政策措施（郑文等，2014）。

1.　江苏省城乡医疗服务人才培养情况

经过多年的持续投入和发展，江苏省城乡医疗服务人才培养总体情况如下。

（1）定向培养农村医疗服务人才。江苏省通过"定点招生、定向培养、协议就业"的方式，在医学领域相关专业招收考生，培养一批具有专科学历的农村医疗服务人才。规定凡是自愿从事农村医疗服务工作、户籍所在地有定向培养计划且年龄不超过 25 周岁的考生，可根据个人实际情况，在第一批高职（专科）批次填报相应院校农村医疗服务人才志愿[③]。

（2）加强乡村医生队伍建设。根据《国务院办公厅关于进一步加强乡村医生队伍建设的指导意见》（国办发〔2011〕31 号）精神，江苏省政府办公厅颁布《关于进一步加强乡村医生队伍建设的实施意见》（苏政办发〔2011〕115 号），明确提出到 2015 年，村卫生室全面达到标准化建设要求，实现乡村医疗机构一体化管理全覆盖，每个村卫生室至少配备 1 名执业（助理）医师，将村卫生室和乡村医生队伍建设提高到一个新的水平。

---

① 江苏沭阳财政：投入 800 万元建设区域卫生信息平台[EB/OL]. [2014-07-14]. http://www.mof.gov.cn/xinwenlianbo/jiangsucaizhengxinxilianbo/201407/t20140714_1112830.html.

② 顾慧. 2014. 我市启动实施农村卫生室建设完善提升工程[EB/OL]. [2014-08-05]. http://digital.dtxww.com/Article/index/aid/103018.html.

③ 邹琼. 2010. 江苏省今年继续定向培养农村卫生人才[EB/OL]. [2010-07-27]. http://lnjn.gov.cn/edu/kjyw/jiaoyuxinwen/2010/7/171090.shtml.

2015 年 3 月国务院办公厅颁布《关于进一步加强乡村医生队伍建设的实施意见》（国办发〔2015〕13 号），提出了新的总体要求，明确坚持保基本、强基层、建机制，从我国国情和基本医疗卫生制度长远建设出发，改革乡村医生服务模式和激励机制，落实和完善乡村医生补偿、养老和培养培训政策，加强医疗服务监管，稳定和优化乡村医生队伍，全面提升村级医疗服务水平。

（3）鼓励医师多点执业。医师多点执业是城乡医疗服务资源均等化配置的重要措施之一。鼓励医师多点执业，能够有效促进优质医疗服务资源在城乡之间流动，方便群众就医。然而，江苏省医师多点执业制度施行以来，参与多点执业的医生人数并不多。大多数医生受限于本身所属单位，且医务繁重，因而没有多余的时间从事多点执业。因此，管理部门还需要继续与医疗机构进行深入沟通，切实将医师多点执业机制落实到位，保障基层人民群众的就医需求①。

2015 年江苏省出台深入推进医师多点执业的意见，并在江苏省全面推广，力争到 2020 年每个社区卫生服务中心和乡镇卫生院都有 10 名左右合格的全科医生②。2015 年 6 月 27 日江苏省卫生和计划生育委员会发布《关于印发〈江苏省医师多点执业管理办法〉的通知》（苏卫规（医政〔2015〕3 号），从 2015 年 8 月 1 日起，医生可以"多地点"上班、看病、开刀。参加多点执业的医生资格也放宽了，主治医师即可；如果去的是社区医院，门槛还可以再降低，住院医师即可。

2. 江苏省各市城乡医疗服务人才管理情况

近几年，江苏省各市城乡医疗服务人才培养取得了很大的成就，如宿迁市、扬州市、常州市和苏州市等地。

（1）宿迁市广邀医疗服务人才。宿迁市医疗卫生基础设施建设不完善，高层次医疗服务人才比较缺乏，严重制约了宿迁市医疗卫生事业发展。

2013 年，宿迁市委市政府出台了《推进中心城市人才资源开发三年行动纲要》关于印发"宿迁英才计划"政策文件实施细则的通知》《关于进一步支持中心城市民营医院引进人才的补充意见》等一系列文件，鼓励全国医疗服务人才加盟宿迁市，用政策指引及实际行动推动宿迁市基本医疗服务资源设施设备建设。

（2）扬州市开展农村医学专业人才定向培养。自 2014 年，扬州市委托南通卫生高等职业技术学校，连续三年定向培养本地户籍的农村医学（中职）专业人才。

---

① 沈峥嵘. 2015.江苏医改率先迈入深水区 [EB/OL].[2015-02-28]. http：//xh.xhby.net/mp2/html/2015-02/28/content_1208515.htm.

② 苗津伟，马燕. 2015. 5 部门推动医生多点执业盼"单位人"变"社会人"[EB/OL].[2015-01-15]. http：//jsnews. jschina.com.cn/system/2015/01/15/023340117.shtml.

录取的学生均与当地卫生行政部门签订定向培养协议，毕业后由县级卫生行政部门聘用到村卫生室工作，优化村卫生室人员结构[①]。

（3）常州市鼓励医师多点执业注册。2010年后，常州市非公立医疗机构医疗服务人员职称、职业技能、专业技术认定和职业技能培训享受公立医院同等待遇；鼓励医疗服务人员在公立和非公立医疗机构间充分有序流动。2012年，常州市进一步落实并制定了《常州市医师多点执业管理实施办法（试行）》，有效保证和鼓励医生进行多点执业，提高基础医疗服务水平。

（4）苏州市药师"网上多点执业"。针对苏州市全市3800多家零售药店，执业药师缺口近一半的现状，2014年苏州市推行连锁药店执业药师远程视频指导用药模式，利用网络视频设备为顾客"面对面"提供购药、用药指导等服务。此外，顾客可以通过视频电话咨询药师购药情况；对于有处方的顾客，可通过线上将处方上传给药师，经药师审核、给出意见，几分钟即可完成核验[②]。

2.2.4　江苏省城乡医疗机构规划情况

在江苏省城乡医疗服务体系中，江苏省城市医疗服务体系主要包括城市医院和社区医疗服务两级医疗机构；农村医疗服务体系主要包括县级（二级）、乡（镇）、村三级医疗机构。

1. 江苏省医疗机构规划设置情况

根据《江苏省医疗机构设置规划指导意见》（苏卫医〔2011〕38号）文件精神，原则上城市500米直径范围内，不得重复设置同类别的医疗机构，包括城区门诊部、诊所等。省辖市区域内一、二、三级医疗机构比例以32：4：1为宜、床位数比例以4：3：2为宜，其中社区卫生服务中心属于一级医疗机构。

（1）三级医院。城市三级医院数量、规模和布局要科学规划、合理布局。只设有一所三级综合医院的省辖市市区，可以从现有符合基本标准的医院中规划转设一所三级综合医院。三级综合医院的床位数控制在800~2000张为宜，三级专科医院和三级妇幼保健院的床位也要根据实际需求进行控制，减少资源浪费，提高资源使用效率。

（2）区级医院及社区卫生服务中心。城市社区医疗机构配建需要按照国家和省相关规定执行。重组、改造政府设立的区级医院、街道卫生医院和企事业单位

---

① 基层处. 2016. 市政府常务会议审议通过《关于实施基层卫生人才"强基工程"的意见》[EB/OL]. [2016-06-03]. http：//wjw.yangzhou.gov.cn/wshjh/ywkd/201606/6c0c789cd5764a57b93093aae4112a0.shtml.

② 仲崇山. 2014. 苏州试行药师网上多点执业[EB/OL]. [2014-02-25]. http：//jsnews.jschina.com.cn/system/2014/02/25/020365451.shtml.

医院，将其建设为符合要求的社区医疗机构。社区医疗机构主要开展健康教育、预防、康复、计划生育技术服务和一般常见病、多发病的诊疗服务。

（3）乡镇卫生院和村卫生室。农村县要加强县级医疗中心（县级综合医院和中医院）和急救医疗站建设，严格控制规模，重视提高内涵，切实承担农村医疗、急救等服务，指导和培训基层医疗服务技术人员。每个建制乡镇必须举办和建设好一所乡镇卫生院，对非建制乡镇卫生院可改作分院、门诊部或改制，根据区域内居民医疗服务需求状况，完善服务功能，提升医疗服务能力。

2. 江苏省、浙江省、广东省医疗服务资源配置标准对比分析

以江苏省基本医疗服务资源配置情况为基础，综合分析江苏省、浙江省、广东省医疗服务资源配置标准，重点对比各类医疗机构的配置标准，为实现医疗服务资源公平、均等化配置提供依据（表2-4）。

表2-4　各省医疗机构配置标准对比

类别	江苏省	浙江省	广东省
三级、二级、一级医院配置标准	省会城市可按三级、二级、一级三个层级设置医院；其他省辖市可按三级、一级（或二级）两个层级设置医院。各地级市不得增设新的二级医院	市区范围内，除为特定需要，原则上政府不再新建综合性的医疗机构。各区市应整合优质专科资源，建立完善的医院体系	广州市、深圳市市区可按三级、二级、一级三个层级设置医院；地级市市区可按三级、二级（或一级）两个层级设置医院。医院的配置数应符合规模经济与布局经济的原则，根据实际情况自行设定
城市社区卫生服务中心（服务站）配置标准	一般每1万～2万人为单位设置1个社区卫生服务站，一般以5万人为单位设置1个社区卫生服务中心	一般以3万～10万人为单位设置1个社区卫生服务中心	原则上按照街道办事处的个数相应地设置城市社区卫生服务中心
县级以下医疗机构配置标准	每个县一般设一所二级综合医院，每个乡（镇）配置一所卫生院。村卫生室的配置可以联村设室或按一定服务半径和服务人口设立中心卫生室	每个县应至少有一所二级甲等综合医院。每个建制乡镇有一所达标的乡镇卫生院，形成"20分钟医疗服务圈"，基层医疗服务全覆盖	每个县（含县级市）设一所二级综合医院、一所中医院，人口多于100万人的县级市（县）可增设一所综合医院或专科医院。每个（镇）乡设一所卫生院。居民步行较远超过半小时以上的可设一所卫生站或农村社区医疗机构

江苏省、浙江省、广东省医疗服务资源配置标准在以下方面具有相同之处：省会城市可以按三级、二级、一级三个层级设置医院，而地级市按三级、二级（或一级）两个层级设置医院，而且政府不再增设新的综合性医疗机构，都要求每个县至少有一所二级综合医院，每个乡镇设一所卫生院；不同之处主要体现在社区卫生服务站及农村卫生室的设置上。

2.3　江苏省城乡医疗服务资源均等化配置建议

基本医疗服务是一个国家或地区居民健康的基本保障,它与居民的生命健康、个人成长,甚至是国家的长治久安都息息相关(蔡春芳,2014)。为实现全民健康的目标,我国已将"大幅提高健康水平,显著改善健康公平"纳入《"健康中国2030"规划纲要》。

2.3.1　江苏省城乡医疗服务财政投入制度建议

政府在医疗服务领域的财政投入,有利于支持"公平优先,兼顾效率"的医疗服务资源配置原则,有助于体现医疗服务的公益性。在江苏省城乡医疗服务财政投入情况调研的基础上,建议如下。

1. 加大城乡医疗机构投入力度

随着江苏省城乡医疗服务财政投入的加大,江苏省城乡医疗机构的整体服务能力得到提升,尽管如此仍存在社区卫生服务中心和卫生院医疗技术水平不高、收费不低的现象,由此造成门急诊医疗服务向医院集中、住院服务向城区集中。造成这些现象的主要原因,在于医疗机构获得的资源投入不足,特别是政府财政投入不足。

因此,只有进一步加大社区卫生服务中心和卫生院的投入力度,才能使社区卫生服务中心和卫生院的基本医疗服务能力满足城乡医疗服务需求。在政府充足的财政投入支持下,社区卫生服务中心和卫生院可以集中精力提供价廉、质优、便捷的医疗服务,完善预防、保健、医疗、康复、健康教育及计划生育技术指导等功能,降低社区常见病诊疗费用,从而提高社区卫生服务中心和卫生院的服务能力与利用率。

2. 调整城乡医疗服务财政投入结构

面对有限的城乡医疗服务资源和均等化配置目标,江苏省应规划好财政投入的流向、流量和流效,形成以城乡医疗服务资源配置均等化为导向的财政转移支付制度,将有限的财政投入投向资源缺乏的农村医疗,用于满足农村基本医疗保障、基本医疗设施配置,进一步优化城乡医疗服务财政投入结构。

当具体进行城乡医疗服务财政投入决策时,一方面,坚持"公平优先,兼顾效率"的资源配置原则和急用先行的原则;另一方面,坚持基于财政投入边际效应的测算方法,兼顾效率与效益。针对医疗服务资源匮乏、农民医疗得不到保障的农村地区，江苏省应结合本地区实际情况，设置一个基本的保障线作为网底，提高新型农村合作医疗补助标准。

3. 引导社会资本投入城乡医疗服务领域

在保障医疗服务资源供给量、供给结构均衡的基础上，江苏省应引导社会资本投入城乡医疗服务领域。政府部门在维护居民正常权益下，研究制定有利的机制、优惠的条件，引导社会资本的长期投入，例如，制定优惠的财税政策，鼓励社会资本投向农村基本医疗服务领域，鼓励社会资本投资兴办民营医院、私人诊所、卫生室等私立医疗机构，对于承担的基本医疗服务职能予以补贴，鼓励私立医疗机构通过与公立医院合作、合营等形式提高办医水平（陈龙，2013）。

由于医疗服务的公益性，一方面，江苏省应制定科学的社会资本医疗服务市场准入标准，鼓励境外资本提供国际先进的医疗机构管理经验、管理模式和服务模式；另一方面，江苏省应加强对私立医疗机构的监管，防止过度商业化提高基本医疗服务价格或降低基本医疗服务质量，损害城乡居民的基本医疗权益。

2.3.2 江苏省城乡医疗服务人力资源建设建议

在医疗服务体系中，医疗服务技术人员占据着核心地位，支撑着医疗服务的正常运营。根据江苏省城乡医疗服务人力资源建设情况的调研结果，提出如下建议。

1. 完善城乡医疗服务人才培养计划

面对城乡医疗服务人才体系中，农村医疗服务人才整体缺乏的现状，江苏省应完善就业倾斜政策（谢之辉等，2014）、人才培养计划，鼓励医疗服务人才到基层医疗机构工作，有意识地提高基层医疗机构人员素质。依托现有的医疗服务资源，农村医疗服务人才培养有以下两种途径。

（1）新增人才的培养。在日本医疗服务体系中，存在"一村一名医科大学生"的乡村医生培养计划。江苏省可以借鉴日本乡村医生培养的经验，在医科院校招收定向就业的乡村医生，在学期间政府提供全面的学费、住宿费，并给予一定的生活补助，毕业后到所定向的乡村服务5～10年。对于留驻乡村长期工作的医生，给予职称评定、进修学习等一系列政策倾斜。

（2）现有人才的培养。如果基层医疗机构与城市定点医院之间能够建立良好的合作关系，对现有城乡医疗服务人才进行培养，有助于提升城乡医疗服务能力。江苏省应注重加强选拔乡村医生到城市定点医院定期培训，接受某项医疗技能的专业培训，经过达标测试，培训合格的人员可以回到原基层医疗机构工作，政府对相应的医疗服务人才提供一定的物质奖励。

2. 制定城乡医疗服务人才优惠政策

为引导毕业生向基层医疗机构流动，许多国家制定了相应的优惠政策，如定向培养、职称评定、工资待遇等（张晋川等，2010）。江苏省可以借鉴国外的成功经验，制定合理的政策吸引人才、留住人才，例如，提供豁免贷款、提高工资待遇、解决配偶工作和子女学习教育问题、提供事业发展机会等，引导毕业生流向农村医疗机构、贫困地区工作，使乡村医生能够安心进行农村医疗服务。

2.3.3　江苏省城乡医疗机构规划建议

城乡医疗机构是医疗服务的载体，也是城乡医疗服务资源配置的主体。根据江苏省城乡医疗机构规划调研情况，建议如下。

1. 适当调整医疗机构分布

江苏省医疗服务资源配置的不合理性，存在于城乡之间、区域之间、医疗机构之间。在医疗服务资源均等化目标驱动下，医疗机构分布应更趋合理。为了提高城乡居民医疗服务公平性和可及性，江苏省可以采用存量调整和增量调整措施，适当调整和优化医疗机构布局。

（1）存量调整，即按照合理分布的要求，调整江苏省现有的医疗服务资源配置。针对江苏省医疗机构分布的现状，即城市相对集中、农村相对薄弱，可以通过一定的政策，根据各类医疗机构的功能定位，重新调配医疗服务资源，例如，将一部分不符合高层次医院服务要求的医疗服务技术人员、设备等，调配到社区卫生服务中心和卫生院，开展全科医学培训，以加强农村医疗机构技术力量，满足城乡居民基本医疗服务需求。

在不改变医疗服务资源总量的情况下，调整医疗服务资源结构和分布，有助于提高资源分布的合理性和使用效率，由于不同医疗机构之间竞争、单位利益保护、不同级别医疗服务技术人员经济利益差距等原因，存量资源调整将会遭遇资源拥有单位、接受单位、医疗服务技术人员等方面的阻力，必须有相应的政策保障，如职工待遇、社会保障、管理关系等。

（2）增量调整，即按照资源分布、结构合理的要求，调整江苏省新增资源投入的方向、数量。增量资源调整，就是当投入新增资源时，应适当减少已有较多资源的区域，而增加资源配置薄弱的区域。针对一些区域城乡基层医疗机构（社区医疗机构和农村医疗机构）医疗服务资源数量不足、质量不高，导致城乡居民接受医疗服务意愿较低等问题，江苏省应向这些区域的医疗机构增加医疗服务资源投入。

2. 合理优化医疗机构功能结构

社会资本的进入，推动着民营医疗机构逐步成为公立医疗机构的重要补充，能够在专业、地理位置、开诊时间、医疗费用、多层次医疗服务需要等方面弥补公立医疗机构的不足，为城乡居民提供更多的就医选择（邹至庄，2006）。民营医疗机构的发展，带来公立医疗机构和民营医疗机构、营利性和非营利性的均衡问题，需要在发展战略中提前做出更加科学合理的规划。

在"公平优先，兼顾效率"的医疗服务资源配置原则指导下，一方面，江苏省应加强引导民营医疗机构发展，保障民营医疗机构经营的持续性和稳定性，满足城乡居民多层次、多样化的医疗服务需求；另一方面，江苏省应坚持医疗服务公益性，合理优化公立医疗机构和民营医疗机构、营利性与非营利性等结构。

3. 加强医疗机构之间的沟通与合作

在一个地域，医疗机构之间的沟通与合作有助于降低资源约束的影响，提高医疗服务资源利用率。江苏省应注重加强医疗机构之间的沟通与合作，依托以部门协调为主的医疗服务管理体制，赋予医疗机构更大的权限开展沟通与合作，从而提高省市或者城乡不同层级、不同部门之间的协同运营能力。

在医师多点执业、远程医疗、移动医疗等相关政策的支持和激励下，城乡医疗机构之间的沟通与合作障碍得以消除，有助于以联动合力促进城乡医疗机构深入开展沟通与合作，在尚未实现城乡医疗服务资源均等化配置的前提下，以城乡医疗机构协同运营弥补资源配置不均衡、享受不均等的缺陷，提高城乡医疗服务能力。

2.4　本　章　小　结

医疗服务资源是开展基本医疗服务的基础和保障，医疗服务资源配置水平直接关系着城乡居民的基本医疗权益，城乡居民应当公平地享有医疗服务资源，城乡医疗服务资源配置均等化是社会公平正义的必然要求，也是医疗服务资源均等化的重要方面。江苏省在城乡医疗服务财政投入、人力资源建设和医疗机构规划等方面的情况，从一个侧面反映了整个国家的基本状况，以"公平优先，兼顾效率"为原则的医疗服务资源配置机制应该坚持公益性和非营利性。

第3章　医疗服务资源配置现状

在医疗服务资源配置原则指导下，医疗服务资源从供应网络流向需求网络，不仅有助于满足医疗服务资源需求，而且有助于实现医疗服务资源优化配置。由供应网络和需求网络构成的医疗服务网络结构，不仅影响着医疗服务资源的流向、流量和流效，而且支撑着医疗服务资源均等化目标的实现。

3.1　医疗服务网络结构

我国医疗服务网络仍然是"城乡二元化结构"，由城市三级医疗服务网络和农村三级医疗服务网络构成。医疗服务网络结构，决定了医疗服务功能和行为，决定了医疗服务资源的效率。

3.1.1　医疗服务网络特性

我国现实的医疗服务网络结构难以兼顾人口分布公平性和地理分布公平性，难以满足城乡居民多层次、多样化的健康需要和医疗服务需求，在不同的省市范围内城乡之间的差距仍然较大、仍然难以跨越。

1. 医疗服务网络结构分析

在"城乡二元化结构"网络中，城市三级医疗服务网络和农村三级医疗服务网络相互独立、自成体系，如图 3-1 所示。目前，城乡两个网络之间的联系主要

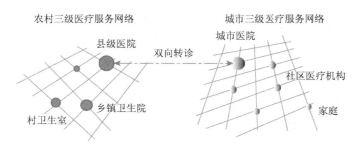

图 3-1　医疗服务网络结构

在县级医院与城市医院之间的双向转诊，而且以从县级医院到城市医院的上转诊为主。城乡两个网络具有不同的医疗服务能力，通常城市三级医疗服务网络具有更强的医疗服务能力。

1）城乡医疗服务网络描述

城市三级医疗服务网络，指以城市医院为核心、社区医疗机构为主体、家庭为基础的医疗服务体系，致力于实现居民"小病在社区，大病到医院，康复回社区"的医疗服务目标。农村三级医疗服务网络，指以县级医院为核心、乡镇卫生院为主体、村卫生室为基础的医疗服务体系，致力于实现农民"小病不出村，常见病不出乡，大病不出县"的医疗服务目标。

农村三级医疗服务网络承担着预防保健、基本医疗、卫生监督、健康教育、计划生育技术指导等任务，为农民获得基本医疗服务提供保障。在城市三级医疗服务网络中，社区医疗机构担负着预防、保健、医疗、康复、健康教育及计划生育技术指导六位一体的职责。可见，农村三级医疗服务网络与社区医疗机构具有相似的功能。

由于城乡居民人口密度不同，不同地域具有较大差异，从总体上讲，城市三级医疗服务网络的医疗服务效率更高，服务人群的密度更大。这也可以说明，医疗服务资源按人口配置的公平性很好，而按地理配置就会存在高度不公平，即人口分布的公平性优于地理分布的公平性。

2）城乡医疗服务网络构想

"城乡二元化结构"带来了人口分布公平性优于地理分布公平性的不公平现象，如何彻底改变"城乡二元化结构"，提高农民医疗服务的空间可及性一直备受瞩目。城乡一体化医疗服务网络（图3-2），能够有效融合城市和农村三级医疗服务网络，从根本上改变"城乡二元化结构"。

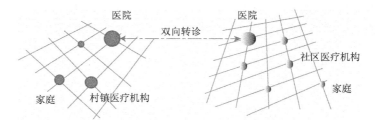

图 3-2　城乡一体化医疗服务网络

城乡一体化医疗服务网络，借助远程医疗、移动医疗，提升城乡居民家庭医疗服务能力，将具有自我健康管理能力的城乡居民家庭设置成家庭医疗机构；通过新型农村建设，提升村镇医疗机构服务能力使其达到城市社区医疗机构水平；

通过医疗服务资源优化配置，提升县级医院服务能力使其达到二、三级医院水平。

由于城乡医疗服务能力和水平的整体提高，两个三级网络相互隔离的结构已经不复存在，存在的只是地理空间上的差异。医院之间的双向转诊量逐步降低，除了疑难复杂疾病外的上转诊量也将有所降低。家庭医疗机构自我健康管理能力的提升，将彻底改变人们的健康理念和就医观念，健康管理成为医疗服务网络的核心功能。城乡一体化医疗服务网络形成"家庭-社区（村镇）-医院"三级医疗服务网络，服务能力如图 3-3 所示。

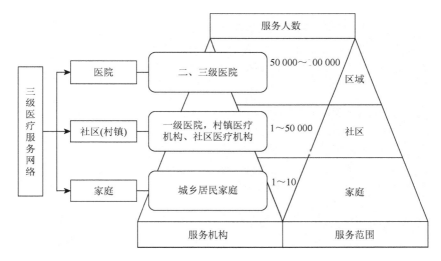

图 3-3 城乡一体化医疗服务网络服务能力

2. 医疗服务网络特性分析

无论是现实的"城乡二元化结构"，还是构想的城乡一体化医疗服务网络，都具有三级结构，不同的是前者是"双三级结构"，即城市"家庭-社区-医院"三级医疗服务网络，农村"村-乡镇-县"三级医疗服务网络；后者是城乡一体化的三级结构，即"家庭-社区（村镇）-医院"三级医疗服务网络。

（1）动态性。医疗服务网络容易受到政策、法律、环境和经济等因素影响，资源的流向、流量和流效会相应地产生波动。由于不同地域人口数量、经济发展规模等因素不同，不同情景下的医疗服务资源配置存在一定的差异，医疗服务资源配置的动态性、使用的动态性、效率的动态性等，进一步增加了医疗服务网络的复杂性。

（2）层次性。由于医疗服务需求具有层次性，驱动着医疗服务网络形成了分工明确、不重叠、组成多元化的多层次网络，有助于通过分级诊疗提高医疗服务效率、提高医疗服务资源利用率。在"城乡二元化结构"中，形成了"家庭-社区-医院"和"村-乡镇-县"三级医疗服务网络；在城乡一体化医疗服务网络中，设计了"家庭-社区（村镇）-医院"三级医疗服务网络。

（3）多样性。医疗服务资源的多样性，用于满足医疗服务需求的多样性。在医疗服务网络中，不仅医疗服务资源自身存在多样性，而且医疗服务资源之间的关系存在多样性，即使是同一地域中的同类医疗服务资源，存在家庭医疗机构、村卫生室、乡镇卫生院、县级医院、社区医疗机构、专科医院、综合医院等多种医疗服务资源。

（4）溢出性。由于医疗服务的特殊性，必须满足突发性医疗服务需求，所以医疗服务网络的最大特性就应该是资源溢出性。医疗服务网络的溢出性就是一种准备状态，一种主动应对突发事件突发性需求激增的能力，可以是真实的资源储备也可以是虚拟的资源储备，通过协同效应快速集聚资源满足突发性需求。

3.1.2 医疗服务网络成员协调

面对医疗服务资源配置不均衡、享受不均等的现状，应建立完善医疗服务网络成员协调机制，引导医疗服务网络成员协作、协调、协同运营，实现纵向利益协同和资源整合、横向利益关联和资源互补，充分整合有限的医疗服务资源。

1. 医疗服务网络成员纵向协调

医疗服务网络成员纵向协调，是指在一个地域具有"家庭-社区-医院"或者"村-乡镇-县"纵向结构，成员之间通过纵向协调，形成基层首诊、分级诊疗和双向转诊的就医秩序。医疗服务网络成员，以优化的纵向流程、和谐的成员关系，实现医疗服务资源的优化配置和合理应用。

1）组织联合

我国医疗服务网络成员纵向协调，经历了"分级分工，就近就医""自由择医，碎片化提供""基层就医，连续综合"的发展阶段（魏来，2014）。成员之间缺乏应有的业务联系、共享的信息技术支持，长期处于碎片化的、非连续的运营环境之中，不仅影响了医疗服务资源的使用效率，而且影响了患者的疾病治疗。

我国上海、北京、江苏等省（直辖市）正在探索的区域医疗联合体（简称医联体）模式，就是将同一个区域内的医疗服务资源整合在一起，形成一个具有层次的组织联合体，例如，由三级医院联合二级医院和社区医疗机构组成，致力于引导患者分层次就医。通过组织联合体的组织协调能力，提高医疗服务网络成员的纵向协调水平。

从组织联合形式上，可以分为两类：一是传统的松散型组织联合形式；二是类似于医疗联合体的紧密型组织联合形式。以组织联合开展纵向协调的目的，在于建立分级诊疗、双向转诊的医疗服务体系，从组织形式上保障医疗服务资源的优化配置和使用效率的提高，提升整个医疗服务网络的效率和效益。

2）技术业务协作

我国医疗服务网络成员之间通过技术合作协议，实现技术、管理和业务等方面的相互支持与合作，从而增强网络成员纵向协调能力，形成分级诊疗、双向转诊的医疗服务体系。医疗服务网络成员之间技术业务协作的目的，在于资源共享、优势互补，提升整个医疗服务网络的医疗服务能力。

从组织联合转向技术业务协作，有助于真正建立纵向整合的医疗服务网络（魏来，2015）。成员之间的纵向协调需要有效的协调机制，引导成员之间正确理解和认识合作的收益、利益的差异，培养成员之间公平磋商和理性让步的大局意识、合作精神，健全成员之间科学合理的利益分配和成本分摊体系。

远程医疗、移动医疗服务模式的应用，扩展了医疗服务网络成员之间技术业务协作的业务范围、空间范围，增强了纵向协调的资源集聚能力。在一个地域范围内，区域性医疗信息网络（regional health information network，RHIN）等信息平台的应用，为医疗服务网络成员纵向协调创造了基础。

2. 医疗服务网络成员横向协调

医疗服务网络成员横向协调，是指在一个地域"家庭-社区-医院"或者"村-乡镇-县"中每一个层次的横向结构，成员之间通过横向协调，获取紧急需要的资源和能力、满足突发事件紧急救援的需要。医疗服务网络成员，具有提高网络溢出性、协同应对突发事件的责任和使命，最大限度地保障所在地域医疗服务资源的紧急需求。

1）资源和能力协调

医疗服务网络在正常运营过程中，由于所需医疗服务资源紧缺或者医疗服务能力有限等原因，需要得到同一层次医疗服务网络成员的支持。医疗服务网络横向协调主要涉及药物、医疗器械、医生等，由于危急重症、疑难复杂疾病等原因，在患者诊治过程中需要邀请同行专家会诊、咨询。

在一个地域范围内，同一层次医疗服务网络成员具有大致相同的资源和能力，只是存在一些避免同质化竞争的资源和能力差异，从而形成了一种竞争与合作并存、优势互补的竞合关系。从某种意义上讲，资源和能力的互补性，增强了同一层次医疗服务网络成员合作的可能性，提高了资源和能力的使用效率。

医疗服务网络成员横向协调，受政策、法律、环境和经济影响，以及成员之间的合作意愿、合作关系的影响，例如，在医师多点执业政策影响下，成员之间的横向协调已经成为医生之间的一种主动行为。与此同时，由于医疗服务的特殊性，成员之间纵向和横向协调需要相应的政策、法律等支持。

2）紧急救援支持

无论是自然灾害（如地震、海啸、火灾、洪涝等不可抗力因素）还是人为灾害（如恐怖袭击、传染性疾病、罢工等），突发事件的突发性与紧急性，都会给人的生命健康带来严重的威胁，突发事件往往引发就近的医疗服务网络成员的资源快速被消耗，需求无法得到及时的补充，需要网络成员的协调与支持。

面对突发事件，如何构建以主救治医院为核心的有效的生命链（chain of survival），如何得到主救治医院附近区域网络成员的支持备受关注。在救死扶伤、共同应对危机的使命驱动下，医疗服务网络成员的整体协调能力得以提升，成员在保障自身正常运营的基础上，主动支持主救治医院提高紧急救治能力。

医疗服务网络紧急救援能力，取决于网络成员应急预案执行能力、协同能力和准备状态。医疗服务应急预案涵盖了药物、医疗器械、医生、实验室/化验等医疗服务资源的优化配置。为了协调突发事件带来的巨大损失和资源冗余带来的浪费损失，医疗服务网络成员之间共同遵守应急预案，建立有效的协同保障体系，提高整个网络应对危机的应急保障水平。

3.2　江苏省城乡医疗服务资源配置现状

面对"城乡二元化结构"和城乡一体化医疗服务网络在公平与效率之间存在的巨大落差，结合经济发达的江苏省进行城乡医疗服务资源配置现状分析，有助于从更深层次上分析存在的问题，做出更加科学的城乡医疗服务资源配置决策。

3.2.1　江苏省城乡医疗服务资源配置现状调研方法

江苏省城乡医疗服务资源配置现状分析，希望能够以一域的视角管窥全局，通过可行的调研方法设计，更加充分地掌握整个江苏省城乡医疗服务资源配置的实际数据，更加清晰、科学地刻画江苏省经济发展与医疗服务的现状。

1. 调研目的和意义

随着我国城乡居民生活水平的提高，人们的健康理念和就医观念逐渐发生变化，支付意愿和支付能力也逐步提高，不仅驱动着健康需要和医疗服务需求向着多样化、多元化持续发展，而且驱动着医疗服务资源配置不均衡、享受不均等状况持续演化。随着我国新医改的持续推进，江苏省城乡医疗服务资源配置现状调研更加值得关注。

通过调研旨在了解江苏省城乡医疗服务资源配置现状，结合调研数据应用洛伦茨曲线、基尼系数和泰尔指数等评价方法进行均等化分析，从医疗卫生事业财政投入、人力资源配置和医疗机构配置等多角度，探讨江苏省城乡医疗服务资源配置存在的问题。

在城乡居民公平意识逐步提高的现实环境中，探索城乡医疗服务资源配置问题具有重要的现实意义。面向问题的调研、面向问题的医疗服务资源均等化探索，不仅有助于优化医疗服务资源配置，提高医疗服务公平与效率，而且有助于提高城乡医疗服务资源利用率和使用效率，实现城乡医疗服务资源均等化目标。

2. 调研对象和内容

以江苏省（苏南、苏中、苏北）为调研对象，主要围绕江苏省城乡医疗机构数、城乡医疗机构床位数、城乡医疗服务技术人员、城乡居民医疗保健支出四个方面展开，致力于清晰准确地描述江苏省城乡医疗服务资源配置现状，进而分析江苏省城乡医疗服务资源均等化水平。

为了能够更加清晰准确地描述江苏省城乡医疗服务资源配置现状，调研中按地理区域将江苏省划分为苏南、苏中、苏北三个区域，考虑各个区域经济发展状况，应用洛伦茨曲线、基尼系数和泰尔指数分析人口分布公平性和地理分布公平性，从而刻画城乡医疗服务资源均等化状况，描述江苏省城乡医疗服务资源配置存在的问题，提出江苏省城乡医疗服务资源均等化建议。

3. 调查研究方法

由于城乡医疗服务资源均等化问题的复杂性，调查研究过程中将综合应用文献检索法、比较研究方法、历史分析方法、多学科综合研究方法和实证研究等（宋新明，2010），具有理论研究与实践分析相结合的研究特色。

（1）文献检索法。利用万方数据库、中国知网、Web of Science、Elsevier等数据库以及 Internet，阅读大量国内外相关专著、论文，在掌握医疗服务资源配置相关理论的基础上，对文献资料进行整理汇总，形成有助于研究的相关资料。

（2）比较研究方法。在理论部分对国内外医疗服务资源配置研究现状进行比较研究，在实证部分对江苏省城乡医疗服务资源配置现状进行纵向和横向对比研究，借助人力、物力、财力等指标比较研究城市医疗机构与农村医疗机构的现状，通过比较研究了解江苏省城乡医疗服务资源配置现状及存在的问题。

（3）历史分析方法。江苏省城乡医疗服务资源配置现状的形成是一个历史演化过程，需要从历史发展的角度探讨医疗服务资源配置状况，对不同年份医疗服务资源配置状况进行分析，综合考虑不同年份的经济发展水平、社会医疗保障水平、居民健康水平等因素，为江苏省城乡医疗服务资源配置现状研究提供背景支持。

（4）多学科综合研究方法。由于城乡医疗服务资源均等化问题研究涉及多学科，涵盖了社会医学、社会保障学、健康经济学、卫生经济学、医疗保险学和系统动力学等学科，所以在调查研究过程中应依赖多学科综合研究方法，以形成一个系统深入的研究成果。

（5）实证研究。我国正处于深化医药卫生体制改革阶段，由于城乡医疗服务资源配置兼具实践性和应用价值而成为新医改的重要研究内容。在江苏省城乡医疗服务资源配置现状分析基础上，针对江苏省城乡医疗服务资源配置状况开展实证研究，有助于充分掌握第一手资料，更加深入系统地了解江苏省城乡医疗服务资源配置状况。

3.2.2　江苏省城乡医疗服务资源配置基本情况

江苏省城乡医疗服务资源配置基本情况描述，能够对江苏省城乡医疗服务资源配置状况形成一个整体印象，为城乡医疗服务资源均等化探索可行的途径。

1. 江苏省城乡医疗服务资源配置总体情况

2014 年以来，江苏省医疗服务资源均等化水平显著提升，疾病预防控制能力进一步增强[①]。坚持预防为主，认真实施基本和重大公共卫生服务项目，不断完善医疗服务网络，拓展医疗服务功能，增强医疗服务能力。

（1）基本公共卫生服务项目。江苏省基本公共卫生服务项目人均补助标准达到 35 元，为群众免费提供的 3 类 8 项服务扩大到了 11 类 43 项，并逐步扩大项目服务覆盖人群，使居民对医疗服务资源均等化政策的知晓率和满意度均达90% 以上。

（2）重大公共卫生服务项目。江苏省农村待产居民住院分娩安置、鼓励农村妇女补服叶酸等国家规定的任务都超额完成。江苏省将农村无害化卫生户厕普及率提升到 72.4%，将农村生活用水水质合格率提高到 75.79%。

（3）公共卫生服务机构建设。各类专业化公共卫生医疗机构逐步健全，形成了省、市、县三级，疾控、监督、医院三方共同构成的初级医疗服务应急组织体系。

（4）医疗服务信息化建设等相关配套领域改革。不断推进省、市、县三级区域医疗服务信息平台建设，实现了基层医疗机构信息系统全覆盖，并使江苏省居民健康档案电子建档率达到 70% 以上。

---

① 社会事业改革处. 2015. 我省基本公共卫生服务均等化水平显著提升 疾病预防控制能力进一步增强 [EB/OL].[2015-01-08]. http://www.jsdpc.gov.cn/gongkai/shfz_1/201501/t20150108_401745.html.

2. 江苏省城乡医疗服务资源配置宏观情况

从江苏省地理概况、人口与经济概况和居民健康水平等基本情况出发进行调研分析，进一步了解江苏省城乡医疗服务资源配置现状，提供一个宏观的现实情况，为促进江苏省医疗服务资源均等化提供实践依据。

1）地理概况

江苏省面积达 10.26 万平方公里，占全国总面积的 1.06%。江苏省辖区共包括 1 个副省级城市（南京，辖 11 个市辖区）、12 个地级市（44 个市辖区）以及 23 个县级市、21 个县，而县（市）中还包含昆山、泰兴、沭阳 3 个江苏试点省直管县（市）（江苏统计局，2014），具体如表 3-1 所示。根据研究需要，可以将江苏省分为苏南、苏中、苏北三个区域，江苏省各地级市与各个区域的隶属关系如表 3-2 所示。

表 3-1　江苏省行政区域划分

地级市	市辖区、县、县级市
南京	玄武区、秦淮区、鼓楼区、建邺区、栖霞区、雨花台区、江宁区、浦口区、六合区、溧水区、高淳区
无锡	崇安区、南长区、北塘区、锡山区、惠山区、滨湖区、江阴市、宜兴市
徐州	鼓楼区、云龙区、贾汪区、泉山区、铜山区、丰县、沛县、睢宁县、邳州市、新沂市
常州	天宁区、钟楼区、戚墅堰区、新北区、武进区、溧阳市、金坛市
苏州	姑苏区、虎丘区、吴中区、相城区、吴江区、张家港市、昆山市、太仓市、常熟市
南通	崇川区、港闸区、通州区、海安县、如东县、如皋市、海门市、启东市
连云港	连云区、海州区、赣榆区、东海县、灌云县、灌南县
淮安	清河区、清浦区、淮安区、淮阴区、涟水县、洪泽县、盱眙县、金湖县
盐城	亭湖区、盐都区、响水县、滨海县、阜宁县、射阳县、建湖县、东台市、大丰市
扬州	广陵区、邗江区、江都区、宝应县、仪征市、高邮市
镇江	京口区、润州区、丹徒区、丹阳市、扬中市、句容市
泰州	海陵区、高港区、姜堰区、兴化市、靖江市、泰兴市
宿迁	宿城区、宿豫区、沭阳县、泗阳县、泗洪县

表 3-2　地理位置划分

按地理位置划分	地级市
苏北地区	徐州、连云港、宿迁、淮安、盐城
苏中地区	南通、泰州、扬州
苏南地区	南京、苏州、无锡、常州、镇江

2）人口与经济概况

《江苏统计年鉴 2014》显示，截至 2013 年末江苏省总人口数为 7 939.49 万人，其中城镇人口为 5 090.01 万人，占江苏省人口的 64.1%，乡村人口为 2 849.48 万人，占江苏省人口的 35.9%。2013 年地区生产总值 59 161.75 亿元，人均地区生产总值 74 607 元。与此同时，随着江苏省经济发展水平的快速提高，居民收入不断提高。2013 年城镇居民人均可支配收入为 32 538 元，农村居民人均纯收入为 13 598 元，并保持稳步增长的态势。

从表 3-3、图 3-4 和图 3-5 可以观察到江苏省人口增长速度平稳，经计算江苏省人口增长速度为 0.24%，其中苏南地区人口增长速度为 0.28%，苏中地区人口增长速度为 0.05%，苏北地区人口增长速度最高，为 0.32%。

表 3-3　按地区分常住人口数

地区	2012 年			2013 年		
	总人口/万人	城镇人口/万人	城镇人口比重/%	总人口/万人	城镇人口/万人	城镇人口比重/%
全省	7919.98	4990.09	63.0	7939.49	5090.01	64.1
按省辖市分						
南京	816.10	654.76	80.2	818.78	659.12	80.5
无锡	646.55	471.41	72.9	648.41	477.88	73.7
徐州	856.41	485.67	56.7	859.10	498.97	58.1
常州	468.68	310.31	66.2	469.21	316.48	67.4
苏州	1054.91	762.85	72.3	1057.87	773.83	73.1
南通	729.73	428.05	58.7	729.77	437.13	59.9
连云港	440.69	239.52	54.4	442.83	246.74	55.7
淮安	480.30	256.96	53.5	482.69	265.77	55.1
盐城	721.63	402.67	55.8	721.98	413.08	57.2
扬州	446.72	262.72	58.8	447.00	268.09	60.0
镇江	315.48	202.51	64.2	316.54	207.00	65.4
泰州	462.98	268.16	57.9	463.40	273.57	59.0
宿迁	479.80	244.55	51.0	481.91	252.35	52.4
按区域分						
苏南	3301.72	2401.84	72.7	3310.81	2434.31	73.5
苏中	1639.43	958.92	58.5	1640.17	978.79	59.7
苏北	2978.83	1629.37	54.7	2988.51	1676.91	56.1

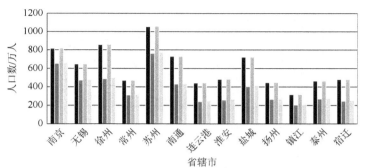

图 3-4 按省辖市分人口分布情况

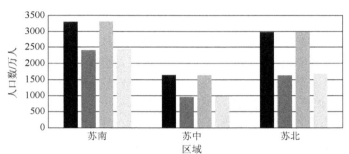

图 3-5 按区域分人口分布情况

表 3-4 2013 年江苏省各地区人口与人均社会经济情况

地区	总人口/万人	地区生产总值/（元/人）	地方财政收入/（万元/人）	地方财政支出/（万元/人）
按省辖市分				
南京	818.78	97 850.22	10 153.03	10 392.41
无锡	648.41	124 461.07	10 963.90	10 972.84
徐州	859.10	51 633.34	4 921.90	6 932.95
常州	469.21	92 941.97	8 714.22	8 906.46
苏州	1 057.87	123 036.86	12 582.17	11 463.41
南通	729.77	69 047.65	6 657.99	7 898.52
连云港	442.83	40 318.41	5 268.39	8 183.28
淮安	482.69	44 663.45	5 623.07	7 977.17
盐城	721.98	48 138.45	5 080.06	7 695.78
扬州	447.00	72 751.90	5 800.00	7 142.73

续表

地区	总人口/万人	地区生产总值/（元/人）	地方财政收入/（万元/人）	地方财政支出/（万元/人）
按省辖市分				
镇江	316.54	92 477.41	8 040.69	9 042.46
泰州	463.40	64 888.00	5 422.53	7 419.29
宿迁	481.91	35 406.61	3 841.38	6 456.81
按区域分				
苏南	3 310.81	109 900.21	10 682.13	316.58
苏中	1 640.17	68 881.95	6 075.10	179.95
苏北	2 988.51	45 370.03	4 950.46	487.07

根据表 3-4 和全国社会经济数据情况，2013 年江苏省人口居全国五位，人均地区生产总值居全国第四位。地方人均财政收入和人均财政支出分别为 0.36 亿元和 0.61 亿元，均位于全国第二。从整体来看，江苏省社会经济处于全国上层水平。

3）居民健康水平

2013 年江苏省孕产妇死亡率为 4.99/10 万，远低于全国孕产妇死亡率水平；婴儿死亡率为 3.79‰，而全国婴儿死亡率为 9.5‰，低于全国平均水平；在 5 岁以下儿童死亡率方面，江苏省 5 岁以下儿童死亡率为 4.82‰，全国平均水平为 12.0‰，远低于全国平均水平（表 3-5）。

表 3-5　2013 年江苏省与全国居民健康水平比较

指标	江苏省	全国	比较
孕产妇死亡率/（1/10 万）	4.99	23.2	−18.21（优）
婴儿死亡率/‰	3.79	9.5	−5.71（优）
5 岁以下儿童死亡率/‰	4.82	12.0	−7.18（优）

2013 年江苏省拥有医疗机构数量为 31 001 所，其中县级医院 1 490 所，乡镇卫生院 1 066 所。江苏省医疗服务工作人员 55.12 万人，医疗服务技术人员 42.9 万人，其中包括执业（助理）医师 16.97 万人，注册护士 17.42 万人，江苏省医疗机构床位总数约 36.83 万张，其中医院拥有 28.62 万张，卫生院拥有 5.51 万张，社区卫生服务中心拥有 1.81 万张，每万人口拥有床位数 43 张。同时，江苏省已经基本实现农村医疗网点全覆盖，新型农村的医疗覆盖率高达 98% 以上。

综上所述，江苏省经济发展水平位居全国前列。在经济快速发展动力支持下，江苏省政府不断加大医疗服务资源投入力度，使医疗服务资源数量和质量位居全国前列，如每千人口拥有床位数、每千人口医疗服务技术人员数、每千人口医师数等。但是，在江苏省城乡医疗服务资源配置方面仍存在一些问题有待完善。

3.2.3　江苏省城乡医疗卫生事业财政投入情况

地方财政投入情况能充分反映地方政府对地区内各项事业的关注程度，体现了该地区未来发展的重点。江苏省城乡医疗卫生事业财政投入情况调研，有助于准确把握江苏省城乡医疗服务资源的分配状况。因此，可以从江苏省城乡医疗卫生投入和医疗卫生支出两方面分析江苏省医疗卫生事业财政投入情况。

1. 医疗卫生投入

地方财政在医疗卫生方面的支出就是地方医疗卫生投入。《江苏统计年鉴2014》公共财政支出显示，2013 年江苏省医疗卫生投入 475.86 亿元，占江苏省公共财政预算支出的 6.1%。2011～2013 年江苏省医疗卫生投入、公共财政预算支出情况，以及江苏省逐年增加医疗卫生支出在公共财政预算支出所占比重如表 3-6 所示。

表 3-6　2011～2013 年江苏省医疗卫生投入

指标	2011 年	2012 年	2013 年
医疗卫生投入/亿元	349.86	418.14	475.86
公共财政预算支出/亿元	6221.72	7027.67	7798.47
医疗卫生支出所占百分比/%	5.62	5.95	6.10

从表 3-6 可知，2011～2013 年江苏省医疗卫生投入的年增长率维持在 13%以上。同时，江苏省各市也逐年加大对医疗卫生事业投入，2012～2013 年江苏省各市医疗卫生投入如表 3-7 和图 3-6 所示。

表 3-7　2012～2013 年江苏省各市医疗卫生投入

地区	2012 年			2013 年			年增长率/%
	医疗卫生投入/亿元	公共财政预算支出/亿元	医疗卫生支出所占百分比/%	医疗卫生投入/亿元	公共财政预算支出/亿元	医疗卫生支出所占百分比/%	
南京	45.34	702.95	6.45	48.52	850.91	5.70	7.01
无锡	34.16	412.09	8.29	37.89	711.49	5.33	10.92
徐州	39.40	251.32	15.68	45.16	595.61	7.58	14.62
常州	22.79	313.66	7.27	26.29	417.90	6.29	15.36

地区	2012 年			2013 年			年增长率/%
	医疗卫生投入/亿元	公共财政预算支出/亿元	医疗卫生支出所占百分比/%	医疗卫生投入/亿元	公共财政预算支出/亿元	医疗卫生支出所占百分比/%	
苏州	55.29	560.98	9.86	61.03	1212.68	5.03	10.38
南通	36.65	216.64	16.92	41.39	576.41	7.18	12.93
连云港	17.03	127.96	13.31	20.53	362.38	5.67	20.55
淮安	23.56	202.18	11.65	25.64	385.05	6.66	8.83
盐城	36.87	127.68	28.88	44.17	555.62	7.95	19.80
扬州	18.63	184.34	10.11	21.33	319.28	6.68	14.49
镇江	14.57	119.72	12.17	16.39	286.23	5.73	12.49
泰州	23.76	108.91	21.82	27.46	343.81	7.99	15.57
宿迁	17.93	107.78	16.64	21.11	311.16	6.78	17.74

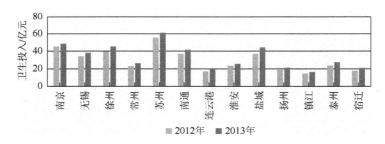

图 3-6　2012～2013 年江苏省各市医疗卫生投入分布

2013 年，泰州和盐城的医疗卫生支出所占百分比分别位列江苏省各市第一、第二位，年增长率分别为 15.57% 和 19.80%。苏州和南京的医疗卫生投入位于江苏省各市第一、第二位，由于公共预算支出基数大，所以医疗卫生支出所占百分比在江苏省排名不高，分别位居第 13、第 10 位，年增长率仅为 10.38% 和 7.01%。

2. 医疗卫生支出

在医疗卫生支出方面，江苏省城乡居民消费存在明显差异（表 3-8）。从图 3-7 中可以看出，2008～2014 年城乡居民人均医疗保健支出差距明显，虽然城乡居民人均医疗保健支出一直在增加，但是两者的差距几乎没有降低。以 2014 年为例，尽管 2014 年城乡居民人均医疗保健支出都增加了一倍之多，但是农村居民人均医疗保健支出 1788 元，而城市居民人均医疗保健支出 2869 元，差距仍在 1000 元以上。

表 3-8　2008～2013 年江苏省城乡居民生活消费和医疗保健支出及转移性收入（单位：元）

年份	城镇居民			农村居民		
	生活消费支出	医疗保健支出	转移性收入	生活消费支出	医疗保健支出	转移性收入
2008	11 977.55	794.63	5 548.78	5 514.90	299.88	418.90
2009	13 153.00	808.37	6 492.69	6 009.46	330.86	535.86
2010	14 357.50	805.73	7 308.57	6 710.66	371.00	636.46
2011	16 781.74	962.45	7 516.76	7 936.40	449.82	813.52
2012	18 825.28	1 058.11	8 805.20	8 876.40	515.80	994.40
2013	20 371.00	1 122.00	9 447.00	10 291.20	811.80	1 220.60

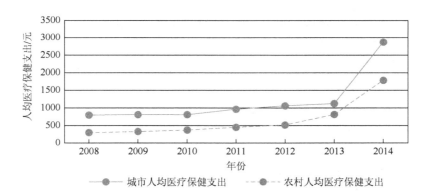

图 3-7　2008～2014 年江苏省城乡人均医疗保健支出变化趋势

　　从城乡差异性角度比较，2008 年城镇居民人均生活消费支出为农村的 2.17 倍，2013 年下降至 1.98 倍。从这组数据中可以看出城乡差距之大，虽然城乡居民生活水平差异在缩小，但是缩减幅度比较小。城乡居民支付能力上存在的巨大差距，也是在市场资源配置导向下医疗服务资源向城市倾斜的根本原因（徐芳，2007），体现了医疗服务资源配置中的效率优先原则。

　　从社会转移性支付来看，2008 年城镇居民获得的转移性收入为农村居民的 13.25 倍，2013 年下降到 7.74 倍，表明尽管城乡居民之间转移性收入仍存在巨大的差异，但是城乡转移性收入差距已经得到缓解。城乡居民支付能力上的巨大差异，必然引起城乡居民医疗保健支出上的显著差别。2008 年城镇居民医疗保健支出为农村居民的 2.65 倍，2013 年下降至 1.38 倍，城乡居民医疗保健支出仍然存在着差距。综合数据分析可知，农村居民的有效健康需要和医疗服务需求相对被抑制，一方面源于医疗服务时间可及性、空间可及性和经济可及性影响了农村居民的支付意愿；另一方面源自农村居民人均纯收入水平仍然较低影响了农村居民的支付能力，例如，2013 年农村居民人均纯收入为 13 598 元，为城镇居民的 41.79%。

从纵向发展趋势上看，2008～2013 年城镇居民人均医疗保健支出上涨了 0.41 倍，年增长率为 6.87%，农村居民人均医疗保健支出上涨了 1.71 倍，年增长率为 28.45%；城乡居民生活消费支出年增长率分别为 11.68%和 14.43%。2008 年城镇居民医疗保健支出占生活消费支出的 6.63%，而农村居民医疗保健支出占生活消费支出的 5.44%，到 2013 年医疗保健支出分别占据城乡居民生活消费支出的 5.51%和 7.89%。2008～2013 年城镇居民人均医疗保健支出随着生活消费支出的上升而逐渐下降，所占比例从 6.63%下降到 5.51%，而农村居民人均医疗保健支出随着生活消费支出的上升而逐渐上升，所占比例从 5.44%上升到 7.89%。综合数据分析可知，城乡居民的医疗保健支出与生活消费支出的下降/增长不一致，农村居民医疗保健支出的增长挤占了其他生活消费支出的份额，影响了农村居民的公平感受和体验。

为了进一步分析城乡居民收入水平和医疗卫生支出情况，根据城镇居民人均可支配收入均等分成 7 个组，根据农村居民人均纯收入均等分成 5 个组。如表 3-9 所示，在城镇居民七等分组和农村居民五等分组中，2013 年医疗保健支出占生活消费支出的比例逐渐缩小，均呈现医疗保健支出的累退性，即收入越高医疗保健支出占生活消费支出的比率越低，说明医疗消费对城乡居民收入低者消费结构影响比较大。2013 年农村居民获得转移性收入 1220.6 元，农村居民五等分组获得的转移性收入分别为 533 元、624 元、863 元、1383 元、2700 元，高收入群体获得的转移性收入是低收入群体的 5.07 倍，这一现象在城镇居民七等分组中同样存在。

表 3-9　2013 年江苏省按收入分组的城乡居民生活消费支出和医疗保健支出

组别	城镇居民			农村居民		
	生活消费支出/元	医疗保健支出/元	比例/%	生活消费支出/元	医疗保健支出/元	比例/%
最低 10%	8 595	713	8.3	3 130.6	196.9	6.3
低 10%	11 226	469	4.2			
偏低 20%	14 732	852	5.8	4 130.1	205.4	5.0
中 20%	18 968	1 254	6.6	4 947.1	282.2	5.7
偏高 20%	24 601	1 112	4.5	6 388.2	354.0	5.5
高 20%	30 304	1 386	4.6	8 978.5	460.9	5.1
最高 10%	44 378	1 688	3.8			

从城乡居民医疗服务需求角度出发，低收入群体的医疗保健支出受贫困的制约远远高于高收入群体，如果能够满足低收入群体的医疗服务需求，将在一定程

度上增加低收入群体的医疗保健支出，改善低收入群体的生活质量。

从城乡居民医疗支出角度出发，一方面，相对于城镇居民，农村居民的整体消费支出水平较低或者说有效需求受到抑制；另一方面，城乡居民低收入群体与高收入群体的医疗支出相距甚远，城镇最低收入群体的医疗保健支出为城镇最高收入群体的 42.23%，农村最低收入群体的医疗保健支出为农村最高收入群体的42.7%。

总之，从 2008～2013 年的数据来看，江苏省城乡居民医疗支出存在着性质不同、层次不一的问题：城镇居民医疗支出的迅速增长影响了城镇居民提高生活质量和品质目标的追求，而农村居民医疗支出的迅速增长影响了农村居民健康水平的整体提升。在城乡居民内部均存在低收入群体的大病风险问题，转移性支付未能有效降低风险，反而增加了医疗消费的不公平性。

3.2.4　江苏省城乡医疗服务人力资源配置情况

在医疗服务资源体系中，医疗服务人力资源占据着重要地位，已经成为衡量一个地区医疗服务水平高低的一项重要指标。为了能够更加清晰地描述江苏省城乡医疗服务资源配置状况，需要进一步了解江苏省城乡医疗服务人力资源配置情况，通过数据分析掌握江苏省城乡医疗服务人力资源配置差异。

1. 江苏省总体配置情况

2009～2013 年，江苏省医疗服务人员逐年递增，其中 2010 年增长速度最快达到 21.64%，增长速度最慢的 2011 年也维持在 4.90%。2012 年医疗服务技术人员增长速度最快，执业（助理）医师和注册护士的增长速度分别达到 13.01%和17.30%（表 3-10）。

表 3-10　2009～2013 年江苏省医疗服务人员发展现状

年份	医疗服务工作人员/万人	医疗服务技术人员/万人		每万人口拥有医师数/人	年增长率/%
		执业（助理）医师数	注册护士数		
2009	37.76	30.65	12.32	11.06	——
2010	45.93	32.84	12.90	12.26	21.64
2011	48.18	35.05	13.47	13.56	4.90
2012	52.02	39.61	15.80	15.53	7.97
2013	55.12	42.90	16.97	17.42	5.95

2010 年，为切实提高江苏省基层医疗机构服务能力，江苏省卫生厅、江苏省

发展和改革委员会与江苏省财政厅联合颁布《关于印发〈江苏省基层医疗卫生服务体系建设与发展规划〉的通知》（苏卫规财〔2010〕103 号），明确提出基层医疗机构包括城市社区医疗机构、乡镇卫生院以及村卫生室人员的配备标准要求，规范了医疗服务技术人才引进资金制度，从而推动江苏省医疗服务技术人员数量逐年增加，截至 2013 年，医疗服务技术人员达到 59.87 万人，其中执业（助理）医师和注册护士分别达到 42.90 万人和 16.97 万人。

（1）江苏省城乡医疗服务人员配置情况。在江苏省医疗服务人员数量增长的同时，江苏省城乡医疗服务人员数量仍存在显著差距，2013 年城镇与农村医疗服务工作人员、执业（助理）医师、注册护士三类人员所占比例分别达到将近 2.26：1、1.91：1、2.78：1（表 3-11），说明江苏省城乡医疗服务人员配置不均衡，仍然存在持续改进的空间。

表 3-11　2009～2013 年江苏省每千人口医疗服务人员　（单位：人）

年份	医疗服务工作人员数			执业（助理）医师数			注册护士数		
	合计	城镇	农村	合计	城镇	农村	合计	城镇	农村
2009	4.16	5.11	2.19	1.69	2.06	0.91	1.50	1.87	0.71
2010	4.40	6.61	3.26	1.73	2.49	1.34	1.64	2.71	1.09
2011	4.67	6.48	3.61	1.79	2.38	1.45	1.80	2.74	1.26
2012	5.00	7.90	3.87	1.99	2.89	1.68	1.96	3.42	1.35
2013	5.63	8.90	3.94	2.23	3.24	1.70	2.29	3.95	1.42

（2）江苏省三大经济区医疗服务技术人员配置情况。在江苏省三大经济区，医疗服务技术人员配置水平差别明显。以 2013 年为例，苏南地区的配置水平优于苏中、苏北地区，每千人口执业（助理）医师数和注册护士数明显高于苏北、苏中地区（表 3-12）。可见由于区域经济发展水平的不同，医疗服务人力资源配置水平也相差其远。

表 3-12　2013 年江苏省三大经济区医疗服务技术人员配置情况　（单位：人）

指标	苏南	苏中	苏北
每千人口执业（助理）医师数	2.35	2.10	1.92
每千人口注册护士数	2.56	1.87	1.96

（3）江苏省各市医疗服务人员配置情况。由于江苏省各市经济发展水平存在较大差距，所以医疗服务人员配置水平也存在一定的差距。例如，经济发展水平最高的南京、无锡、苏州市每千人口执业（助理）医师和注册护士拥有量都在 3

人以上，南京和苏州每千人口拥有医疗服务工作人员超过 9 人，而经济发展水平较低的宿迁，每千人口拥有执业（助理）医师、注册护士数都较低，仅为 1.30 人和 1.50 人（表 3-13）。然而，在医护比方面却出现反差，例如，南京的医护比 1：1.23 远低于泰州的 1：0.83。

表 3-13　2013 年江苏省各市每千人口医疗服务人员配置情况

城市	每千人口医疗服务工作人员数/人	每千人口执业（助理）医师数/人	每千人口注册护士数/人	医护比
南京	9.02	3.21	3.95	1：1.23
无锡	8.25	3.13	3.56	1：1.14
徐州	4.33	1.61	1.79	1：1.11
常州	7.31	2.97	3.03	1：1.02
苏州	9.34	3.72	3.69	1：0.99
南通	4.76	2.03	1.81	1：0.89
连云港	3.93	1.47	1.69	1：1.15
淮安	5.03	2.02	2.03	1：1.00
盐城	3.99	1.82	1.46	1：0.80
扬州	4.89	2.02	1.94	1：0.96
镇江	6.50	2.65	2.69	1：1.01
泰州	4.29	1.88	1.56	1：0.83
宿迁	3.68	1.30	1.50	1：1.15

2. 农村医疗服务人力资源配置情况

参照魏延等（2015）的研究成果，农村医疗服务人力资源配置情况重点考察医疗服务技术人员的年龄结构、学历结构和执业资格情况。

（1）从年龄结构分析。在江苏省农村医疗服务技术人员年龄分布中，20～34 岁、35～44 岁、45～54 岁、≥55 岁四个年龄段的人员分别占 13.62%、34.65%、23.87%、27.86%（表 3-14）。四个年龄段在苏南、苏中、苏北三大经济区的分布情况如图 3-8（a）所示，苏南地区，≥55 岁人员比例高达 40.60%，苏中地区，≥55 岁人员比例也高达 32.46%，苏北地区，35～44 岁人员比例最高为 40.14%；四个年龄段在不同城镇化率地区的分布情况如图 3-8（b）所示，城镇化率较低地区，35～44 岁人员比例最高为 37.49%，随着城镇化率的提高，≥55 岁人员比例最高，分别为 43.01% 和 38.43%。

表 3-14　　2013 年江苏省农村医疗服务技术人员年龄分布情况（魏延等，2015）

项目		20～34 岁		35～44 岁		45～54 岁		≥55 岁	
		人数/人	百分比/%	人数/人	百分比/%	人数/人	百分比/%	人数/人	百分比/%
地区	苏南	923	13.08	1 747	24.76	1 521	21.56	2 864	40.60
	苏中	2 159	12.55	5 240	30.47	4 217	24.52	5 584	32.46
	苏北	3 736	14.49	10 352	40.14	6 210	24.08	5 492	21.29
城镇化率/%	50～60	5 491	13.84	14 876	37.49	9 610	24.22	9 705	24.45
	60～70	608	11.02	1 244	22.54	1 293	23.43	2 373	43.01
	≥70	719	14.84	1 219	25.16	1 045	21.57	1 862	38.43
合计		6 818	13.62	17 339	34.65	11 948	23.87	13 940	27.86

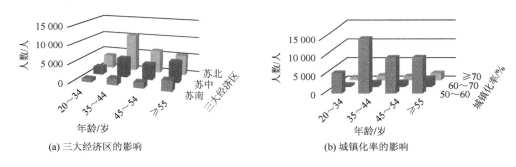

(a) 三大经济区的影响　　　　　　　　(b) 城镇化率的影响

图 3-8　江苏省农村医疗服务技术人员年龄分布情况（2013 年）

（2）从学历结构分析。在江苏省农村医疗服务技术人员学历分布中，大专及以上、中专学历、高中及以下人数比例分别为 3.73%、60.51%、35.76%（表 3-15）。三类学历人员在苏南、苏中、苏北三大经济区的分布情况如图 3-9（a）所示，苏南地区大专及以上学历、高中及以下学历人数均为江苏省最高分别为 7.58%和 49.90%，苏中和苏北的中专学历均较高分别为 58.11%、66.84%；三类学历人员在不同城镇化率地区的分布情况如图 3-9（b）所示，随着城镇化率的提高大专及以上学历人数占比逐渐增加，城镇化率中等地区的高中及以下学历人数占 54.28%，城镇化率较低地区的中专学历人数占 64.80%；在在职培训方面，江苏省农村医疗服务技术人员在职培训人数达 49 574 人，合格率为 56.82%，其中苏北地区在职培训合格率最高为 60.14%，城镇化率中等地区在职培训合格率高达 70.93%。

表 3-15 2013 年江苏省农村医疗服务技术人员学历及在职培训情况（魏延等，2015）

项目		大专及以上		中专学历		高中及以下		在职培训		
		人数/人	百分比/%	人数/人	百分比/%	人数/人	百分比/%	总人数/人	合格人数/人	合格率/%
地区	苏南	475	7.58	2 666	42.52	3 128	49.90	7 042	3 729	53.95
	苏中	579	3.64	9 247	58.11	6 086	38.25	16 967	9 062	53.41
	苏北	663	2.78	15 931	66.84	7 240	30.38	25 565	15 376	60.14
城镇化率/%	50~60	1 180	3.19	23 987	64.80	11 850	32.01	39 330	21 559	54.82
	60~70	163	3.49	1 971	42.23	2 533	54.28	5 366	3 806	70.93
	≥70	374	8.63	1 886	43.55	2 071	47.82	4 878	2 799	57.38
合计		1 717	3.73	27 844	60.51	16 454	35.76	49 574	28 167	56.82

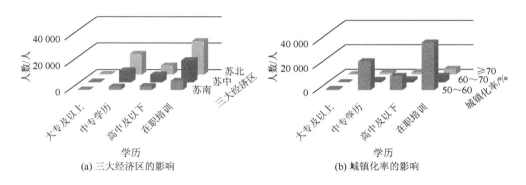

(a) 三大经济区的影响　　　　　(b) 城镇化率的影响

图 3-9 江苏省农村医疗服务技术人员学历及在职培训情况（2013 年）

（3）从执业资格分析。在江苏省农村医疗服务技术人员执业资格分布中，具有乡村医生、执业（助理）医师、乡镇执业（助理）医师、执业护士资格的人员比例分别为 69.43%、5.63%、23.43% 和 1.51%（表 3-16）。四类具有执业资格人员在苏南、苏中、苏北三大经济区的分布情况如图 3-10（a）所示，具有乡村医生执业资格的人员比例较高，分别达到 68.15%、65.92%、71.95%，苏南地区具有执业（助理）医师资格的人员比例（7.56%）明显高于苏北地区（4.87%），苏中地区具有乡镇执业（助理）医师资格的人员比例（27.26%）明显高于苏南（21.33%）和苏北（21.56%）地区，而执业护士比例（0.77%）明显低于苏南（2.96%）和苏北（1.62%）地区；四类具有执业资格的人员在不同城镇化率地区的分布情况如图 3-10（b）所示，随着城镇化率的提高，具有执业（助理）医师资格的人员比例逐步由 5.37% 增加到 7.68%，而具有乡村医生资格的人员比例呈现由 69.64% 减少到 67.00% 的趋势。

表 3-16　2013 年江苏省农村医疗服务技术人员执业资格情况（魏延等，2015）

项目		乡村医生		执业（助理）医师		乡镇执业（助理）医师		执业护士	
		人数/人	百分比/%	人数/人	百分比/%	人数/人	百分比/%	人数/人	百分比/%
地区	苏南	4 888	68.15	542	7.56	1 530	21.33	212	2.96
	苏中	11 724	65.92	1 076	6.05	4 848	27.26	136	0.77
	苏北	20 383	71.95	1 381	4.87	6 107	21.56	459	1.62
城镇化率/%	50～60	29 869	69.64	2 304	5.37	10 157	23.68	560	1.31
	60～70	3 801	69.96	314	5.78	1 257	23.14	61	1.12
	≥70	3 325	67.00	381	7.68	1 071	21.58	186	3.74
合计		36 995	69.43	2 999	5.63	12 485	23.43	807	1.51

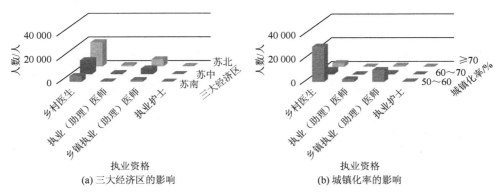

(a) 三大经济区的影响　　　　　　(b) 城镇化率的影响

图 3-10　江苏省农村医疗服务技术人员执业资格情况（2013 年）

3.2.5　江苏省城乡医疗机构配置情况

医疗机构作为医疗服务的重要载体，也是医疗服务资源配置的主要对象。江苏省城乡医疗机构配置情况，不仅例证了江苏省城乡医疗服务资源配置的差异性，而且突出了江苏省城乡医疗服务可及性问题，能够从医疗机构数、床位数的视角反映江苏省医疗服务资源配置的整体状况。

1. 医疗机构数

截至 2013 年，江苏省有 106 个县级行政区，877 个乡镇。结合表 3-17 可知，平均每个县拥有 292.46 所医疗机构，其中县级医院 14.06 所；平均每个乡镇拥有 35.35 所医疗机构，其中乡镇卫生院 1.22 所。调研数据表明，江苏省城乡医疗服务资源分布较不均匀，大多数医疗机构集中在城市，少部分分布在乡村。观察

表 3-17 中的数据发现，县级医院数量呈现递增趋势、乡镇卫生院数量呈现递减趋势，医疗服务资源整体上呈现向城市集中的势态。

表 3-17　2008～2013 年江苏省城乡医疗机构数　　（单位：所）

年份	医疗机构总数	县级医院数量	乡镇卫生院数量
2008	13 451	1 093	1 448
2009	13 388	1 112	1 440
2010	30 961	1 157	1 276
2011	31 680	1 283	1 223
2012	31 054	1 426	1 117
2013	31 001	1 490	1 066

从整体上看，2013 年江苏省拥有医疗机构数 31 001 所，处于全国中等水平。从如表 3-18 所示的 2013 年江苏省各市每万人口医疗机构数来看，江苏省各市医疗机构配置不均衡、差异明显，一些经济发达地区每万人口医疗机构数并不靠前。南京市每万人口拥有医院数为 0.23 所，排在宿迁市和南通市之后；宿迁市每万人口拥有医院数最多为 0.46 所，但是每万人口拥有卫生院数目为 0.00 所；常州市和淮安市每万人口拥有医院数最低均为 0.10 所；淮安市和泰州市每万人口拥有卫生院数最高均为 0.27 所；淮安市每万人口门诊部数最低为 0.01 所、扬州市最高为 0.29 所。

表 3-18　2013 年江苏省各市每万人口医疗机构数　　（单位：所）

城市	总计	每万人口医院数	每万人口卫生院	每万人口门诊部
南京	2315	0.23	0.03	0.11
无锡	2027	0.20	0.05	0.15
徐州	4454	0.14	0.19	0.06
常州	1123	0.10	0.12	0.07
苏州	3007	0.17	0.08	0.22
南通	3187	0.27	0.15	0.07
连云港	2616	0.15	0.21	0.10
淮安	2153	0.10	0.27	0.01
盐城	3067	0.19	0.19	0.10
扬州	1815	0.14	0.17	0.29
镇江	897	0.13	0.15	0.11
泰州	1995	0.11	0.27	0.14
宿迁	2345	0.46	0.00	0.05

2. 床位数

2008～2013 年,江苏省医疗机构床位数年增长率维持在 6.98%以上,其中 2012 年增长速度最快为 12.38%;社区卫生服务中心的床位数增长达到 2.21 倍,每万人口拥有医院、卫生院床位数增长了 49.3%（表 3-19）。相对于医院、社区卫生服务中心床位数的逐年增长,卫生院床位数却在 2010 年下降,虽然以后逐年递增,但仍未恢复到 2008 年 5.70 万张水平。

表 3-19　2008～2013 年江苏省医疗机构床位数　　（单位：万张）

年份	总计	医院	卫生院	社区卫生服务中心	每万人口拥有医院、卫生院床位数
2008	23.51	16.39	5.70	0.82	28.8
2009	25.15	17.76	5.71	1.07	30.4
2010	26.97	19.55	5.20	1.58	31.5
2011	29.64	22.17	5.13	1.57	34.6
2012	33.31	25.59	5.18	1.67	38.8
2013	36.83	28.62	5.51	1.81	43.0

2013 年江苏省各市医疗机构床位数分布情况如表 3-20 所示,宿迁市卫生院、社区卫生服务中心和专科疾病防治院（所、站）拥有的床位数都为 0 张,徐州市和镇江市专科疾病防治院（所、站）拥有的床位数也为 0 张。江苏省经济发达地区医疗机构床位数处于前列,例如,苏州市 51 663 张、南京市 41 760 张。每万人口拥有医院、卫生院床位数,徐州、苏州、南京和无锡处于前列,分别为 46.8 张、46.6 张、45.4 张和 45.1 张。

表 3-20　2013 年江苏省各市医疗机构床位数　　（单位：张）

城市	总计	医院	卫生院	社区卫生服务中心	专科疾病防治院（所、站）	每万人口拥有医院、卫生院床位数
南京	41 760	36 701	485	3 465	222	45.4
无锡	33 243	28 385	831	2 500	109	45.1
徐州	43 138	30 829	9 350	2 080	0	46.8
常州	21 286	14 831	4 326	1 288	130	40.8
苏州	51 663	45 237	4 104	2 092	20	46.6
南通	33 234	25 274	6 990	807	160	44.2
连云港	17 500	12 283	3 761	728	200	36.2
淮安	23 467	14 324	7 357	863	127	44.9

城市	总计	医院	卫生院	社区卫生服务中心	专科疾病防治院（所、站）	每万人口拥有医院、卫生院床位数
盐城	30 461	22 051	6 827	727	100	40.0
扬州	19 202	13 831	3 223	1 312	92	38.2
镇江	14 311	10 611	2 035	1 267	0	40.0
泰州	19 937	12 875	5 771	961	22	40.2
宿迁	19 085	18 951	0	0	0	39.3

2011～2013 年城市和农村医疗机构床位数都逐年增长（表 3-21），但是城市比农村的增长速度更快，城市和农村床位数比例逐年放大，为 0.98→1.02→1.10；每千人口医疗机构床位数也逐年增长，城市的增长速度比农村要快；每千农业人口乡镇卫生院床位数也呈现逐年增长趋势，为 1.49→1.50→1.70。

表 3-21　2011～2013 年医疗机构床位数　　　　　　（单位：张）

年份	医疗机构床位数			每千人口医疗机构床位数			每千农业人口乡镇卫生院床位数
	合计	城市	农村	合计	城市	农村	
2011	296 390	147 016	149 374	3.94	5.32	3.14	1.49
2012	333 118	168 014	165 104	4.21	6.54	3.31	1.50
2013	368 287	193 072	175 215	4.64	7.44	3.49	1.70

3.2.6　江苏省城乡医疗服务资源配置存在的问题

江苏省城乡医疗服务资源配置现状的综合分析，不仅能够清晰地描述江苏省医疗服务资源配置的整体水平，而且有助于发现江苏省医疗服务领域存在的问题，为城乡医疗服务资源的优化配置创造条件。

1. 城乡居民健康理念和就医观念不科学

城乡居民的健康理念和就医观念，不仅影响着他们的择医行为，而且影响着城乡医疗服务资源的配置方式。在医疗保健支出上，受区域经济发展水平影响，苏南地区城乡居民医疗保健支付能力明显高于苏中和苏北地区的城乡居民。在收入水平较低的地区，受传统健康理念和就医观念影响，以及交通因素和经济能力的制约，部分农村居民在就医方式选择上通常是先吃药后就诊，而且部分农村居民感觉病情较轻或没有空闲时间到医疗机构就诊时，会选择到药店买药或在家休息调养。

城镇中的部分居民为获取更好的医疗服务，没有选择就近的社区医疗机构，而是选择上一级医疗机构，既造成基层医疗服务资源处于闲置状态，又对上一级医疗机构的运行状态提出了挑战。同时，因农村医疗设备和卫生环境比城镇差，部分农村居民受就医偏好影响选择到城镇就医，从而造成农村医疗机构闲置，甚至部分地区处于关闭状态，进一步拉大了城乡在医疗服务能力和医疗服务资源利用率等方面的差距。

2. 城乡医疗服务人员的医疗服务能力参差不齐

江苏省城乡医疗服务人员的收入差异较大，例如，江苏省城乡医生收入差距在 3～5 倍以上，有的三级医院专家收入是基层的 5～10 倍（刘益兵和吴伟，2014）。江苏省城乡经济发展水平的差异、医疗服务人员收入水平的差异，一方面影响了医科大学毕业生到农村医疗机构特别是农村基层医疗机构工作的意愿，进一步加大了医疗服务技术人员学历结构的不合理性，即苏南地区医疗服务技术人员的受教育程度明显高于苏北地区；另一方面影响了农村医疗机构特别是农村基层医疗机构医疗服务技术人员的工作积极性，一些小有成就的医疗服务技术人员愿意向城市医疗机构流动。

从江苏省城乡医疗服务人力资源配置整体上看，城乡之间、三大经济区之间存在的经济发展水平上的差异以及不同城镇化率差异，影响了城乡医疗服务人员年龄结构、学历机构和执业资格分布的合理性，而且在苏南地区出现了严重的农村医疗服务技术人员队伍老龄化问题，导致当地农村医疗机构的医疗服务水平难以提升，并且会对技术水平、医疗服务质量产生负面影响（魏延等，2015）。我国江苏省也出现了澳大利亚等国家发展过程中显现的经济社会发展与农村医疗服务人力资源分布之间的矛盾。即虽然苏北地区经济发展水平、城镇化率及城市人均收入水平整体较苏南地区落后，但愿意留在当地服务的年轻人群却多于苏南地区，并反映在农村医疗服务技术人员队伍中，例如，苏北地区 45 岁以下农村医疗服务技术人员比例为 54.63%，远高于苏南的 37.84%。

3. 城乡医疗机构配置差距大

江苏省城市一体化建设成效显著，城镇人口每年以 1%的速度增长，且城镇人口总量高于乡村人口总量，例如，2013 年南京市城镇人口占南京总人口的 80.5%，乡村人口仅占 19.5%[①]。从医疗机构分布情况来看，各市内分布情况仍存在差异，具体表现为经济发达的城市人均拥有的医疗机构数量明显高于经济欠发达地区的人均拥有量。

---

① 360 百科. 2016. 南京人口. [EB/OL]. [2016-09-25]. http://baike.so.com/doc/5946303-6159239.html.

利用基尼系数和洛伦茨曲线进行分析可得，医疗机构和医疗机构床位数按人口分布情况属于绝对平均范围之内。医疗机构按照地理面积分布的基尼系数为0.1544，也属于绝对平均范围；医疗机构床位数按地理面积分布的基尼系数为0.2514，属于比较平均，一定程度上体现了城市之间医疗服务资源配置不均等的情况。利用泰尔指数对医疗机构床位数分布进行分析，组间差距对总体不均等情况的影响程度为 67% 以上，体现了城乡之间的配置差距。同时，由于缺乏能够系统评估城乡医疗设备拥有量的方法，江苏省财政部门难以根据各个市的城乡医疗服务资源分布情况进行平衡调度。

江苏省城乡医疗服务资源配置现状调研分析，有助于面向城乡人口结构和年龄结构多样化、城乡医疗服务需求多元化、城乡医疗服务多层化等具体问题，从城乡医疗卫生事业财政投入、城乡医疗服务人力资源和医疗机构配置等方面，探讨江苏省城乡医疗服务资源配置优化的科学路径，推动城乡医疗服务资源均等化目标的实现。

3.3　江苏省城乡医疗服务资源均等化分析

医疗服务资源配置现状的描述离不开均等化分析。应用洛伦茨曲线和基尼系数，选取 2013 年江苏省各市医疗卫生支出、医疗机构数、医疗机构床位数、医疗服务人员数（即医疗服务工作人员和医疗服务技术人员之和）以及城镇和农村居民人均医疗保健支出等指标数据，从江苏省人口分布公平性和地理分布公平性的视角，探讨江苏省各市医疗服务资源配置公平性，同时采用泰尔指数研究分析江苏省城乡医疗服务资源均等化水平，探讨江苏省城乡医疗服务资源配置过程中存在的问题，为城乡医疗服务资源配置提供科学合理的对策与建议。

3.3.1　江苏省城乡医疗服务资源人口分布公平性

人口分布公平性反映了一个社会病有所医的公平程度，体现了医疗服务时间可及性、空间可及性和经济可及性。江苏省城乡医疗服务资源人口分布公平性分析，重点描述苏南、苏中、苏北不同区域的人口分布公平性状况。

1. 江苏省城乡医疗服务资源人口分布情况分析

2013 年江苏省 13 个市共有人口 7939.49 万人，其中，苏州市人口最多为1057.87 万人，镇江市人口最少为 316.54 万人，具体见表 3-22。

表3-22 2013年江苏省各市人口数及所占百分比

城市	总人口/万人	百分比/%
南京	818.78	10.31
无锡	648.41	8.17
徐州	859.10	10.82
常州	469.21	5.91
苏州	1057.87	13.32
南通	729.77	9.19
连云港	442.83	5.58
淮安	482.69	6.08
盐城	721.98	9.09
扬州	447.00	5.63
镇江	316.54	3.99
泰州	463.40	5.84
宿迁	481.91	6.07
全省	7939.49	100.00

截至2013年，江苏省各市医疗卫生支出、医疗机构数、医疗机构床位数、医疗服务人员数以及城镇和农村居民人均医疗保健支出及在江苏省所占百分比如表3-23和表3-24所示。

表3-23 2013年江苏省各市医疗卫生支出、医疗机构数、医疗机构床位数及所占百分比

城市	医疗卫生支出		医疗机构数		医疗机构床位数	
	金额/亿元	所占百分比/%	数量/所	所占百分比/%	数量/张	所占百分比/%
南京	48.52	11.10	2 315	7.47	41 760	11.34
无锡	37.89	8.67	2 027	6.54	33 243	9.03
徐州	45.16	10.34	4 454	14.37	43 138	11.72
常州	26.29	6.02	1 123	3.62	21 286	5.78
苏州	61.03	13.97	3 007	9.70	51 663	14.03
南通	41.39	9.47	3 187	10.28	33 234	9.02
连云港	20.53	4.70	2 616	8.44	17 500	4.75
淮安	25.64	5.87	2 153	6.95	23 467	6.37
盐城	44.17	10.11	3 067	9.89	30 461	8.27
扬州	21.33	4.88	1 815	5.85	19 202	5.21

城市	医疗卫生支出		医疗机构数		医疗机构床位数	
	金额/亿元	所占百分比/%	数量/所	所占百分比/%	数量/张	所占百分比/%
镇江	16.39	3.75	897	2.89	14 311	3.89
泰州	27.46	6.29	1 995	6.44	19 937	5.41
宿迁	21.11	4.83	2 345	7.56	19 085	5.18
全省	436.91	100.00	31 001	100.00	368 287	100.00

表 3-24　2013 年江苏省各市医疗服务人员数、城镇和农村居民医疗保健支出及所占百分比

城市	医疗服务人员数		城镇居民人均医疗保健支出		农村居民人均医疗保健支出	
	数量/万	所占百分比/%	金额/元	所占百分比/%	金额/元	所占百分比/%
南京	12.86	13.12	1 476	11.41	625	7.38
无锡	8.67	8.84	1 373	10.61	808	9.54
徐州	10.48	10.69	844	6.52	411	4.85
常州	5.9	6.02	1 374	10.62	1 049	12.38
苏州	13.58	13.85	1 044	8.07	853	10.07
南通	8.38	8.55	954	7.37	756	8.92
连云港	4.9	5.00	786	6.08	365	4.31
淮安	6.35	6.48	872	6.74	573	6.76
盐城	7.7	7.86	830	6.42	457	5.39
扬州	5.14	5.24	880	6.80	619	7.30
镇江	3.93	4.01	964	7.45	702	8.28
泰州	5.03	5.13	899	6.95	743	8.77
宿迁	5.11	5.21	642	4.96	513	6.05
全省	98.03	100.00	12 938	100.00	8 474	100.00

　　根据表 3-22～表 3-24 的数据分析可知，江苏省各市按人口分布的医疗服务资源存在较大差异。例如，宿迁市单位人口医疗卫生支出最少为 438.05 元，盐城市单位人口医疗卫生支出最多为 611.79 元；常州市每万人口医疗机构数最少为 2.39 所，连云港市每万人口医疗机构数最多为 5.91 所；连云港市每万人口拥有的医疗机构床位数最少为 39.52 张，无锡市每万人口拥有的医疗机构床位数最多为 51.27 张；宿迁市每万人口医疗服务人员数最少为 106 人，南京每万人口医疗服务人员数最多为 157 人；宿迁市城镇居民每万人口医疗保健支出最少为 642 万

元，南京市城镇居民每万人口医疗保健支出最多为 1476 万元；连云港市农村居民每万人口医疗保健支出最少为 365 万元，常州市农村居民每万人口医疗保健支出最多为 1049 万元。

综上所述，人均医疗服务资源最低的城市全部位于苏北地区，而每万人口拥有医疗机构床位数、医疗服务人员数、城镇和农村居民医疗保健支出最高的城市全部在苏南地区。数据分析结果再次证明：医疗服务资源配置与区域社会经济发展相适应，社会经济发达城市所拥有的医疗服务资源数量位居江苏省前列，并且居民在医疗保健支出的支付意愿较高，而苏北经济不发达地区的医疗服务资源配置数量和医疗保健支出较低。

2. 江苏省城乡医疗服务资源人口分布公平性分析

结合表 3-22～表 3-24 中的各项数据，首先计算出江苏省各市人均医疗服务资源占有量，并按人均资源占有量从低到高进行排序，然后根据排序结果绘制江苏省各市医疗服务资源按人口分布的洛伦茨曲线（图 3-11～图 3-14）。

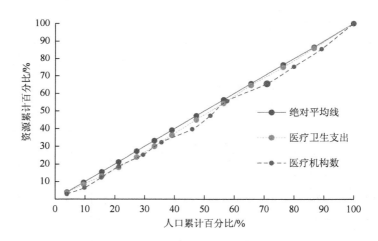

图 3-11　2013 年江苏省医疗卫生支出和医疗机构数按人口分布的洛伦茨曲线

如图 3-11 所示，医疗卫生支出按人口分布的洛伦茨曲线更接近绝对平均线，其次为医疗机构数分布的洛伦茨曲线。为了解公平性程度，需计算相应的基尼系数。其中，医疗卫生支出按人口分布的基尼系数为 0.0514，医疗机构数按人口分布的基尼系数为 0.1442。根据联合国有关组织规定的标准，江苏省各市 2013 年医疗卫生支出和医疗机构数按人口分布都处于绝对平均范围内。

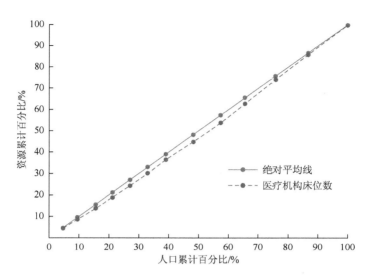

图 3-12　2013 年江苏省医疗机构床位数按人口分布的洛伦茨曲线

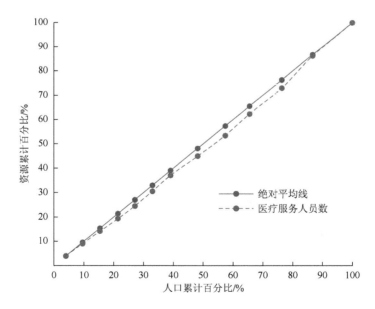

图 3-13　2013 年江苏省医疗服务人员数按人口分布的洛伦茨曲线

由图 3-12 和图 3-13 可知，医疗机构床位数和医疗服务人员数按人口分布的洛伦茨曲线均十分贴近绝对平均线。

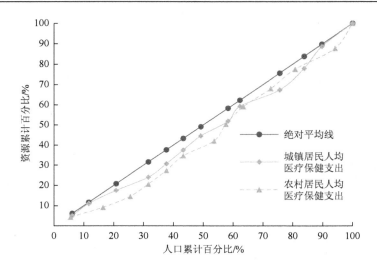

图 3-14　2013 年江苏省城乡居民医疗保健支出按人口分布的洛伦茨曲线

由图 3-14 可知，城镇居民医疗保健支出按人口分布的洛伦茨曲线大部分高于农村居民医疗保健支出按人口分布的洛伦茨曲线，说明城镇居民医疗保健支出按人口分布比农村居民医疗保健支出按人口分布平均。

为了进一步说明公平性程度，计算相应的基尼系数，医疗机构床位数按人口分布的基尼系数为 0.0476，医疗服务人员数按人口分布的基尼系数为 0.0605，城镇居民医疗保健支出按人口分布的基尼系数为 0.0822，农村居民医疗保健支出按人口分布的基尼系数为 0.1089。根据联合国有关组织规定的标准，江苏省各市 2013 年医疗机构床位数、医疗服务人员数和城乡居民医疗保健支出按人口分布都处于绝对平均范围内。

3.3.2　江苏省城乡医疗服务资源地理分布公平性

地理分布公平性反映了一个社会病有所医的公平程度，体现了医疗服务时间可及性、空间可及性和经济可及性。江苏省城乡医疗服务资源地理分布公平性分析，重点描述苏南、苏中、苏北不同区域的地理分布公平性状况。

1. 江苏省城乡医疗服务资源地理分布情况分析

江苏省总面积为 10.27 万平方公里，其中，盐城市面积最大为 16 972 平方公里，镇江市面积最小为 3 847 平方公里，具体情况详见表 3-25。

表 3-25　2013 年江苏省各市地理面积分布

城市	面积/平方公里	百分比/%
南京	6 587	6.41
无锡	4 627	4.50
徐州	11 259	10.96
常州	4 372	4.26
苏州	8 488	8.26
南通	8 001	7.79
连云港	7 615	7.41
淮安	10 072	9.80
盐城	16 972	16.52
扬州	6 591	6.42
镇江	3 847	3.74
泰州	5 787	5.63
宿迁	8 524	8.30
总计	102 742	100.00

根据数据分析可知，江苏省各市按地理分布的医疗服务资源存在较大差异。例如，盐城市每平方公里医疗机构数最少为 0.1807 所，无锡市每平方公里医疗机构数最多为 0.4381 所；盐城市每平方公里医疗机构床位数最少为 1.7948 张，无锡市每平方公里医疗机构床位数最多为 7.1846；盐城市每平方公里医疗服务人员数最少为 4.5369 人，南京市每平方公里医疗服务人员数最多为 19.5233 人；宿迁市每平方公里医疗卫生支出最少为 24.7654 万元，无锡市每平方公里医疗卫生支出最多为 81.8889 万元；宿迁市每平方公里城镇居民医疗保健支出最少为 19.0062 万元，南京市每平方公里城镇居民医疗保健支出最多为 147.6941 万元；盐城市每平方公里农村居民医疗保健支出最少为 8.3177 万元，常州市每平方公里农村居民医疗保健支出最多为 36.6454 万元。

2. 江苏省城乡医疗服务资源地理分布公平性分析

结合表 3-23～表 3-25 中的各项数据，计算出江苏省各市每平方公里医疗服务资源占有量，并从低到高进行排序，绘制江苏省各市医疗服务资源按地理面积分布的洛伦茨曲线。

根据 2013 年江苏省各市医疗机构数、医疗机构床位数和医疗服务人员数按地理面积分布的洛伦茨曲线在图 3-15 中的位置可见，医疗机构数按地理面积分布的洛伦茨曲线最贴近绝对平均线，而医疗机构床位数按地理面积分布的洛伦茨曲线与医疗服务人员数按地理面积分布的洛伦茨曲线十分贴近。说明在医疗机构数、医疗机构床位数和医疗服务人员数三类医疗服务资源中，医疗机构数按地理面积分布最平均，医疗机构床位数和医疗服务人员数按地理面积分布均等化水平大致相同。

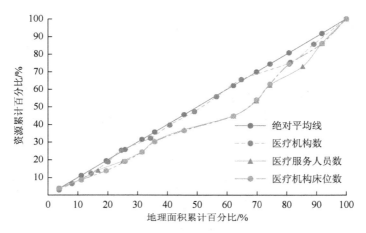

图 3-15　2013 年江苏省各市医疗机构数、医疗机构床位数、医疗服务人员数
按地理面积分布的洛伦茨曲线

在江苏省城乡居民医疗保健支出中，城镇居民按地理面积分布的洛伦茨曲线比农村居民按地理面积分布的洛伦茨曲线更贴近绝对平均线，但是两条曲线距离绝对平均线都存在一定程度的偏差（图 3-16）。

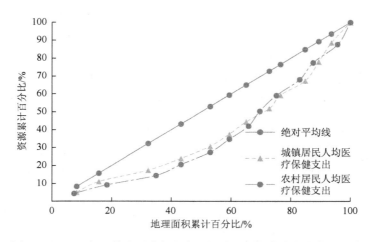

图 3-16　2013 年江苏省医疗保健支出按地理面积分布的洛伦茨曲线

为了进一步说明公平性程度，计算相应的基尼系数，得到医疗机构数按地理面积分布的基尼系数为 0.1544，医疗机构床位数按地理面积分布的基尼系数为 0.2514，医疗服务人员数按地理面积分布的基尼系数为 0.2645，城镇居民医疗保健支出按地理面积分布的基尼系数为 0.2031，农村居民保健费用支出按地理面积分布的基尼系数为 0.2665。根据联合国有关组织规定的标准，江苏省医疗机构数按地理面积分布在绝对平均范围内，医疗机构床位数、医疗服务人员数、城镇居民和农村居民医疗保健支出按地理面积分布比较平均。

3.3.3　江苏省城乡医疗服务资源均等化水平

江苏省城乡医疗服务资源按人口分布公平性和按地理分布公平性，体现了医疗服务时间可及性、空间可及性和经济可及性，可以进一步应用泰尔指数描述江苏省城乡医疗服务资源均等化水平。

1. 江苏省城乡医疗服务资源泰尔指数计算

泰尔指数又称泰尔熵标准，泰尔利用信息理论中的熵概念作为衡量个人之间或者地区之间收入差距或不平等程度的指标（尹丽，2012）。泰尔指数与差距成正比关系，即泰尔指数越大，差距越大。同时，泰尔指数还可以衡量组内差距和组间差距对总差距的贡献。目前，泰尔指数作为公平性分析的理论工具已经得到广泛应用，并且主要应用于衡量地区间医疗服务资源配置的公平性。

泰尔指数算法可分为两种，即 Theil-T 和 Theil-L。Theil-T 是以 GDP 比重加权，而 Theil-L 的加权是人口比重。研究认为，在医疗服务资源配置方面，应以人口数为权数，城乡居民不应因为自身经济状况、年龄、户籍、民族、学历等差异而受到不同的待遇，因此采用以人口比重为加权的泰尔指数，即 Theil-L 指数，计算公式如下：

$$T = \sum_i \sum_j \left[\frac{Y_{ij}}{Y} \ln \left(\frac{Y_{ij} / Y}{R_{ij} / R} \right) \right] \qquad (3\text{-}1)$$

由于泰尔指数可分解为组内差距和组间差距，即一部分用来测度区域之间的资源配置差距 T_b，另一部分用来测度区域之内的资源配置差距 T_w，其计算公式如下：

$$T_w = \sum_i \sum_j \left[\frac{Y_{ij}}{Y} \ln \left(\frac{Y_{ij} / Y_i}{R_{ij} / R_i} \right) \right] \qquad (3\text{-}2)$$

$$T_b = \sum_i \left[\frac{Y_i}{Y} \ln \left(\frac{Y_i / Y}{R_i / R} \right) \right] \qquad (3\text{-}3)$$

其中，Y、R 表示整体的总人口和资源总量；Y_i、R_i 表示第 i 城市的人口和资源总量；Y_{ij}、R_{ij} 则表示第 i 城市 j 个体的人口和资源总量；T_w 表示组内差距；T_b 表示组间差距。

在医疗保健支出和医疗服务技术人员方面，选取江苏省各市数据进行统计分析，在医疗机构数和医疗机构床位数方面，则选取三个代表地级市——苏南的南京、苏中的扬州、苏北的淮安，并通过泰尔指数对三个地级市的城乡医疗服务资源进行评估，具体如图 3-17 所示。其中，组间差距表现为各个城市之间的差距，组内差距表现为所选取城市内城镇差距与乡村差距，并对城镇人口与乡村人口在江苏省人口的百分比进行加权求和。

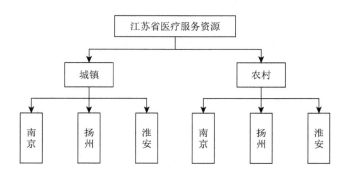

图 3-17　江苏省城乡医疗服务资源泰尔指数示意图

2. 江苏省城乡医疗保健支出均等化分析

根据 2012～2014 年的江苏统计年鉴和江苏卫生年鉴，对江苏省各市的城镇居民家庭和农村居民家庭人均医疗保健支出进行统计与测算，结果如表 3-26 所示。

表 3-26　江苏省城乡居民医疗保健支出泰尔指数及分解

年份	城镇内	农村内	组内差距	组间差距	总体差距	贡献率	
						组内	组间
2011	0.0415	0.0482	0.0440	0.0375	0.0815	0.5399	0.4601
2012	0.0344	0.0401	0.0365	0.0343	0.0708	0.5161	0.4839
2013	0.0286	0.0440	0.0341	0.0280	0.0621	0.5490	0.4510

由表 3-26 可知，2011～2013 年，城镇居民医疗保健支出泰尔指数单调递减，于 2013 年达到最小值 0.0286，说明城镇居民医疗保健支出尚未实现完全均等化。相应地，农村居民医疗保健支出泰尔指数一直为正数，2011～2012 年单调递减，而在 2013 年有所回升，体现了江苏省政府 2013 年在医疗保健支出调配上与之前有所偏差。同时，对城镇居民泰尔指数和农村居民泰尔指数进行比较，农村居民

的泰尔指数明显高于城镇居民的泰尔指数，说明农村居民医疗保健支出不均等程度高于城镇居民。江苏省城乡居民医疗保健支出泰尔指数反映的不均等现象，主要来源于如下两个方面。

（1）城乡居民收入不均等。江苏省各市农村居民收入存在不均等现象，收入水平较高的农村居民愿意到医疗条件更好的城镇医疗机构获取医疗服务，而收入水平较低的农村居民则只能在农村医疗机构接受医疗服务，此外部分地区农村居民还秉持"小病拖，大病扛"的旧观念，不愿到医疗机构就诊。

（2）城乡医疗机构医疗服务水平不均等。乡镇医院的医疗设备和卫生条件状况与城镇的医疗设备和卫生条件状况存在明显差距，结合部分地区乡镇卫生院医疗服务人员专业化程度不高和部分药品短缺等问题，可以认为：造成农村居民医疗保健支出泰尔指数高于城镇居民的一个重要原因，在于农村医疗机构的医疗服务水平低，无法满足农村居民的医疗服务需求。

城镇内和农村内居民医疗保健支出泰尔指数加权求和后，发现组内差距逐年递减，说明江苏省在城乡居民医疗保健支出宏观调控上良好。此外，组间差距和总体差距数值表明城乡居民医疗保健支出不断向均等化方向靠近，但组内差距一直高于组间差距，具体表现为组内贡献率基本维持在51%以上，说明组内支出不均等。结合上述情况，未来江苏省需加强对城镇内居民和农村内居民医疗保健支出的调控，特别是针对农村内居民医疗保健支出的调控，努力缩小两者的差距，最终实现均等化。

3. 江苏省城乡医疗服务人力资源均等化分析

根据 2012～2014 年的江苏统计年鉴和江苏卫生年鉴，对江苏省各市医疗服务技术人员进行统计和测算，结果如表 3-27 所示。

表 3-27　江苏省城乡医疗服务技术人员泰尔指数及分解

年份	城镇内	农村内	组内差距	组间差距	总体差距	贡献率	
						组内	组间
2011	0.0021	0.2101	0.0814	0.1733	0.2547	0.3194	0.6806
2012	0.0017	0.2144	0.0804	0.1965	0.2769	0.2903	0.7097
2013	0.0021	0.2566	0.0934	0.2156	0.3090	0.3024	0.6976

由表 3-27 可知，江苏省城镇内医疗服务技术人员泰尔指数不稳定，具体表现为 2012 年的泰尔指数小于 2011 年的，而 2013 年的泰尔指数却又等于 2011 年的，部分原因是由于城市一体化建设的加快，部分农村居民迁移到城镇，使得城镇人口占江苏省人口的比例由 2011 年的 61.9%提高至 2013 年的 64.11%，而城镇医疗

服务技术人员尚未完全跟上城镇人口发展的节奏。农村医疗服务技术人员泰尔指数表现为逐年增加，具体体现为 2011 年农村医疗服务技术人员占江苏省医疗服务技术人员的 14.23%于 2013 年降低至 10.94%，说明江苏省各市内农村医疗服务技术人员之间的差距进一步拉大。

综合这两方面影响，组内差距表现出先下降后回升至比原来还要高的水平。组间差距即江苏省城乡医疗服务技术人员之间的差距逐年递增，2013 年数值为 0.2156，说明城乡医疗服务技术人员差距巨大，表明江苏省政府需注重缩减城乡间差距。比较组内差距和组间差距对总体差距的贡献率，组间贡献率基本维持在 68%以上，说明医疗服务技术人员不均等整体上是由城乡间不均等主导的。

4. 江苏省城乡医疗服务物力资源均等化分析

由于无法收集到江苏省各市城乡医疗机构床位数，根据江苏统计年鉴、江苏卫生年鉴、南京统计年鉴、扬州统计年鉴和淮安统计年鉴，对南京、扬州、淮安三市的城镇和农村医疗机构内 2011～2013 年床位数进行统计和测算，结果如表 3-28 所示。

表 3-28　江苏省城乡医疗机构床位数泰尔指数及分解

年份	城镇内	农村内	组内差距	组间差距	总体差距	贡献率	
						组内	组间
2011	0.0032	0.0282	0.0116	0.0441	0.0557	0.2076	0.7924
2012	0.0025	0.0392	0.0145	0.0301	0.0446	0.3250	0.6750
2013	0.0023	0.0114	0.0052	0.0126	0.0178	0.2908	0.7092

由表 3-28 可知，江苏省城镇内医疗机构床位数泰尔指数逐年下降，说明城镇内医疗机构床位数正趋于完全均等化，且 2013 年达到最小值 0.0023。农村内医疗机构床位数泰尔指数虽然下降，但趋势不稳定，在 2013 年达到最小值 0.0114，说明江苏省南京、扬州、淮安三市农村医疗机构床位数向完全均等化方向发展。综合这两方面的泰尔指数，组内差距于 2013 年达到最小为 0.0052；组间差距也逐年递减，说明城乡医疗机构床位数还未完全均等，存在改进空间。对组内差距和组间差距进行求和，发现江苏省城乡医疗机构床位数泰尔指数也呈下降趋势。此外，组间差距始终大于组内差距，通过总体差距贡献率可以观察组间差距的贡献率基本维持在 67%以上，说明未来江苏省城乡医疗机构床位数还应继续注重城乡间的调配。

3.3.4　江苏省城乡医疗服务资源均等化建议

调研的目的在于寻找解决问题的突破口和现实依据，以完善不合理的体制、机制和运作模式。为促进江苏省城乡医疗服务资源均等化目标的实现，基于调研数据和现有文献资料，结合江苏省城乡医疗服务资源配置中存在的问题以及江苏省城乡医疗服务资源均等化水平分析结果提出建议。

1. 强化城乡医疗服务人力资源配置，建立沟通协调、互助合作机制

在江苏省城乡基层医疗机构中，医疗服务技术人员短缺且年龄结构偏大、受教育程度不高等问题尤为突出。随着江苏省城市一体化建设进程的加快，城乡一体化医疗服务需求进一步加大，城乡基层医疗机构人力资源配置成为突破的重点。因此，政府必须引导基层建立健全医疗服务人才选拔和培养机制，优化基层医疗服务技术人员队伍结构，引进高素质的医疗服务人才到城乡基层医疗机构工作，弥补城乡医疗服务人力资源失衡的问题，提高城乡基层医疗机构服务能力。

（1）吸引优秀的医疗服务人员加盟江苏省。政府应加强资金筹措力度，制定相应的优惠政策，吸引高学历、高素质的医疗服务人才下乡村，推动医疗服务重心下移、医疗服务资源下沉，以增强农村医疗服务供给能力，同时解决城镇医疗服务人员的就业难题，例如，在省属医学院校面向农村医疗机构设立定向培养医学专业人才培养项目，可以要求医学专业人才在获得执业资格证书前必须在农村医疗机构工作满2～3年。

（2）提高城乡医疗服务人员医疗服务能力。建立城乡医疗服务人员沟通协调、互助合作机制，在医师多点执业政策指导下，引导城镇医疗机构医疗服务人员到农村医疗机构提供医疗服务、开展培训，提高农村医疗机构医疗服务人员的综合素质和医疗服务能力，改善医疗服务人才使用现状。

2. 统筹城乡医疗服务资源财政投入，提高财政投入使用效率

在城乡医疗服务体系中，城镇二级、三级医疗机构的医疗服务资源相比于农村医疗机构的医疗服务资源要丰富，农村居民可支付能力和公平意识的提高，极大提高了农村居民的健康需要和医疗服务需求，既要求村卫生室能够聘请高素质的医疗服务人员，又希望村卫生室能够提供更加全面的医疗服务。

（1）加大政府财政投入。在投资方向上优先满足需求较大区域，保证农村居民对公共医疗和基本医疗服务功能的获取。政府可分阶段、分层次地考虑依据需求程度确定城乡医疗服务结构，提高财政投入的效率和效益，以保证规模较小的城乡基层医疗机构能够获得充足的资金支持。

（2）减少个人支付比例。2002 年 10 月，我国明确提出以大病统筹为主的新型农村合作医疗制度，我国各级财政对新型农村合作医疗和城镇居民基本医疗保险的补助标准逐年提高，从 2011 年的 200 元/(人/年)提高到 2016 年的 420 元/(人/年)。江苏省应在此基础上，合理调整各地区居民的医疗保健支出缴纳比例，减少居民医疗保健支出的负担。

3. 调整医疗机构布局，推进不同层次、不同类型医疗机构互动

随着江苏省经济的快速发展、城乡居民健康理念和就医观念的变化，江苏省医疗服务需求趋于多元化，不仅驱动着"城乡二元化结构"向着城乡一体化医疗服务网络转化，而且从关注医疗服务资源规模数量向着规模数量与质量效益并重的方向转移，以优化的城乡医疗机构布局提升医疗服务质量。

（1）调整优化城乡医疗机构布局。江苏省应进一步促进民营医疗机构与公立医疗机构合作，推进不同层次、不同类型医疗机构互动，丰富区域内城乡医疗服务资源，整合医疗服务资源获取渠道，对布局不合理的医疗机构进行迁建或者改建，以提高医疗服务资源公平性和有效性。

（2）实现城乡医疗服务资源共享。采用双向转诊和区域医疗联合体模式，加强城乡医疗机构之间的协作，实现城乡医疗服务资源共享。通过城乡居民健康理念和就医观念的变化，推动规范有序的就医秩序的形成和发展，科学合理地弥补城乡基层医疗机构的资源约束，从而提高城乡医疗服务资源使用效率。

3.4　本　章　小　结

面对"城乡二元化结构"带来的城乡医疗服务资源配置不均衡、享受不均等的现状，持续优化城乡一体化医疗服务网络成为一种必然。应用洛伦茨曲线、基尼系数和泰尔指数描述的江苏省城乡医疗服务资源人口分布公平性、地理分布公平性，只是我国城乡医疗服务资源配置的一个缩影，应引起各级政府高度重视这个民生问题，在"公平优先，兼顾效率"的原则基础上进一步促进社会公平。

第4章 医疗服务资源均等化运作机制

医疗服务资源均等化有助于发挥医疗服务资源最大效用，破解"城乡二元化结构"带来的问题，切实满足城乡居民健康需要和医疗服务需求，优化城乡一体化医疗服务网络，因此需要建立一种长效可持续的城乡医疗服务资源均等化运作机制。

4.1 医疗服务资源均等化运作模式和管理方法

医疗服务资源均等化运作机制，主要体现在流程优化和流程控制两个方面：一方面构建全民参与评价标准，提高城乡医疗服务资源均等化运作的科学性、有效性；另一方面加强监督反馈职能，探索城乡医疗服务资源均等化运作模式和管理方法。

4.1.1 医疗服务资源均等化运作模式

在医疗服务体系中，城乡医疗服务资源均等化是政府提供公共产品和公共服务的基本职责，体现了政府公共财政支出的公平性。医疗服务资源均等化、优质医疗服务资源下沉是实现"人人享有基本医疗卫生服务"的重要保障。

1. 医疗服务资源均等化运作主体

医疗服务资源均等化运作过程复杂，需要政府、医疗机构、医疗保险机构等运作主体共同参与，各个主体之间既各负其责又相互支持，需要根据城乡居民健康需要和医疗服务需求、政府供给能力设计均等化路径，按照医疗服务资源均等化标准，有计划、有步骤地推进医疗服务资源均等化（熊娟，2012）。

（1）政府。由于医疗服务的公益性，政府在医疗服务资源均等化运作中责无旁贷。政府主导城乡医疗卫生事业财政投入、医疗服务人才培养、提升政府医疗服务供给能力等，鼓励医疗保险公司、社会资本等主动参与医疗服务，整合医疗机构、公益组织与社会力量，打破预防保健、专业医疗服务、社区医疗服务的界限。

政府应围绕医疗服务资源均等化制定相应的政策、法律、法规，在推动经济发展、提高城乡居民收入的基础上，提高城乡居民的健康理念和就医观念，培育城乡医疗服务资源均衡配置、均等享受的生态环境，科学规划分级诊疗、双向转诊体系，保障医疗服务资源均等化目标的实现。

（2）医疗机构。在医疗服务体系中，医疗机构担负着医疗服务资源均等化实施的重要使命。在"城乡二元化结构"向城乡一体化医疗服务网络转移的过程中，大中型综合医疗机构和基层医疗机构的分工更加明确，不同医疗机构之间的联系更加紧密，医疗服务人员、床位数等医疗服务资源配置更加科学合理。

在城乡一体化医疗服务网络中，大中型综合医疗机构以治疗为主，重点加强危急重症和疑难复杂疾病的诊疗，提高医疗服务能力，增强治疗性医疗服务资源利用率；基层医疗机构以预防为主，重点加强健康档案管理和健康分类管理工作，以及风险人群和重点人群的疾病预防与健康管理，提高预防性医疗服务资源所占比例。

（3）医疗保险机构。医疗保险具有社会保险的强制性、互济性、社会性等基本特征。我国社会医疗保险由基本医疗保险与大额医疗救助、企业补充医疗保险和个人补充医疗保险三个层次构成（凡先光，2012）。医疗保险机构是医疗保险制度的执行者，能够有效保障参保人享有基本医疗卫生服务，从而提高城乡医疗服务资源均等化的可行性。

随着我国基本医疗保险制度改革的推进，基本医疗保险覆盖范围不断扩大，特别是新型农村合作医疗制度的建立和完善，我国各级财政对新型农村合作医疗和城镇居民基本医疗保险的补助标准逐年提高，为最大限度地实现城乡医疗服务资源均等化和保障"人人享有基本医疗卫生服务"的合法权益奠定基础。

2. 医疗服务资源均等化运作模式分析

在政府、医疗机构、医疗保险机构等运作主体共同参与下，医疗服务资源均等化运作机制得以完善、运作模式持续创新，推动着医疗服务资源均等化目标的实现。

1）基层首诊和分级诊疗

从城乡医疗服务资源地理分布公平性分析结果可知，城市社区医疗机构、农村卫生室等城乡基层医疗机构资源配置不足、医疗服务能力较弱，影响了医疗服务资源均等化目标的实现。基层首诊和分级诊疗的实施，致力于实现"小病在社区，大病到医院，康复回社区"和"小病不出村，常见病不出乡，大病不出县"的医疗服务目标。

从本质上讲，基层首诊和双向转诊是分级诊疗的基础形式，有助于形成基层首诊、分级诊疗和双向转诊的就医秩序。根据医疗机构的规模、能力、资源配置进行医疗服务分工，旨在建立城乡一体化医疗服务网络。基层首诊和分级诊疗构建的多层次医疗保障体系（图 4-1）奠定了医疗服务资源均等化的基础。

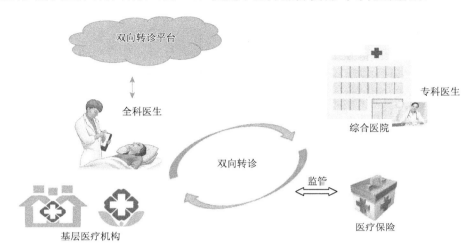

图 4-1　多层次医疗保障体系

2）基层医疗与医养结合

基层医疗（primary care）是指利用基层医疗机构资源进行的一般性医疗保健，即在转诊到医院或专科前的一些医疗，包含城市基层医疗机构和农村基层医疗机构。医养结合是指将医疗服务资源与养老服务资源相结合，让老年人在生活中就能够享受医疗服务资源的便捷性，探索有病治病、无病疗养、医疗和养老相结合的新型养老模式。

在城乡一体化医疗服务网络中，以老年人为服务对象的医养结合模式在基层医疗机构的融合，一方面有助于将养老服务引导至基层，充分利用基层医疗服务资源；另一方面有助于解决医护资源紧缺的问题，提高养老服务质量。基于基层医疗机构的医养结合模式（图 4-2），以老龄弱势群体为对象，以医疗服务资源均等化为目标，能够有效集聚基层医疗机构、社会医护资源。

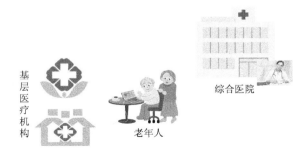

图 4-2　基于基层医疗机构的医养结合模式

基于基层医疗机构的医养结合模式是在居家养老服务基础上的创新，实现民政养老福利服务资源与医疗保健服务资源的整合，促进居家养老服务中心、社区卫生服务中心等机构间的互联互通，提供全方位的居家老人照料，形成老年人生活照料、精神慰藉和医疗保健"三位一体"的服务体系，使有限的医疗服务资源发挥最大的经济效益和社会效益（周元鹏和张抚秀，2012）。

3）基层医疗机构与全科医生

全科医生（general practitioner，GP）又称全科医师或家庭医生，作为全科医疗服务的提供者，面向人、家庭和社区提供一体化的保健服务，进行生命、健康和疾病的全过程、全方位负责式管理，是专业化程度比较高的新型医学人才（张宇等，2015）。全科医生在基层医疗机构承担着预防保健、常见病和多发病诊疗与转诊、患者康复和慢性病管理、健康管理等一体化服务，被称为城乡居民健康的"守门人"。

2011年国务院颁布《关于建立全科医生制度的指导意见》（国发〔2011〕23号），从全科医生制度顶层设计上描绘了我国全科医生制度的蓝图，到2020年在我国初步建立起充满生机和活力的全科医生制度，基本形成统一规范的全科医生培养模式和"首诊在基层"的服务模式，全科医生与城乡居民基本建立比较稳定的服务关系，基本实现城乡每万名居民有2～3名合格的全科医生，全科医生服务水平全面提高，基本适应人民群众基本医疗卫生服务需求。上海、北京、武汉、南京等城市在社区医疗服务发展中，作为深化医改的重要举措提出了"全科医生"概念。

签约服务是全科医生服务的特点和具体手段。城乡居民在相互信任的基础上，与所在区域内的全科医生通过契约方式建立一种固定的联系，接受全科医生提供的医疗服务。在基于基层医疗机构的全科医生模式中（图4-3），城乡居民小病由全科医生在基层解决，大病由全科医生转诊给综合医院专科医生解决，康复期患者回到基层医疗机构，由全科医生提供康复服务。

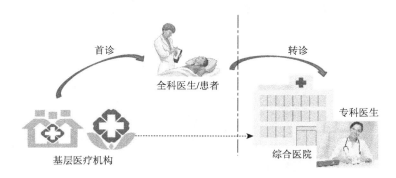

图4-3　基于基层医疗机构的全科医生模式

　4）区域医疗联合体

　　区域医疗联合体[1][2]将同一个区域内的医疗服务资源整合在一起，由三级医院联合二级医院和社区医院组成，致力于引导患者分层次有序就医，构建基层首诊、分级诊疗和双向转诊的医疗服务体系，让老百姓享受到优质高效的医疗服务。在城乡一体化医疗服务网络中，县级医院、乡镇卫生院、村卫生室也成为医疗联合体成员。

　　区域医疗联合体能够统筹调配和使用医疗服务资源，优化医疗服务资源和能力，建立以居民健康档案为中心的医疗服务体系。区域医疗联合体模式（图 4-4），并没有改变区域内现有的医疗服务资源总量，只是在一个联合体单元内实现了优化配置，逐步形成分级诊疗、双向转诊的就医机制，提高了医疗服务资源的使用效率。

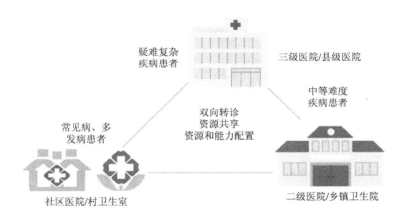

疑难复杂
疾病患者

三级医院/县级医院

中等难度
疾病患者

双向转诊
资源共享
资源和能力配置

常见病、多
发病患者

社区医院/村卫生室

二级医院/乡镇卫生院

图 4-4　区域医疗联合体模式

　5）家庭医疗机构与智慧医疗

　　借鉴 John Fry 的自我医疗（self care）思想和图 4-5 描述的自我健康管理模型，引进以自我健康管理为核心功能的家庭医疗机构。自我健康管理运用了心理学原理和劝导技术，实现对用户的劝导，具体应用在行为目标制定和方案制订阶段（Fogg，2009），目标在于改变自己的行为和态度。家庭医疗机构与社区医疗机构和医院之间以电子健康档案（electronic healthcare record，EHR）作为联系的纽带，并借助智慧医疗提高自我健康管理能力。

---

　① 施嘉奇，宋国梵. 2011. 首个"医联体"探路上海医改. [EB/OL]. [2011-01-29]. http://news.163.com/11/0129/09/6RIA3SU600014AED.html.

　② 牟一. 2014. 医联体探索医疗新模式. [EB/OL]. [2014-01-03]. http://tech.hexun.com/2014-01-03/161117671.html.

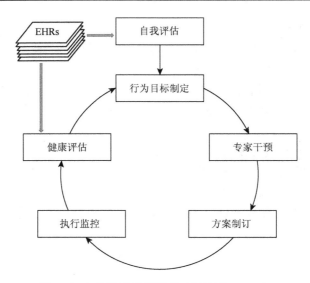

图 4-5　自我健康管理模型（赵林度，2016）

随着物联网、人工智能等新兴技术的发展，在推动医疗智能化的同时，智慧医疗逐步走入寻常百姓家，不仅增强了家庭医疗机构自我健康管理能力，而且增强了家庭与医疗机构之间的联系。可穿戴设备、环境智能技术等应用，提高了城乡居民与医生之间的互动能力，支撑着"家庭-社区（村镇）-医院"城乡一体化三级结构，即三级医疗服务网络的形成和发展。

区块链技术的发展有助于推动健康医疗数据共享，进一步推动智慧医疗发展。IBM 已经与美国食品药品管理局（Food and Drug Administration，FDA）签署合作协议，旨在应用区块链技术研发一种安全、高效、可扩展的健康医疗数据交易方式。IBM 和 FDA 将基于多个来源探索患者数据转换方式，包括电子病历、临床实验、基因数据以及移动设备、可穿戴设备和物联网设备中包含的医疗数据[①]。

基于家庭医疗机构的智慧医疗模式（图 4-6），能够依托远程医疗、移动医疗服务提供的预防干预和临床干预、健康教育与促进等功能实现个性化健康管理，为老年人、慢性病患者等人群提供多样化的健康管理跟踪服务，对健康危害因素做到早发现、早干预、早治疗，保障城乡居民的生命安全。

4.1.2　医疗服务资源均等化管理方法

医疗服务资源均等化有助于提高医疗服务的公平性和效率，更好地保障城乡

---

① Wendy. 2017. IBM 和美国食品药品管理局签署合作协议，用区块链实现医疗数据共享[EB/OL]. [2017-01-12]. http：//www.8btc.com/ibm-fda-blockchain-healthcare.

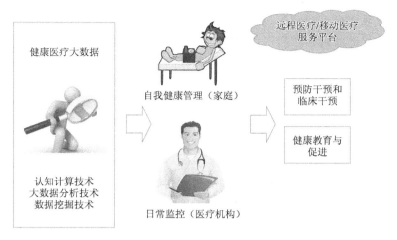

图 4-6　基于家庭医疗机构的智慧医疗模式

居民的基本医疗权益，提高城乡居民的健康水平。面对医疗服务资源配置不均衡、享受不均等的现状，如何协调调度医疗服务资源使有限的资源发挥最大效用，如何推动医疗服务重心下移、医疗服务资源下沉，提供质优价廉的基本医疗卫生服务，如何建立一种长效可持续的城乡医疗服务资源均等化运作机制，所有这些问题都迫切需要得到妥善解决。通常，医疗服务资源均等化管理方法主要有宏观和微观两类。

1. 医疗服务资源均等化宏观管理方法

医疗服务资源均等化宏观管理方法，主要从政府的视角，从公益性的视角，从宏观政策、法律、经济和环境的视角探索医疗服务资源均等化的运行模式，特别是政策、法律、经济和环境因素综合作用的运行模式。

（1）政策因素。"公平优先，兼顾效率"体现了一个国家医疗保障体制的基本原则，医疗服务资源均等化是重要基础，国家应制定相应的政策保障医疗服务资源均等化目标的实现。支持社区医疗机构发展、鼓励医师多点执业、加强乡村医疗服务技术人员队伍建设、推进分级诊疗和双向转诊等政策，为医疗服务资源均等化奠定政策基础。

无论机会均等还是结果均等都需要财政投入，并在加大财政投入的同时保持公益性。政府应制定政策鼓励社会资本加入医疗服务领域，应制定长远的战略规划，以一定比例的非营利性保持医疗服务的公益性；政府应制定政策引导社会资本进入预防性医疗服务领域，彻底改善预防性医疗服务资源和治疗性医疗服务资源比例，创建预防主导的医疗服务体系。

（2）法律因素。医疗服务资源均等化关系国计民生、关乎社会公平正义，政府应通过立法保障医疗服务均等化目标的实现，从立法的高度保障全民健康。政府通过立法保障政府财政投入占 GDP 的比重、保障社会医疗保险覆盖范围持续增长等，保障"人人享有基本医疗卫生服务"的合法权益。

"全民健康、全民医保、全民保障"体现了政府不可推卸的责任，尤其在医疗服务领域，从法律层面保障社会拥有充足的健康的人力资源，保障城乡居民均等地享受医疗服务。医疗服务领域法律法规的完善，能够从宏观上保障医疗服务资源均等化，规避违背"公平优先，兼顾效率"原则的行为。

（3）经济因素。医疗服务资源均等化是一个国家社会经济发展阶段的体现，是贯彻"公平优先，兼顾效率"原则的基本保障。一方面，政府应大力推动经济发展，为医疗服务资源均等化集聚更大的能量；另一方面，医疗服务资源均等化水平必须与经济发展状况相适应，让城乡居民充分享受经济发展带来的福祉。

通过人口分布公平性和地理分布公平性分析可知，不同地区的公平性不同，带来不同地区医疗服务资源均等化水平的不同。政府应充分考虑不同地区经济发展水平的差异，在制定医疗服务资源均等化政策时设置科学合理的上限和下限，对于无法达到上下限标准的区域做好相应的补偿政策。

（4）环境因素。医疗服务资源均等化必须考虑环境因素的影响，包括社会环境和生态环境的影响，构建整个社会、所有医疗机构、全体公民共同维护医疗服务公益性的社会环境，共同维护医疗服务公平性的生态环境，共同保障医疗服务资源均等化可持续发展的环境，推动社会发展和人类文明。

在社会环境中，需要培育医疗服务资源多元供给机制，完善医疗服务资源均等化公共财政制度，形成城乡统筹的供给制度；需要培育城乡居民科学的健康理念和就医观念，纠正错位的就医秩序。在生态环境中，应始终遵循健康、安全和环保（health safety environmental，HSE）的标准，保障低污染、低能耗、低损耗医疗服务生态环境。

2. 医疗服务资源均等化微观管理方法

医疗服务资源均等化微观管理方法，主要从医疗服务供应链管理的视角进行探索。医疗服务供应链作为生命链（chain of survival），主要由医药供应链、医疗服务提供商和患者构成，具有如图 4-7 所示的结构，它致力于提高医疗服务质量，及时有效地满足患者的医疗服务需求。借助医疗服务资源和医疗服务方案，医疗服务提供商主要提供健康管理、智能医护和疾病诊断等医疗服务。

医疗服务供应链是依托药物、医疗器械、医生等医疗服务资源，由社区医疗机构、医院、医生等医疗服务提供商提供医疗服务（包括实验室工作和病理学）（普华永道，2012）的价值链网络，它是医药供应链中医疗产品向医疗服务的延伸。医疗服务供应链管理能够提高医疗服务资源的使用效率，有助于推动医疗服务资源均等化目标的实现。

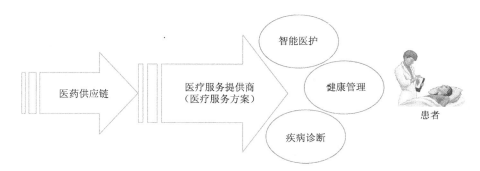

图 4-7　医疗服务供应链结构（赵林度和王新平，2016）

在医疗服务方案中，涵盖了药物、医疗器械、医生、实验室/化验等医疗服务资源的优化配置。随着个性化健康管理、智能医护等新型医疗服务模式的推广应用，医疗服务供应链结构也会发生变化，一方面，医疗服务供应链与医药供应链相集成，有助于实现医疗产品与医疗服务的一体化；另一方面，健康医疗大数据的集聚与应用，有助于实现数据驱动的精准医疗服务。

4.2　江苏省城乡医疗服务资源均等化运作机制

城乡医疗服务资源均等化运作机制主要包括基层首诊和分级诊疗、基层医疗与医养结合、基层医疗机构与全科医生、区域医疗联合体、家庭医疗机构与智慧医疗。通过城乡医疗服务资源均等化运作机制，管窥整个江苏省（苏南、苏北、苏中）城乡医疗服务资源均等化运作机制现状。

4.2.1　基层首诊和分级诊疗

在医疗服务资源均等化运作机制中，基层首诊和分级诊疗致力于加强基层医疗服务能力、优化城乡居民就医秩序。

1. 江苏省总体情况

在国家相关政策引导下，江苏省在基层首诊和分级诊疗领域已经迈出了探索的足迹，致力于优化城乡居民就医秩序。

1）基层首诊

江苏省作为国家深化医疗服务体系改革的突破口，2006 年开始试点社区首诊制，旨在解决广大人民群众面临的看病难、看病贵问题，常见病、多发病患者可以在社区得到有效的低价治疗。为深化社区首诊制的实施，2008 年 7 月 24 日江苏省第十一届人民代表大会常务委员会第四次会议通过《江苏省城市社区卫生服务条例》，为社区医疗确立了一对一服务模式，即社区医疗机构组建全科服务团队，按居民居住区域划分责任片区，全科服务团队或者全科医生按照责任片区开展团队式社区医疗服务工作。社区医疗机构可以倡议所在社区居民通过与社区医疗机构的全科医生签订保健合同建立完善的医患服务关系，使居民获得相对稳定可靠的医疗服务。

调研发现，江苏省首诊制实施仍然会遇到很多阻碍。例如，有的患者长期相对固定地在某一医生处接受治疗，变换诊疗场所和问诊医生可能导致患者生理和心理的变化，即使是细微的变化也有可能影响治疗效果。而且，就医偏好使患者更倾向于找专家问诊，但是专家不可能也不应该固守在社区医院。因此，社区医疗机构的主要职责是对患者进行合理分流，常见病和多发病尽可能在社区治疗，减少上级医院医疗服务资源的浪费。

2）分级诊疗

2015 年 8 月，江苏省卫生和计划生育委员会发布了《关于推进分级诊疗制度建设的实施意见》（苏医改发〔2015〕4 号），明确提出截至 2017 年底建立基层首诊制度雏形的目标，基层首诊和分级诊疗的实施将会影响居民的就医模式。

（1）在预约挂号方面，上级医院要提供一定比例的专科专家预约转诊号源以及转诊挂号服务给基层社区医院，保证基层预约转诊的门诊比例。对于上转诊患者，上级医院应该免挂号手续并优先安排专家诊断、检查和治疗；对于下转诊患者，上级医院应提供患者在院期间的诊治信息和后续治疗方案。

（2）为实现"小病在社区，大病到医院，康复回社区"的目标，建立针对分级诊疗的价格机制，例如，在报销医保政策及医保报销起付线政策上偏向基层医疗机构，打破无差别化的报销制度，更多地给予基层医疗机构实质性的优惠。同时，针对大病转诊患者，要合理确定双向转诊住院起付线，利用起付线的限制积极引导参保人员向基层医疗机构转移接受治疗，使转诊率控制在合理范围之内，避免上级医院资源的不合理占用。另外，可针对慢性病、康复阶段及护理服务，按照各级医院不同等级和条件，制定不同等级服务价格，有效引导慢性病及常见病往基层医疗机构转移。

（3）借助互联网，加强公立医院与基层医疗机构之间的互联互通。借助互联网加快建设人口信息化体系，将居民检查病历档案、病历电子化实物应用、病例诊断分级诊疗等信息通过远程医疗信息系统加以联系，促进远程医疗服务体系逐步完善。通过完善的远程医疗服务体系，上级医院可向下级医院、基层医疗机构提供远程协助，包括远程会诊、远程诊断和远程培训等服务。同时，远程协助医疗服务体系也倡导有条件的基层医疗机构探索"基层检查、上级诊断"等有效模式，共同完善远程医疗服务体系建设。

基层首诊和分级诊疗的全面实施，需要政府、医院、患者、医疗保险机构、第三方服务提供商等多方努力，既需要完善的体制机制和技术支持，也需要居民健康理念和就医观念的转变。

2. 苏南情况

根据苏南经济发展状况，重点调研南京市和无锡市基层首诊和分级诊疗的运作机制。

1）南京市

2006 年，南京市首先在南京市第一医院、南京市中医院及秦淮区进行"小病在社区、大病到医院、康复回社区"的社区首诊制度的试点工作。南京市政府在颁布的《关于开展社区首诊制及双向转诊试点工作的意见》（宁政办发〔2006〕81 号）中明确指出，南京各个医疗机构有义务指导民众到社区医疗机构进行首次诊断，同时，各社区医疗机构也要与上级医院签订双向转诊协议书，确保社区首诊制及双向转诊制得到切实执行。

2015 年 4 月，南京市发布《关于深化医药卫生体制改革建设现代医疗卫生体系的意见》（宁委发〔2015〕22 号），明确规定了建设现代医疗服务体系的任务：为建立和完善基层医疗机构首诊制度，除了急诊、急救，民众普通就诊一律按照基层首诊、分级诊疗和双向转诊制度执行；各基层医疗机构与上级医院签订双向转诊协议书，建立双向转诊制度规则，针对不同等级医院实行不同等级收费价格，建立完善的分级诊疗制度；在报销医保政策及医保报销起付线政策上偏向基层医疗机构，打破无差别化报销制度。

2）无锡市

无锡市医保规则对实施分级诊疗发挥了极大的推动作用。《2012 年参保人员就医指南》中要求，职工医保的门诊统筹实行社区医院首诊负责制。常见病和慢性病应在社区医院进行首诊，若遇到急诊、急救或者重病等因社区医疗机构条件无法医治的情形，可经社区医疗机构办理手续后到上级医院进行转诊治疗或者配药，如果未经社区医疗机构办理转诊手续直接在其他医疗机构进行诊治所产生的医疗费用（急诊、急救除外），一律不可继续享受门诊统筹优惠。

2014 年无锡市医改推行一项重大举措，即区域医疗联合体试点，以医疗联合体为突破口，打通上下通道，整合医疗服务资源，重建医疗服务新格局。区域医疗联合体试点模式为"上下贯通，大小联合"，即以三级公立医院为枢纽，连接所辖区域内众多二级医院或者社区医疗机构等，实行人才、技术、信息、管理和利益等共享以及资源的优化利用，从而建立"基层首诊、双向转诊、急慢分治、上下联动"的有序就医格局。

2015 年无锡市卫生局发布《2015 年无锡市医政（医管）工作重点》（锡卫医〔2015〕10 号），明确指出要继续加强二院——崇安区域医疗联合体建设工作的推进，统筹规划，联合区域有关部门，探索区域医疗联合体实施细则，改进医保及报销支付办法，针对专项事项建立补贴制度，积极尝试医疗服务收费体系改革，建立医患利益互惠政策。

3. 苏中情况

针对基层首诊和分级诊疗运作机制，在苏中重点调研南通市和扬州市。

1）南通市

2015 年，南通市全面开展基层首诊、分级诊疗、双向转诊和区域医疗联合体等制度。首先在城市中，以大城市为中心枢纽，通过大城市医疗服务资源的优势对社区医疗机构进行支援，丰富坐诊模式，开展专家全日制坐诊。通过共同探讨创新，将大城市医院及社区医疗机构慢性病等疾病实行一体化诊断与后期服务；同时，通过远程医疗服务信息一体化共享模式，实现大城市医疗服务资源与社区医疗机构上下联动，实现信息资源实时共享。倡导建立医疗集团或医疗机构联合体等团体方式，在团体内部实现资源流动，包括人力资源互给，引导大城市医疗服务资源向社区医疗机构偏移，合理指引居民进行基层首诊、分级诊疗和双向转诊。其次在农村中，以县级医院牵头，乡镇医疗机构为中心，下辖各村卫生室，构建"县-乡（镇）-村"一体化医疗服务体系，在人财物等医疗服务资源供给上互通互助、资源共享。

南通市积极推进社区医疗机构医生与乡镇医生之间的体系变革，推广家庭医生试点机制，调动更多的社区医生加入乡镇医生服务行列，改善乡镇医疗服务体系水平，吸引城乡居民在基层就诊。在信息化方面，开展以医院电子病历为核心的医院信息化建设，实现医院信息系统与基层医疗机构互联互通、区域协同、资源共享；加快医院自助挂号、缴费、查询等自助服务系统提档升级，增加覆盖面和群众服务的认知度与使用率；加快建设远程医疗服务医院之间的共享试点，重点实施心电、临床检测、医学成像等项目。

2）扬州市

扬州市积极响应江苏省卫生和计划生育委员会颁布的《关于推进分级诊疗制度建设的实施意见》（苏医改发〔2015〕4 号），重点改革医保支付制度，偏向基层医疗机构，同时对不同级别医院及医疗机构实施差别化报销比例政策。未按照转诊程序就医的，按原报销比例报销。城镇职工（居民）基本医疗保险参保对象按照转诊程序就医的，按原报销比例报销；未按转诊程序就医的民众，其报销比例有所缩减，缩减幅度为原报销标准的 10%～20%。今后将继续加大未按照转诊就医程序的报销缩减幅度，引导群众遵循就医转诊制度。

为推动基层首诊和分级诊疗，扬州市以苏北人民医院医疗集团（区域医疗联合体）为试点，已经建立了一个基本完善的分级诊疗运作机制。

4. 苏北情况

在苏北地区，重点调研徐州市和宿迁市沭阳县基层首诊和分级诊疗运作机制。

1）徐州市

2014年，徐州市颁布《新型农村合作医疗分级诊疗管理实施方案（试行）》，明确要求正式开展新型农村合作医疗分级诊疗工作，将新型农村合作医疗就医住院患者县外会诊比例控制在10%左右，在县内就医诊治的患者比例控制为90%左右。同时，为保证全市新型农村合作医疗分级诊疗管理工作的顺利实施，统一制定了全市分级诊疗管理病种。在县级医院选择100个病种，在乡镇医疗机构选择50个病种，对这150个病种进行分级诊疗管理，以全市全部病种近三年收费数据的平均值为标准，以此制定分级诊疗的150个病种的收费价格及定额补偿制度，通过新型农村合作医疗分级诊疗制度的实施有望完善双向转诊制度。

2015年11月，徐州市出台《关于推进分级诊疗制度建设的实施方案》（徐医改发〔2015〕1号），提出加快建设分级诊疗制度建设的工作重心有以下六点：逐步完善基层首诊制度的建立，完善医疗机构医疗服务制度体系，努力帮扶基层医疗机构服务能力并支援医疗物品供应，巩固双向转诊制度模式，有序开展医保报销支付制度及医疗服务收费改革，利用互联网远程医疗服务信息共享优势支撑分级诊疗制度建设。

2016年3月，徐州市针对高血压和糖尿病患者进行一体化综合管理分级诊疗变革。有6家三级综合医院多达103位专科医生，联合众多社区医疗机构团队在33个社区卫生服务中心为常见病和慢性病患者提供服务，使患者在"家门口"就能享受到专家坐诊。此次活动项目是以政府政策指导为前提，秉承居民自愿原则，利用区域医疗联合体做载体和远程医疗服务信息化为技术支撑以及协同运营管理等方式达到由上至下的贯穿分级诊疗体系。

2）宿迁市沭阳县

宿迁市沭阳县在社会经济高速发展的潮流中始终坚持社会办医特点，塑造以"县级医院-乡镇医院-村卫生室"为一体化医疗服务体系，营造良好的就医环境。在村一级，通过实施农村医疗机构一体化管理，在全县村卫生室全部实施国家基本药物制度；在乡镇级别中，倡导医院集体化，增加团队集合力量。鼓励县三级资质医院结合自身能力及条件通过收购、控股、参股等方式对乡镇医院进行管控，既有助于壮大医疗服务团队，也有助于提高乡镇医院医疗服务水平；在县一级，倡导小医院向大医院靠拢，通过医院之间建立医疗服务团队方式互帮互助。鼓励县级医院与省级医院整合成区域医疗联合体，壮大县级医院自身优势，努力实现农民"小病不出村，常见病不出乡，大病不出县"的医疗服务目标。

宿迁市沭阳县首诊负责制，规定了首诊医院和医生对患者的诊疗责任。如果需要会诊，由首诊医院联系并邀请专家。患者应适当了解相关制度，在就医时保护自己的权益。医师按要求进行病历采集、身体检查、化验记录，遇到尚未诊断明确病因的患者，应先进行相应治疗并及时向上级专家或者对应科室主任医师申请诊断，待诊断确认病情后再转入相关诊室进行下一步治疗。但是当遇到急诊、急救等重大病情救治时，首诊医师应立刻抢救并随即向相关科室报告，向上级专家及对应科室主任申请救治，待病情诊断明晰后根据病情判断为必须要求住院患者及时办理入院手续，若因自身医院住院条件有限需转入其他医院进行住院的要按照转院制度及时办理转院。同时，对于需要会诊及转诊的患者，首诊医师应先填好患者病历再将其转入对应科室进行治疗。对不执行首诊负责制而发生医疗差错、事故、医疗纠纷的，应对当事医师按有关规定处理。

4.2.2　基层医疗与医养结合

在医疗服务资源均等化运作机制中，基层医疗与医养结合致力于依托基层医疗服务资源提高养老服务能力和水平。

1.江苏省总体情况

"九五"计划以来，在 1997 年江苏省委省政府颁布的《贯彻〈中共中央、国务院关于卫生改革与发展的决定〉的意见》（苏发〔1997〕6 号）之后，江苏省各地区积极响应意见要求，有序开展社区医疗服务改革。2000 年 8 月江苏省政府出台的《关于全省城镇医药卫生体制改革的实施意见》（苏政办发〔2000〕93 号），进一步明确了发展社区医疗服务的有关措施。

2001 年江苏省卫生厅连续颁布《关于规范城市社区卫生服务的通知》（苏卫基妇〔2001〕10 号）、《关于城市社区卫生服务机构建设的指导意见》（苏卫基妇〔2001〕11 号），2003 年江苏省卫生厅等 14 部门转发国家卫生部等 11 部委《关于加快发展城市社区卫生服务的意见》（苏卫基妇〔2003〕11 号），明确了发展城市社区医疗服务工作的最终目标、实施服务改革的基本方法和具体实施政策。

2014 年 9 月，为深入贯彻落实《省政府关于加快发展养老服务业 完善养老服务体系的实施意见》（苏政发〔2014〕39 号），科学合理地统筹养老和卫生两方面资源，江苏省出台《关于全面推进医养融合发展的意见》（苏民福〔2014〕26 号），致力于破解老年人就医难、就医远、就医贵、不懂养生、难康复等难题，鼓励基层医疗机构为老年人提供便捷服务，全面推进医疗服务和养老服务融合发展，着力使江苏省老年人实现老有所养、病有所医。

2. 苏南情况

在江苏省城乡医疗服务资源均等化运作机制调研中，重点调研了苏南的南京市和镇江市基层医疗与医养结合运作机制。

1) 南京市

（1）基层医疗。南京市已有社区医疗机构超过 130 家，但是依然有不少居民对社区医疗服务不信任，忽略就近的社区医疗机构而选择在上级医院就诊。针对这个现象，南京市鼓楼区致力于在每个街道建设一个现代化的社区卫生服务中心，做三级医院在家门口的社区医院，即社区医院与三级医院协作，使居民能就近享受到三级医院的服务。

不同区的社区卫生服务中心为寻找生机，也在尝试提供更优质的医疗服务。雨花台以社区卫生服务中心区域为单元，公示统一尾号为"9595"的 24 小时热线电话，为群众提供上门服务，继续完善"15 分钟健康服务圈"，并针对重点人群签订一对一健康服务协议，提供预约服务，可根据患者自身病例制订个性化治疗方案。淮海路社区卫生服务中心加入中医治疗因素，增设针灸治疗服务，每天 6 点开门接待就诊，形成具有特色的中医诊疗服务中心。止马营社区卫生服务中心为康复患者提供便利，开设了众多病床以供患者康复之庸，切实引导"小病在社区、大病到医院、康复回社区"的分级诊疗的实施。月牙湖社区卫生服务中心则创新服务模式，率先利用手机管理慢性病，患者在社区医疗机构检测的血糖、血压等数据能够及时上传至手机管理软件，患者回到家中也可通过手机软件接受医生的医疗服务指导。

（2）医养结合。自 2012 年起，秦淮区卫生局与区残疾人联合会密切配合，整合资源，采取措施积极探索社区康复服务新模式。一是统筹协调，理顺机制；二是资源共享，功能互补，建立由区卫生局、残疾人联合会组成的康复服务网络体系，加强各街道残疾人康复协调员与各社区医疗机构残疾人康复指导员之间的协作配合，引导残疾人每月来社区卫生服务中心开展康复医疗训练或回社区进行康复服务干预；三是服务推动，创新思路。抓住区卫生局、残疾人联合会联动服务的契机，推动康复服务体系建设，探索横向联动的社区康复服务模式。

2015 年，南京市在医养结合试点的基础上，实行全方位的改进和提高措施，将目标设定为每一千名老人拥有养老机构床位数 40 张，护理型床位占养老机构床位比例达 55%，充分发挥社区医疗机构等基层医疗的作用。南京市鼓励养老机构创新医养服务机制，有效集成社区医疗机构、养老组织等共同建设智慧社区，依托先进的信息技术发展虚拟养老服务模式。同时对重点老人，如空巢、独居老人开展跟踪服务，建立电子健康档案，逐步实现与大型医疗机构的信息共享。

2）镇江市

（1）基层医疗。2012 年，镇江市在全市范围内启动社区医疗服务网格化管理。根据地域、民政部门划分网格区域，提供包括健康管理、卫生监管、应急救治在内的综合医疗服务，实现卫生到门口、健康进家庭。建立完善的档案资料，建立功能齐全、覆盖全市的区域性医疗信息平台，实现市、区、街道（镇）、社区四级医疗服务网络化联网，实现各项医疗服务信息共享和网格化管理数字化。

（2）医养结合。2013 年，为贯彻落实《关于加快构建我市社会养老服务体系的实施意见》（镇政发〔2012〕41 号）精神，镇江市民政局、财政局、卫生局出台《镇江市区政府购买养老服务实施办法》（镇民发〔2013〕34 号、镇财社〔2013〕39 号、镇卫发〔2013〕48 号），明确要求力推养老服务机构建设。在镇江市政策和政府部门的指导下，镇江市已有一批可以提供医疗服务的医养一体、医护一体、医养结合的专业护理型养老机构。

3. 苏中情况

围绕基层医疗与医养结合，在苏中地区重点调研南通市、扬州市城乡医疗服务资源均等化运作情况。

1）南通市

（1）基层医疗。南通市将社区医疗服务设施布局纳入城市建设总体规划，统筹安排，启动城市社区卫生服务中心建设，完成城市社区卫生服务站标准化建设任务，着力打造"15 分钟健康服务圈"。按照城乡一体化发展的总体思路，配套政策统一，郊区农民新型农村合作医疗与城镇居民基本医疗保险并轨，城镇居民和郊区农民统一享受城镇居民医保政策，提高了医疗保障水平。

海安县实施社区卫生服务能力提升工程，按照《社区卫生服务质量评价指标体系（2015 年版）》要求，加强医疗服务、公共卫生服务及中医药服务，开展全科医生签约服务试点，落实家庭医生责任制度，优化服务环境，改善服务态度，严格监督管理，加强医疗安全，力争使 60%以上的社区医疗机构服务质量和服务能力显著提升，管理更加规范。

（2）医养结合。2010 年初，南通市出台了《南通市老年人健康管理工作方案》，并结合基本公共卫生服务项目的实施，在全市范围内启动老年人健康体检工作，对做好老年人健康体检工作提出四点要求：一要加大整体推进力度，到2010 年底，65 岁以上老年人健康体检率达 90%；二要成立县级项目实施质控小组，进一步强化质量控制；三要落实干预措施，对体检过程中发现阳性体征的，要及时诊断、跟踪随访、规范治疗；四要加强项目资金使用的监管，进一步提高专项资金的效益。

海安县出台的居家养老服务中心/站建设实施办法提出了"差别化扶助，一助一服务"的思路。全县确定了首批 601 名服务对象，按照"就近、就优"的原则，配备服务人员。社区居家养老服务站与服务人员签订居家养老服务协议，包括生活照料和医疗保健等。医疗保健服务人员为老年人提供上门诊疗、陪同就医、聊天读报等服务。推进中医"治未病"健康工程，积极开展中医药"医养结合"服务试点。

2）扬州市

（1）基层医疗。为进一步深化医疗卫生改革，扬州市不断加大对基层医疗的财政投入。2012 年，扬州市人均基础医疗补贴达 25 元。各级政府与城镇居民对基础医疗的重视程度也不断增强，在健康管理方面，截至 2012 年，居民电子健康档案覆盖率达到 85%，65 岁以上的老年人享受免费体检服务，高血压、糖尿病等慢性疾病也得到进一步规范与管理；在药物制度方面，扬州市推行了基本药物制度以及药品零差率销售制度，通过保证基本药品的低价缓解群众看病贵问题；在基础设施建设方面，扬州市进一步整合社区卫生服务中心、乡镇卫生院等基础医疗设施，推进资源合理分布。

（2）医养结合。为切实提高对老年人的医护水平，保障老年人基本养老权益，扬州市民政局根据市政府《关于加强养老服务体系建设的实施意见》（扬府发〔2015〕208 号）、《关于推进医疗与养老服务融合发展的意见》（扬政民〔2015〕79 号）的工作要求和具体目标，全力推进养老机构医养融合建设。

在扬州市相关政策中，充分强调了医疗机构、社区与养老机构三者间的紧密合作关系，并对养老机构建设做出规定：对于收住失能、半失能老人人数达收住老年人总数 70% 的养老机构，要求其具备护理性质的床位，且数量不少于 50%。机构内护理人员的岗前培训率必须达到 100%，持证上岗率不低于 90%。使养老服务实现职业化、规范化，以此提升养老服务水平。

除了第一阶段的养老与医疗互补，进一步倡导并规范了社区养老理念，加大社区、医疗机构、养老机构联动，实现居家养老、护理型养老等多种养老形式的融合。

4. 苏北情况

在苏北地区重点调研了徐州市和连云港市，以更加清晰地了解苏北基层医疗与医养结合运作机制。

1）徐州市

（1）基层医疗。自 2012 年起，徐州市持续开展社区卫生服务中心提档升级工作，改善设备等硬件设施，改变社区医疗机构医疗服务形象，提升社区医疗服务能力和水平。2015 年，市区已有 33 家社区卫生服务中心，共组建了 143 个全科服务团队，实行居民网格化健康管理，为社区居民提供健康管理服务。

在一系列试点活动中，鼓楼区一直走在前列，打造"零距离"服务理念。2014 年，徐州市鼓楼区投入 3050 万元对区内 7 家社区卫生服务中心进行提档升级改造，加大预防保健、健康教育、康复医疗等投入。同时，加大社区医疗服务信息系统投入力度，规范社区医疗机构居民健康档案，建立统一的病历、患者登记、处方、财务和药品管理等档案资料和登记资料。市区两级医院共同组建全科服务团队，加强医疗质量、病历质量、医院管理，并提供相关培训。

（2）医养结合。徐州市地方各级人民政府和有关部门，鼓励医疗机构及其他组织和个人，为居家老年人提供生活照料、紧急救援、医疗护理、精神慰藉、心理咨询等多种形式的服务。并且将养老服务并入城乡基础设施服务建设中，为老年人提供基本生活服务与疾病康复服务网点，提高养老服务能力和水平。

2015 年 5 月，徐州地区唯一一家医养结合的专业护理医院——徐州康源老年护理院试运营。徐州康源老年护理院与徐州市第一人民医院合作，辐射整个徐州市乃至苏北地区，集护理、治疗、疾病预防和临终关怀于一体，既可以为老年人提供日常的养生保健、康复治疗、专业护理、健身娱乐等医养结合的专业服务，还可以随时提供医疗救治和临终关怀，综合了医院和养老院的优点，弥补了医院和养老院的缺陷。

2）连云港市

（1）基层医疗。连云港市力推团队服务，每个社区卫生服务中心均建立 2～4 个全科服务团队，并在"连云港社区卫生服务信息网"上对所有全科服务团队信息进行公示宣传，提高全科服务团队的社会认知度，方便居民监督团队服务工作。为提高社区医疗服务信息化水平，在社区卫生服务中心大力推广包含挂号收费、药品管理、门诊诊疗、健康档案、慢性病管理等功能的社区医疗服务信息系统软件。

2009 年，连云港市在中心城区新浦区尝试开展"社区医生进家庭"活动，为该区所有社区医生统一配备电动车、诊疗箱和工作服，规范上门服务标识和工作流程，居民在家也可享受到优质、价廉、便捷的社区医疗服务。2013 年 12 月，连云港市卫生局印发的《连云港市深化城乡医院对口支援工作方案（2013—2015 年）》中提出多种对口支援形式，其中对口支援社区、乡镇以坐诊、会诊为主。

（2）医养结合。2015 年，连云港市民政部门要求加快养老服务改革，扩大养老服务内容，发挥公办养老机构示范作用，研究公建民营等养老新模式，同时发挥好社会力量的作用，提高民办养老床位占比。推动医养结合型养老机构建设，协调有关部门出台相关政策措施，促进养老服务机构与医疗机构合作，鼓励医疗服务资源融入养老服务，提高养老服务的效率和质量，更好地满足老年人多元化、多层次的养老需求。

4.2.3　基层医疗机构与全科医生

在医疗服务资源均等化运作机制中，能够将全科医生（家庭医生）融入基层医疗机构，更好地发挥全科医生（家庭医生）城乡居民健康"守门人"的作用，只是全科医生（家庭医生）的实现困难重重（申美霞等，2013）。

1. 江苏省总体情况

为加快社区医疗服务模式改革步伐，2011 年江苏省开始逐步建立覆盖城镇居民的全科医生（家庭医生）制度，出台了《省政府关于建立全科医生制度的实施意见》（苏政发〔2011〕158 号）和《省卫生厅关于建立家庭医生制度的指导意见》（苏卫社妇〔2011〕2 号），探索以政府主导、部门配合为主，体现社区医疗服务的公益性质，注重医疗服务的公平、效率与可及性，以妇女、儿童、老人等为重点，坚持医养并重、预防结合，积极引导居民与家庭医生签约，因地制宜地探索医养服务内容。

在相关政策的支持下，江苏省各地开始大力推进全科团队服务模式，建立由全科医学、临床医学、中医学等专业技术人员组成的家庭医生队伍，并进行相关服务理念、服务方式、服务技能以及职业道德的系统培训和教育。具体执行方式为：按分片（社区）、分区（楼栋）、分户（家庭）等方式对全科服务团队服务区域进行划分，每名家庭医生签约服务 200 户左右居民，为居民提供健康管理、寻医问药等基本医疗服务。

2. 苏南情况

以南京市和苏州市为调研对象，全面了解苏南地区基层医疗机构与全科医生运作机制。

（1）南京市。全科医生（家庭医生）签约服务作为江苏省医改的一项重要内容，南京市 2012 年 7 月 1 日起即全面推行，南京市卫生局、人社局、财政局联合出台《关于建立家庭医生激励机制的指导意见》（宁卫基妇〔2012〕38 号），明确提出首先与重点人群签约。为了保证签约服务工作顺利，南京市积极建立科学的考核机制。一方面，加强监管，将签约服务纳入社区医疗机构考评内容；另一方面，要求各社区医疗机构强化家庭医生为签约居民提供服务的数量、质量、满意度等考核，采取月考核与年度考核相结合的形式，规范服务行为。统计显示，截至 2015 年底，全市家庭医生签约服务人数已达 288.5 万，其中重点人群 212.6 万。

（2）苏州市。苏州市将家庭医生制度的实施作为社区医疗服务的第二次革命，结合医改重点任务积极进行试点探索。到 2014 年底，苏州市基层医疗机构已达 153 家，社区卫生服务站 1153 个，基本达到每个乡镇或街道拥有 1 个公立乡镇卫生院或社区卫生服务中心，"15 分钟健康服务圈"基本建成。所有社区卫生服务中心都实行家庭医生制度。

2013 年底，光福镇开启"医疗服务进万家"活动，家庭医生契约式健康管理模式进入农村家庭，开展健康咨询、健康医疗、健康教育、免费体检等活动。2015 年光福镇家庭医生的知晓率已达到 80%。

3. 苏中情况

以南通市和扬州市作为苏中调研对象，全面了解基层医疗机构与全科医生运作机制。

（1）南通市。自 2012 年起，南通市所有的社区医院开始实行家庭医生制度，包括农村卫生室和城市社区医疗机构。其中，南通市崇川区 10 个社区卫生服务中心统一行动，启动实施家庭医生制度。一是加强队伍建设。二是明确工作职责。家庭医生与社区居民签订健康服务协议，掌握包干家庭健康管理基本信息，加强与包干家庭的沟通联系，承诺可提供服务内容，主动接受服务监督。三是规范服务内容。对一般人群，家庭医生首先需要为签约家庭建立健康档案，制定个性化健康规划，并有针对性地提供健康教育和健康促进服务，对 65 岁以上老年人按规定提供健康管理服务，对高血压、糖尿病等慢性病患者按规定提供定期随访、用药指导、健康教育等服务，对居家重度精神疾病患者提供随访服务。

（2）扬州市。2014 年，扬州市在高邮推行乡村医生签约服务，即以基本公共卫生服务项目为主要内容，涵盖基本医疗服务，积极挖掘农村居民健康需要和医疗服务需求，为群众提供"面对面""一对一"的健康服务。同时，扬州市为提高家庭医生的普及率，在城市社区定期开展以"到社区报到、为群众服务"的义诊活动，组织家庭医生走进社区，为重点人群检查身体，建立健康档案。为提升扬州市"15 分钟健康服务圈"的实行效果，组建由"一个全科医生+一个全科护士+一个全科公共医师"3 人组成的全科服务团队，为社区家庭提供上门服务，上门解决群众的健康问题。

4. 苏北情况

以徐州市和连云港市为调研对象，了解苏北地区基层医疗机构与全科医生运作机制。

（1）徐州市。徐州市从 2011 年 4 月起，通过"一个转变、两个落实、三个加强"的举措，推动家庭医生签约式服务工作的深入开展。建立健全全科服务团队和家庭医生签约服务制度，组建和完善全科服务团队，统筹规划责任区域，使社区医疗服务真正做到健康服务全覆盖，服务居民零距离。努力转变社区医疗服务理念和服务模式，以辖区居民的需求为导向，拓展上门服务内容，深化上门服务内涵，提供家庭出诊、家庭护理、家庭病床以及输液等上门服务。

2014 年，徐州市社区卫生服务中心实施家庭医生制度的比例保持在 100%水平，社区居民和家庭医生形成一对一的服务关系，签约团队提供 24 小时全科、全程主动上门服务和咨询指导服务，引导社区居民养成"有健康问题先找家庭医生"的就医习惯，改变居民健康理念和就医观念。

（2）连云港市。2012 年 10 月，连云港市出台《连云港市全科医生制度实施方案》提出，将在 2020 年，建立全科医生制度，实现每万名居民有 2～3 名全科医生服务的目标，让每一位居民患病后可以及时在社区医疗机构得到诊疗，为居民提供连续协调、方便可及的基本医疗服务，缓解群众看病难、看病贵的状况。居民可选择全科医生签约，在签约期内，全科医生就是居民的"私人医生"，即家庭医生。医生必须为综合程度较高的医学人才，看病防病的"多面手"，主要提供预防保健、常见病、多发病诊疗和转诊、患者康复和慢性病管理、健康管理等一体化服务。全科医生很大程度上可以避免专科医生"头痛医头、脚痛医脚"的现象，是城乡居民健康的"守门人"。

家庭医生制度在社区卫生服务中心的实施，以全科医生、社区护士和公共卫生、医技等专业人员为主组建全科服务团队，根据专业人员的能力、职称、年龄等因素合理配备全科服务团队。在全科服务团队中，家庭医生是签约服务的第一责任人，其他成员协助家庭医生开展服务。社区居民如果愿意，就可以与社区的全科医生签约，接受全科服务团队提供的医疗服务。

4.2.4　区域医疗联合体

在医疗服务资源均等化运作机制中，区域医疗联合体能够依托整合的医疗服务资源，提升整个区域的医疗服务能力和水平。

1. 江苏省总体情况

2015 年国务院发布《关于推进分级诊疗制度建设的指导意见》（国办发〔2015〕70 号），江苏省在全国率先回应并印发《关于推进分级诊疗制度建设的实施意见》（苏医改发〔2015〕4 号），在江苏省范围内推进分级诊疗制度建设，强调以构建区域医疗联合体或者医疗集团奠定双向转诊的基础，江苏省医改领导小组要求研究制定组建医疗服务资源纵向联合体或医疗集团方案，明确核心医院与城乡基层医疗机构间的区域协作关系，以形成基层医疗机构与医院的利益共同体。

2015 年江苏省卫生和计划生育委员会颁布《关于推进纵向医疗联合体建设的指导意见》（苏卫医政〔2015〕42 号），要求各地 2015 年在城市和县域开展医疗联合体建设试点；2017 年，各地确保辖区所有公立医疗机构和城乡基层医疗机构进入医疗联合体。医疗联合体将统一制订进人用人计划、统一人员招聘、统一岗位管理和按岗公开竞聘、统一薪酬待遇和考核奖惩政策等，建立能进能出、能上能下的用人机制，实现人力资源整合。截至 2015 年底，江苏省医疗联合体已达 177 个，实现优质资源向基层倾斜。

2. 苏南情况

以南京市、镇江市和无锡市为调研对象，全面了解苏南区域医疗联合体运作机制情况。

（1）南京市。南京市秦淮区已经有 10 多家社区医疗机构与辖区内的省中医院、市第一医院、市妇幼保健院、八一医院等建立了多层次、特色化的医疗联合体，极大地提高了社区医疗机构医疗服务质量。秦淮区根据南京市委市政府"资源重组、空间重构、品质重塑"的要求，加快推动医疗服务资源"西优、中强、东扩"，同时，还建起了双向转诊的绿色通道，让居民去综合医院看病更方便。

（2）镇江市。镇江市依照一核心四同步的改革思路，在集团化推进公立医院改革的基础上同时开展基本医疗保障、基本医药制度、基本医疗卫生制度等改革。江苏康复、江苏江滨两大医疗集团各医院与社区卫生服务中心初步建立了"分级诊疗、双向转诊"的二级就诊运作机制，建立"小病在社区、大病到医院、康复回社区"的就医格局。

（3）无锡市。2015 年无锡市将医疗联合体建设列入为民办实事项目，推动医疗联合体建设进程。2015 年 1 月 1 日，无锡市正式启动市区首家医疗联合体，致力于纠正错位的就医秩序，形成"基层首诊、双向转诊、急慢分治、上下联动"的全新诊疗格局。2015 年底，无锡在市区建成 4～5 个区域医疗联合体。

3. 苏中情况

为了解苏中区域医疗联合体运作机制的情况，重点对南通市和扬州市的情况展开调研。

（1）南通市。2014 年 12 月，南通市的瑞慈医疗集团成立大会在南通瑞慈医院举行，标志着瑞慈医疗集团成为江苏省首家民营医疗集团，也是中国医疗产业链覆盖最全面的大型医疗集团。至 2015 年，已经形成体检连锁、医院连锁、养老连锁、互联网医疗、诊所连锁五大业务板块，打通大医疗产业链，为患者提供贯穿人生始终的医疗健康服务。

启东市被江苏省委省政府列为江苏省深化医改"先行先试"三个县级市之一，主动组建两大医疗管理集团。海门市根据目前的行政区域，结合各区域范围内的医疗机构布局情况，分别建立了人民医院、中医院、三厂、包场、四甲、悦来六个片区的医疗联合体，从而使南通医疗联合体进入新的发展阶段。

（2）扬州市。2015 年，扬州市发挥综合医院核心作用，开展苏北人民医院医疗集团（医疗联合体）试点工作，与 12 家县级、乡镇医院构建全新的合作模式，以技术、人才、管理、利益为纽带，意在解决分级诊疗难题，最终实现农民"小病不出村、常见病不出乡、大病不出县"的医疗服务目标，促进医疗服务资源纵向整合。

4. 苏北情况

以徐州市和淮安市为调研对象，了解苏北区域医疗联合体运作机制情况。

（1）徐州市。徐州市兰陵县根据县所属情况制定创新措施，支持和鼓励符合条件的基层医疗机构和上级医院开展深层次、全方位、立体化合作，形成多类型、多级别医疗联合体模式，引导优质医疗服务资源向基层医疗机构合理流动，解决医疗服务资源相对集中所造成的城乡居民看病难、看病贵的问题。

徐州市兰陵县的创新措施主要表现在两个方面：一是选择性与上级医院联合开办专科病房，进一步培植基层医疗机构的优势学科。经过对辖区环境、自身情况进行综合分析，借助上级医院的技术优势和管理服务经验，创造自己的知名品牌与特色技术。二是兰陵县的乡镇卫生院采取托管乡镇卫生院模式，以强弱联合的方式整体提升基层医疗机构的医疗服务能力。通过乡镇卫生院托管农村卫生室全面优化乡村一体化卫生室管理。对全县 475 处乡镇卫生院实行"乡村医生管理合同化、卫生室建设标准化、卫生工作责任化、督导考核常态化"四化管理的基础上，按照院外科室进行管理，并派遣医生轮流到托管卫生院进行诊疗活动，帮助当地患者享受上级医院的优质医疗服务资源。

（2）淮安市。自 2009 年，淮安市推行新型医疗联合体以来，通过综合医院直接托管基层医疗机构、医生到基层身份和待遇均不变等方法，形成了特有的"淮安模式"，充分释放综合医院的医疗服务资源，给处于深水区的新医改开辟了一条新型医疗联合体的思路。

2015 年 3 月，淮安市榆阳区组建成立了江苏省首家县区级公立医疗集团，通过分级诊疗、双向转诊、远程会诊、检查结果互认、集团内多点执业等措施，实现了资源共享。同时，按照集团发展规划，以集团所属 6 所医院为发展核心和技术支撑，以各乡镇卫生院、各社区卫生服务中心为服务延伸网络，实行区镇一体化管理。

4.2.5　家庭医疗机构与智慧医疗

在医疗服务资源均等化运作机制中，家庭医疗机构与智慧医疗运作机制致力于探索基于智慧医疗的家庭医疗机构运作机制的可行性。

1. 江苏省总体情况

江苏省智慧医疗市场前景广阔，直接驱动因素来自三个方面[①]：一是新医改对农村医疗机构和社区医疗机构建设的大力支持，使农村地区医疗电子设备采购量大幅上涨。二是江苏省已经进入老龄化社会，而老年人的健康需要和医疗服务需求可通过医疗电子产品在家得到满足，因而相关医疗产品和服务的普及将会降低医疗机构的负担。三是江苏省作为经济最为发达的省份，城乡居民的健康理念和就医观念提升了自我健康管理需求，增加了对医疗电子产品的需求。

（1）移动医疗和远程医疗。为了促进移动医疗、远程医疗和医疗服务信息化发展，保障城乡居民生命健康，江苏省人民医院和江苏省移动公司于 2013 年 6 月联合开启了移动医疗/远程医疗系统，充分利用移动网络优势，共同推动移动医疗和远程医疗的发展，远程实现专家诊疗和专家指导，打破传统的专家会诊模式。

（2）智慧医疗服务信息化。2013 年 12 月，江苏省新闻出版广电局与江苏省广电网络公司、省经济和信息化委员会、省卫生厅在南京签订"江苏省医疗卫生和智慧健康信息化系统合作框架协议书"，推进基于有线电视网络的江苏省医疗卫生和智慧健康信息化系统建设，构建公共信息服务平台。

随着智慧医疗服务信息化的发展，城乡居民通过在医疗服务云平台建立健康档案，就可在家进行检查和治疗，数据都会自动存档在云数据中。云健康档案的建立不仅方便居民自己查看了解健康信息，也便于医生分析患者的健康状况，给出治疗方案。云数据促进了医疗机构之间的互动，为转诊申请提供了便捷性。

（3）微信智慧医疗。至 2015 年，江苏省已经有 4 家医院尝试微信智慧医疗，其中，中国人民解放军第四五四医院实现微信全流程服务。无锡安国医院、南通市妇幼保健院与南通市肺科医院，已具备"微信公众号+微信支付"的智慧医疗能力，微信全流程服务指日可待。

微信智慧医疗，利用微信这个沟通平台，优化医院、医生、患者、医疗设备之间的连接能力，患者的就医过程、沟通过程都变成智慧型，因而患者排队 1 小时、看病 5 分钟的现象将有所改善，医院医疗服务效率得到提高。

---

① 柳燕. 中丹贸易推动智能医疗发展[EB/OL]. [2013-09-26]. http://news.hexun.com/2013-09-26/158354477.html.

2. 苏南情况

以南京市、苏州市和无锡市为调研对象，了解苏南家庭医疗机构与智慧医疗运作机制情况。

1）南京市

（1）智慧医疗系统。截至 2015 年底，南京市支持使用市民卡医疗功能的医疗机构有 173 家，470 多万张市民卡在联网的医疗机构中使用，31 家医院投用了近 600 多台自主医疗服务终端，15 家医院医检结果实现共享，百姓看病越来越方便、快捷、安全；南京卫生 12320 也在全国取得丰硕成果，54 家医疗机构接入市预约挂号平台，日话务量、服务总量、预约挂号量位于全国各大城市首位。

在智慧医疗系统中，每个居民都有一份单独的健康档案。个人健康档案分为基本信息、健康状况、医学体检指标、就诊记录、住院记录、疾病状况变化记录等部分。系统还有实时追踪功能，通过把信息反馈给家庭医生提醒其关注患者，必要时上门随访。在社区医院就诊的患者可直接挂上综合医院的专家号，社区医院与南京市综合医院联动，挂号系统对接，患者到社区医院挂号，就不用到综合医院再挂号，且挂号之后，患者在社区的健康档案、病历、检查报告与在综合医院开的处方都可实时共享，从而推动社区首诊制的实施。

（2）三个中心、一个直报系统。2015 年，南京建成三个远程医学会诊中心，即南京远程医学会诊中心、江苏省人民医院远程心电监测诊断中心以及南京医学检验集中诊断中心，三个中心努力与南京市属医院相连。患者远程诊疗信息会在诊断中心平台进行集中诊断，社区一些常见病诊断也可上传至该平台，实现患者在社区集中就诊，不出远门就能轻松享受优质的医疗服务。南京远程医学会诊中心计划打破地域限制，与北京等发达城市的知名医院对接，提高南京市医疗服务技术水平，对接南京郊区、南京都市圈城市和新疆、西藏等地，为覆盖区域患者提供医疗服务。

2）苏州市

（1）智慧医疗服务信息化。2009 年新医改以来，苏州市建立居民电子健康档案，推进智慧医疗，大力推进社区医疗服务信息化建设。

第一，打造社区医疗服务信息系统，从患者挂号到就诊结束的整个过程融入医疗信息系统的应用，医生通过药品合理使用验证系统可以避免配药禁忌，结构化电子病历以及双向转诊系统的应用大大节约了医生就诊时间和患者候诊时间。

第二，建立包括医疗电子政务、医疗服务、慢性病管理、预防保健、居民健康档案等信息资源的医疗服务信息平台，作为电子健康档案信息采集、存储、处理和交换的中心，极大地方便了电子健康档案的调阅。

第三，患者在建立电子健康档案后，系统会自动生成一份健康状况评估报告，给予患者合理的健康指导，定期发送电子健康教育处方及各种提示到患者手机，并随着患者就诊次数的增加及随访服务，及时更新电子健康档案。

第四，各区域医院的医疗信息集中在医疗服务信息平台实时共享，实现真正意义上的病历资料、医技检查信息的同城互认，有效降低患者的医药费用支出。

（2）智慧健康小屋。2013 年，苏州市社区医疗机构开始推行智慧健康小屋，居民可在小屋内自主检测身高、体重、腰围、血压、肺功能、血糖等，结合个人的膳食、运动、饮酒与吸烟、心理、生活习惯等测试，得到一份个性化评估报告，指导市民开展自我健康管理。在社区中，慢性病患者将检测设备带回家进行健康医疗数据检测，并利用物联网技术将数据上传至信息工作站，以便社区医生及时掌握个人健康动态并采取相应的干预措施，进一步提高市民慢性病控制的效果。同时，这些检测数据会同步记录到市民的个人电子健康档案中。

社区医疗服务信息系统是以居民电子健康档案为基础，将基本医疗、妇女儿童保健、传染病管理、慢性病管理、体检管理等纳入社区医疗服务信息系统中，同时借助电子病历，使基本医疗与预防保健在系统内成为一个有机的结合体，而且有助于实现系统间数据库的无缝对接，彻底打破"谁建档、谁管理"的局限性。

（3）农村智慧社区。2012 年，苏州常熟市广播电视总台依托有线数字网络开发的一项集电视、通信、互联网三大功能于一体的农村信息化服务工程——智慧社区，主要有"政务信息、文化教育、交通出行、健康医疗、金融服务、电视商务、社区服务、便民信息"八项核心功能。

3）无锡市

（1）智慧医疗服务信息化。2011 年无锡市被确认为国家卫生部电子病历试点示范城市后，无锡医疗服务信息化建设突飞猛进。2014 年，无锡市申报"基于物联网技术的居民健康信息的智能管理应用示范项目"、加紧编制《医疗健康物联网白皮书》、积极筹建"医疗健康物联网产品认证中心（质量监督检验中心）"等。由医管中心主持开展的"医疗数据中心"2014 年底基本建成，并建成"医学影像区域服务平台"、"医疗数据转化及可信电子病历管理项目"、医疗"一卡通"等项目，市属医院间医疗信息互联互通、即时共享逐一实现。

（2）移动医疗。2015 年初，无锡市人民医院入驻智慧无锡平台，无锡首个掌上医院项目"掌上人医"正式与平台对接，"掌上人医"项目作为无锡市人民医院服务于患者的手机 APP，开启了无锡市智慧医疗服务的大门。预约、就医、医院各科室信息都被整合在智慧无锡平台上，智慧医疗模块成功开启，市民可以随时随地预约挂号，轻松就诊。

无锡市第二人民医院的掌上医院项目"无锡二院"已于 2015 年上线使用，随着医院医疗服务信息化水平的提高，将会整合更多的医院加盟，从而使基于智慧无锡平台的医疗服务更加便民。

3．苏中情况

针对苏中家庭医疗机构与智慧医疗运作机制情况，重点选择扬州和泰州两个城市进行调研。

1）扬州市

2009 年 5 月，扬州市首发市民卡，实现了一卡多用、多卡合一，这是扬州智慧医疗项目的开端。2011 年 7 月，扬州市"居民健康档案区域卫生信息平台"项目开始启动，建立数据交换平台，为市民建立统一的居民电子健康档案，通过对医疗服务信息资源的采集、分类和分析，区域医疗服务信息平台可为各级卫生行政部门、医疗机构、公共卫生专业机构提供及时有效的决策支持、绩效管理和卫生监督服务。

2015 年 4 月，中国联通江苏分公司与扬州市政府签署战略合作协议，共同促进扬州智慧城市建设。江苏联通按照"发挥优势、持续发展、长期合作、互利共赢"的原则充分发挥自身技术、人才、运营等核心优势，广泛参与智慧医疗、智慧社区的"智慧扬州"建设。

2）泰州市

2014 年，泰州市应用移动互联网技术推进智慧医疗，打造区域医疗服务信息平台，实现患者和医疗机构之间的互动，减少患者候诊时间。2015 年 4 月泰州市明确重点推进医疗服务信息化进程的措施，一是建立全市共享的医疗服务信息平台；二是推进智慧医疗项目试点，例如，以区域为单位，探索建设集中式临床检验中心，在所有二级医院建好阳光用药平台，以移动互联网推动全市的专家门诊预约；三是统筹建立全市医疗服务资源数据库，有效整合各类业务应用系统，加大医疗服务信息资源综合开发应用力度。

4．苏北情况

在苏北家庭医疗机构与智慧医疗运作机制情况调研中，重点考虑盐城和连云港两个城市的基本情况。

1）盐城市

（1）区域医疗服务信息平台。2014 年，盐城市以电子病历为核心的医院信息系统已在全市二级以上综合医院全面建成，并投入使用。为统筹全市医疗服务信息管理，加强信息化建设顶层设计，盐城市卫生部门专门成立了信息中心，为合理利用资源，加强业务协同，实现信息互联互通、资源共享，提供有力的组织保障。

（2）看病网。2015 年，盐城借助云平台、推进"e"医疗，与中国移动盐城分公司联手打造"盐城看病网"，推出网上预约挂号服务，居民通过手机、计算机等多种方式在家预约挂号，就医时只需要凭手机二维码短信或数字验证序列号就能直接进行取号、付费、取药。乡镇卫生院统一接入"盐城看病网"平台，能够与新型农村合作医疗补偿、大病保险、医疗救助等平台实现信息共享，方便城乡居民医保费用结算和报销。

2）连云港市

（1）医疗服务信息化。2008 年 11 月，中国电信江苏连云港分公司为连云港卫生局搭建区域医疗服务信息平台。一是利用现有资源，为卫生部门建设市、县、乡、村四级宽带医疗服务信息网，实现全市辖区内相关单位、部门及相关信息系统之间的互联互通，达到全市联网、防治互通。二是为卫生部门提供系统集成业务。三是与相关软件商合作，提供全方位的系统部署、运行解决方案，包括支持基本医疗、电子健康档案、公共卫生管理等相关应用的系统，满足区域医疗服务信息项目建设的需要。四是逐步实现城乡居民能够使用健康卡、电子健康档案、电子病历。区域医疗服务信息平台，已经成为医疗机构、政府之间信息共享与交流的平台。

（2）健康云。2012 年，在江苏省智能医护应用示范项目支持下，连云港市开展智能医护系统开发。首批程序包括基层综合业务（医疗管理）和移动健康服务两个系统，基层综合业务系统主要使用单位为社区卫生服务中心（乡镇医院）、社区卫生站（村卫生室），借助云计算的力量实现医疗服务资源均衡分布，实现医疗服务水平落后的社区医院与技术先进的二、三级医院的数据交换，实现相互间专家资源的共享和设备共享。移动健康服务系统主要面对居民设计全方位、多层次、个性化的健康管理服务，通过健康档案提供评估与过程干预，随时进行专家咨询指导、个性化体检、就医服务、康复指导，并以中医养生为主要手段，提供周期性健康保健服务和健康产品购买服务，为高端会员提供医疗特需服务。

4.3 江苏省城乡医疗服务资源均等化运作机制问题和对策

医疗服务资源均等化目标的实现并非易事，不是一朝一夕就可以完成的，需要政府、社会、医疗机构等多方力量齐心协力，共同协作。通过江苏省城乡医疗服务资源均等化运作机制调研可知，在均等化过程中会出现投入不均衡、利益分配不均等、监督力量不够、引导创新不足等一系列运作机制问题，需要探讨相应的解决措施和实施方案。

4.3.1 江苏省城乡医疗服务资源均等化运作机制问题

调研发现，江苏省城乡医疗服务资源均等化运作机制已经显现出应有的优势，人口分布公平性和地理分布公平性均处于国内领先水平。面对医疗服务资源配置不均衡、享受不均等的现状，应更加系统全面地分析，才能深入透彻地掌握城乡医疗服务资源均等化运作机制存在的问题，制定有效的对策。

1. 资本投入多元化，缺乏系统规划

医疗服务的公益性决定了政府在城乡医疗服务资源配置中担负着不可推卸的责任，不能以"管办分开"为由或者以市场化的名义缺失和弱化政府责任，政府财政投入、社会资本投入形成的多元化资本投入缺乏系统规划，不仅违背了医疗保障体制"公平优先，兼顾效率"的基本原则，还致使城乡医疗服务资源配置距离均等化的目标越来越远。

（1）社会资本的营利性和非营利性失衡。江苏省政府为提高医疗服务能力，使城乡居民能够享受更加优质的医疗服务，鼓励医疗机构竞争和引入社会资本，但是由于缺乏系统的规划，不仅违背了医疗服务的公益性，打破了原有的三级医疗服务网络和双向转诊体系，而且导致部分地区医疗机构过度供给，反而增加了城乡居民的医疗负担。

在城乡医疗服务体系中，受政府补偿机制不健全、政府财政投入不足、医疗服务价格过低等宏观环境因素影响，医疗机构政策性亏损严重，不仅导致趋利性的社会资本主要投入患者密集地区，而且盈利动机下同类型医疗机构之间的恶性竞争造成资源浪费，致使江苏省部分地区医疗服务资源均等化运作机制无法正常运行。

（2）社会资本医疗服务准入监督不够。在"管办分开"政策影响下，政府职能发生了转变，政府办医疗机构的状况已经有了突破性改变，但是对医疗服务的监管还有待加强。江苏省在鼓励社会资本进入医疗服务市场的同时，降低了医疗机构申办的门槛，难以保证医疗服务质量。由于医疗服务直接关系着城乡居民的生命安全，医疗机构申办不应只考察资产数量而应该重点考察专业资质。

由于缺乏系统的规划和相关法律规定，政府对民营医疗机构的监管力度、监管范围和监管方式一直处于探索之中。社会资本医疗服务监督不够，还在于民营医疗机构与上级主管部门的协调机制不畅，在一个自上而下的管理体系中，上下协调不一致无法实现各级主管部门之间的有效衔接。

（3）政府财政投入机制不健全。为了保障医疗服务的公益性，政府财政投入应维持在一定的范围之内，并根据需要保持一定的增长幅度，不能放任市场自由增长。江苏省新一轮医改的任务仍然是优化资源配置，推动城乡医疗服务资源均等化，无论政府职能如何变化，完善政府财政投入机制刻不容缓，以协调城乡医疗服务发展规模，让农村居民能与城市居民一道共享改革成果。

江苏省医疗卫生事业发展中存在不平衡、不协调、不可持续的问题依然严峻，医疗服务资源配置和利用在不同地区、不同人群仍然存在显著差异，甚至部分地区的医疗服务基础设施不齐全，严重阻碍了城乡医疗服务资源均等化的进程。深层次的体制矛盾、复杂的利益冲突、医疗服务人员规模和结构性矛盾等缺乏系统规划的问题进一步显现，迫切需要政府在推进社会力量发展医疗卫生事业的同时完善政府财政投入机制。

2. 资源结构多元化，缺乏整体优化

江苏省一直致力于城乡医疗服务水平的同步提高，支持城市综合医院与县级医院建立对口支援关系，建立城市综合医院向县级医院轮换派驻管理人员制度，使综合医院资金、人才、技术和管理向县级医院流动。由于缺乏整体优化，城乡医疗服务水平差异仍然很大，仍然是利益驱动的效率优先发展模式。

（1）医疗服务发展偏离重心。江苏省医疗服务发展明显出现了"医疗装备竞赛"的趋势，医疗机构竞相扩大规模，盲目配置高端医疗设备，背离了城乡居民实用、低成本、有效的医疗服务需求。虽然医疗装备的更新和引进推动了医疗服务的发展，但是这种不健康的发展模式，不仅会忽视医疗机构自身能力的提高，而且最终会将医疗机构投资转嫁给患者，导致患者医疗服务成本的增加和医疗服务资源的浪费，容易产生"强加医疗就诊"的过度医疗现象。

由于缺乏医疗服务资源统筹规划，医疗服务发展的重心始终停留在物力资源和治疗性资源上，而且主要集中在综合医院等高层次医疗服务资源上。在"城乡二元化结构"中，城乡三级医疗服务资源网络结构不够优化，离开了城乡一体化医疗服务网络优化发展的轨道，基层医疗机构的医疗服务能力亟待提升。

（2）医疗服务人才培养模式缺乏创新。江苏省自部分医疗服务市场开放以来，医疗机构数量快速增加，医疗服务人员需求随之增加，医疗服务人员受利益驱动呈现从基层向高层次医疗机构的逆向流动趋势。医疗服务人员流动性增强、稳定性下降，致使高水平医疗服务团队难以持续发展，进一步增加了医疗服务资源结构、分布的不合理性。

由于医疗机构缺乏长远的医疗服务人才培养观念，担心自己辛勤培养的人才会跳槽，所以宁愿"抢人"也不愿意"育人"，严重影响了医疗服务技术人员队伍的建设，医师多点执业政策的实施并未改变医疗服务人员短缺的现状。高层次医疗服务人才的缺失，高水平医疗服务技术人员队伍可持续发展性不足，已经影响了医疗服务质量的提升。

（3）区域医疗联合体发展存在隐患。区域医疗联合体致力于以医疗服务联盟的形式规范就医秩序，但是在发展过程中仍然存在两大隐患。一是三级医院的主导地位没有动摇，势必会影响医疗机构之间平等的合作关系；二是医疗机构之间缺乏区域性医疗信息共享技术的支持，影响了医疗联合体成员之间的信息共享与交流能力。

医疗联合体构建的紧密型组织联合形式，并不是建立在区域整体优化的基础上，医疗机构的趋利性难以改变现有的就医秩序，仍然无法改变现有的医疗服务资源配置不均衡、享受不均等的现状。城乡居民电子健康档案和电子病历建设的滞后性以及患者担心隐私泄露的法律问题，影响了患者医疗服务信息的共享与交流，信息化发展不同步制约了医疗联合体的运行效率。

3. 居民择医单一化，缺乏科学引导

调研发现，虽然江苏省各地都在通过提升基层医疗机构的医疗服务能力引导城乡居民"合理分流"，大力推进医疗机构分层服务改革，但是与"小病在社区，大病到医院，康复回社区"的理想格局依然存在较大差距，影响了城乡居民的择医行为。目前依旧是高层次医疗机构人满为患，而基层医疗机构门可罗雀，致使医疗服务资源无法满足患者的健康需要和医疗服务需求。

（1）基层医疗机构发展缓慢。尽管基层首诊已经在江苏省实施数年，但是依然遇到一些暂时不可消弭的阻碍，城乡居民对基层医疗机构缺乏信任，主要顾虑基层医疗机构的技术力量和医疗服务能力。医疗服务具有仪器设备的依赖性，尽管医师可以多点执业，但是基层医疗机构的医疗服务水平仍然较低，加上处方、检查、诊断结果缺乏互认的政策支持，城乡居民习惯性地选择到高层次医疗机构就诊。

医疗机构之间竞争的存在，医疗服务信息共享性差，处方、检查、诊断结果不能互认，影响了医疗服务的连续性和城乡居民的择医行为，基层医疗机构失去发展所需要的需求动力，进入仪器设备水平低—城乡居民需求低—医疗服务水平低的恶性循环之中，致使基层医疗机构发展缓慢，影响了基层首诊、分级诊疗、双向转诊政策的实施。

（2）医养结合模式发展受到制约。基层医疗机构发展缓慢影响了医养结合模式的推广应用。目前，江苏省部分地区实施的医养结合模式，由于优质医疗服务资源的缺乏而受到制约，特别是专业医护人员的短缺，造成医疗服务技术人员队伍整体素质和数量偏低，无法满足老年人的护理需求，致使一些医养结合的养老机构只能成为老年人看护点。

医养结合模式的推广应用需要完善的制度，江苏省尚未制定相应的政策，无法从制度上保障医养结合模式的健康成长。在医养结合模式中，老年人最关心的是日常护理、慢性病管理等服务能力，关心医疗服务与养老服务的真正融合，受基层医疗机构医疗服务能力的限制、医疗服务资源的制约，医养结合模式并未得到老年人的青睐。

（3）全科医生模式执行力不够。全科医生作为城乡居民健康"守门人"的理

念先进，但是依赖于基层医疗机构的支持和城乡居民健康理念和就医观念的变化。受宏观环境的影响，江苏省尚未制定科学引导居民就医观念的相关政策，居民习惯于选择设备好、技术高、医疗服务水平高的高层次医疗机构，拒绝与处于基层医疗机构的全科医生签约，一定程度上影响了全科医生模式的发展。

在全科医生模式推广过程中，江苏省缺乏规范全科医生医疗服务行为的法律法规政策，一方面影响了全科医生上门提供医疗服务的积极性，影响了全科医生作用的发挥；另一方面居民会选择到医疗机构就医，降低了对全科医生的需求。导致全科医生队伍发展缓慢的最大原因，在于缺乏政府具有公信力的宣传和引导，居民对全科医生模式缺乏足够的认识和理解。

4.3.2　江苏省城乡医疗服务资源均等化运作机制对策

江苏省城乡医疗服务资源均等化运作机制存在的问题，也是我国医疗服务领域普遍存在的典型问题，如何制定相应的对策值得深入探讨。

1. 系统规划医疗服务多元化资本结构

社会资本甚至国外资本的引入，使医疗服务领域呈现多元化资本结构。"公平优先，兼顾效率"的医疗保障体制基本原则，要求保持医疗服务的公益性、公平性，就是保障"人人享有基本医疗卫生服务"的合法权益。因此，政府应从长远的战略高度系统规划医疗服务多元化资本结构，实现多元化资本之间的和谐、协同、可持续发展。

（1）维持公立和民营医疗机构均衡。在公立和民营并存的医疗服务体系中，应错位发展避免同质化竞争，公立医疗机构维持公平性和一定的优势地位，用于满足广大城乡居民基本医疗卫生服务需求，民营医疗机构追求效率，满足部分城乡居民高层次医疗服务需求。政府应加大医疗服务领域人才培养、科学研究、健康文化等方面的投资，减轻医疗机构运营负担。

在市场竞争环境中，应逐步改善公立医疗机构管理体制、健全治理结构（余正等，2014），以充满生机活力的医疗机构带来高质量、高水平的医疗服务。在资本结构统筹规划下，建立科学的社会资本准入机制，以及公平性、可控性、高效性、灵敏性的制度，创建医疗服务多元化资本协同运营的格局。

（2）完善医疗服务"市场+管制"体制。"市场+管制"体制是市场机制与政府作用优势互补的体制，具有供给高效率、低成本的优势，是保障医疗服务的公益性、可及性的最佳选择（沈剑飞等，2006；陈刚，2015）。在不完全竞争的市场环境中，以市场机制为核心、政府管制为辅助，通过直接管制医疗服务以弥补市场机制、提升医疗服务效率和矫正医疗服务行为，在更高层面上整合形成有机联系的医疗服务利益共同体（黄燕，2014）。

在"市场+管制"体制中，可以分为社会性管制和经济性管制。社会性管制主要通过医疗保险直接补贴患者、政府财政投入直接补偿医疗机构实现，为医患市场互动和政府管制创造空间，形成基层首诊、分级诊疗和双向转诊的就医秩序。经济性管制不仅管制医疗服务产出，即管制医疗服务价格（挂号费、诊疗费和检查费等），而且管制医疗服务投入，即管制药品和医用耗材价格以及医疗设备和床位数等。

（3）健全政府财政投入机制。医疗服务资源均等化需要政府长期的、持续的投入，需要健全政府财政投入机制，保障人力、物力和财力医疗服务资源或者预防性和治疗性医疗服务资源投资规模。政府财政投入规模不能脱离当时、当地的经济发展状况和整体发展水平，根据预先设置的上下限确定一个合理的投资规模。政府需要因地制宜地分配财力投入，根据地区差异做好支付转移工作（邹文杰和蔡鹏鸿，2015）。

在政府统筹规划下，政府财政投入应规避产生医疗服务资源结构性矛盾，避免引起不同资本投资的同质化，政府财政投入应始终遵循"公平优先，兼顾效率"的原则。由于不同区域存在的人口分布公平性和地理分布公平性差异，在制定政府财政投入机制时以缩小差异、提高均等化为前提，提高医疗服务资源均等化能力。

2. 整体优化医疗服务资源多元化结构

根据医疗服务资源的分类，医疗服务资源包含人力、物力和财力或者预防性和治疗性资源。面对医疗服务资源多元化结构，应从战略高度优化医疗服务资源结构，从宏观层面，加强医疗服务人才培养、预防性医疗服务资源建设，从微观层面，提高医疗服务供应链管理能力，实现不同区域、不同层次的整体优化。

（1）加快医疗服务人才培养和能力释放。面对基层医疗机构医疗服务人才短缺的现状，需要进一步加强基层医疗机构医疗服务技术人员队伍建设，提升基层医疗机构医疗服务能力。政府既要加强高层次医疗服务技术人员队伍建设，也要高度重视专科（专病）人才的培养，还要重视和加强医护人员的培养，将基础护理、临床护理、生活护理提高到一个新水平，为基层首诊、医养结合、智慧医疗等新型模式提供人力保障。

医师多点执业政策的实施，给医疗服务人员更大的自主权，有助于缓解基层医疗机构医师供不应求的矛盾。政府应进行制度性改革，给医师多点执业创建更加宽松的政策环境，并通过有效的监管、培训规范医师的执业行为，满足医师单位和个人的双向就业意愿，提高医师多点执业的动力。

（2）扩大预防性医疗服务资源投入。城乡居民健康理念和就医观念的变化，推动着医疗服务模式的变化，以预防为主的医疗服务模式必将取代以治疗为主的医疗服务模式，预防性医疗服务资源在医疗服务体系中所占比重也必将持续提高。政府应大力推动预防性医疗服务资源投入，提高医疗服务资源的整体价值作用。

在系统规划医疗服务多元化资本结构的基础上，逐步提高政府财政投入和社会资本投入预防性医疗服务资源的比重，建立以预防为主的医疗服务体系，推动智慧医疗、远程医疗、移动医疗等新型医疗服务模式持续发展，保障城乡居民健康。在健康医疗大数据支持下，预防性医疗服务能力得到提高，有助于有效增强社会资本的投资意愿。

（3）提高医疗服务供应链管理能力。区域医疗联合体作为一类医疗服务协同化模式，体现了医疗服务供应链成员之间的内在协调能力，推动医疗服务由个体向联合体演变，保障医疗服务的及时性、有效性。在一个区域内，医疗服务资源多元化结构的整体优化，有助于提高医疗服务供应链整体运营能力，有助于形成基层首诊、分级诊疗和双向转诊的就医秩序。

由"家庭-社区（村镇）-医院"构成的城乡一体化医疗服务网络，融合了医疗服务供应链管理资源，有助于提高医疗服务供应链成员的整体协调能力，提高医疗服务资源利用率。以城乡医疗服务资源均等化为目标的运作机制，能够通过提高医疗服务供应链管理能力，进一步优化医疗服务资源多元化结构。

3. 科学引导城乡居民就医秩序

在资源有限的医疗服务体系中，医疗服务资源利用率的提高，有助于实现医疗服务资源均等化，其中一个最重要的前提条件就是城乡居民就医秩序的塑造，通过医疗服务资源下沉提升基层医疗机构医疗服务能力，科学引导城乡居民的择医行为，为进一步优化医疗服务资源多元化结构提供契机。

（1）提升基层医疗机构医疗服务能力。社区医疗机构和农村卫生室等基层医疗机构具有得天独厚的近距离优势，如果能够创新医疗服务模式，提供独特的主动服务、随访服务、个性化服务，基层医疗机构的社会认知和基础医疗的地位将会发生根本性的变化。基层医疗机构医疗服务能力的提升，有助于吸引城乡居民遵循就医秩序，从而推动基层医疗机构进入良性循环。

基层首诊和分级诊疗、医养结合、全科医生等运作机制的实施，都依赖于基层医疗机构的医疗服务能力，依赖于基层医疗服务人员的诊疗水平、医护水平以及必备的医疗仪器设备。区域医疗联合体从组织形式上的整合，并没有彻底改变基层医疗机构的医疗服务能力，仍然需要从长远发展的战略高度、从整体上提升基层医疗机构医疗服务能力。

（2）强化不同层次医疗机构的服务定位。在"家庭-社区（村镇）-医院"构成的城乡一体化医疗服务网络中，不同层次的医疗机构应该担负起不同层次的医疗服务职能。只有清晰的定位、明确的分工，才能避免无序的竞争、无效的浪费、无度的医疗，才能形成基层首诊、分级诊疗和双向转诊的就医秩序，从而提高医疗服务资源利用率。

家庭医疗机构凭借拥有的智慧医疗、远程医疗、移动医疗等医疗服务技术，主要承担自我健康管理职能。社区（村镇）医疗机构凭借全科医生、医养结合等，主要承担基层首诊、康复服务和养老服务等。综合医院凭借具有的医疗服务资源，主要承担住院服务、危急重症和疑难复杂疾病诊治、医院教学科研职能。

（3）确立家庭医疗机构的地位。智慧医疗、远程医疗、移动医疗服务技术的发展，为家庭端自我健康管理提供了可行的技术，可以确定家庭医疗机构在医疗服务网络中的地位。在家庭医疗机构中，城乡居民能够应用自我健康管理功能进行自我健康评估，及时将健康评估信息传递给全科医生（家庭医生）和基层医疗机构，提高城乡居民医疗服务保障能力。

家庭医疗机构以最贴近城乡居民的自我健康管理方式监测、评估、分析自身的健康状况，尽管是一种非正式的、自我服务的方式，但是却是一种有效的、实时的途径。家庭医疗机构地位的确立，为医疗服务网络增添了可用的医疗服务资源，有助于弥补医疗服务资源不足的缺陷，从整体上提高医疗服务资源均等化的能力。

4.4　本　章　小　结

医疗服务资源均等化运作机制，体现在运作模式和管理方法两个方面。江苏省城乡医疗服务资源均等化运作机制调研发现的问题，也是我国医疗服务领域普遍存在的典型问题，应该研究相应的对策。面向这些问题提出的资本结构规划、资源结构优化和就医秩序引导对策，从全局的高度重新审视均等化运作机制，完善体制机制、创新医疗服务模式，提升城乡医疗服务资源均等化能力。

第5章　医疗服务资源均等化享受机制

医疗服务公益性最终依赖于均等化享受机制，才能实现"人人享有基本医疗卫生服务"的目标。通过城乡居民择医行为和医疗服务满意度调查，分析城乡居民基本医疗服务需求，从城乡居民健康需要和医疗服务需求视角探索医疗服务资源均等化享受机制，以及医疗服务资源均衡配置、均等享受的途径。

5.1　医疗服务资源均等化享受模式和效果

在医疗服务资源不均衡、享受不均等的现状下，如何有效地触发城乡医疗服务资源均等化享受机制，调动城乡居民参与的积极性、均等享受医疗服务资源，已经成为医疗服务资源均等化研究领域的一个焦点问题。

5.1.1　医疗服务资源均等化享受模式

面对有限的医疗服务资源，提高医疗服务资源使用效率成为一个重要途径。医疗服务资源均等化享受模式，应满足城乡居民的健康需要和医疗服务需求，从需求驱动的机理，鼓励城乡居民均等化享受医疗服务资源，激励城乡居民参与医疗服务资源均等化评价与监督，使城乡居民能够更好地享受医疗服务资源均等化带来的公平性。

1. 医疗服务资源享受居民分类

根据医疗服务资源分类，主要有预防性医疗服务资源和治疗性医疗服务资源，两类医疗服务资源主要面对健康人群、患病人群和康复人群，因此，可以将医疗服务资源享受居民分为三类（赵林度，2016）。

1）健康人群

在医疗服务体系中，健康人群主要是处于健康状态或者亚健康状态的城乡居民。家庭医疗机构地位的确立，使以家庭医疗机构和基层医疗机构为单元的个性化健康管理成为可能。在智慧医疗、远程医疗、移动医疗服务技术支持下，家庭医疗机构具有的自我健康管理能力能够帮助健康人群及时发现健康问题，科学有效地做出预防干预，解决健康问题、保障城乡居民的健康。

由于非疾病非健康处于临界状态的亚健康人群的存在，个性化健康管理成为维持健康人群健康状态的重要途径。物联网技术、环境智能技术（ambient intelligence technology）、大数据分析技术、可穿戴设备等技术的发展，有力地推动了个性化健康管理能力的提高，使个性化健康管理得到推广应用。

医疗服务资源配置的合理性会影响健康人群的数量，正如医疗服务的目的在于保障居民健康，医疗服务资源均等化的目的在于扩大健康人群的数量。随着健康理念的变化，最大限度地保障城乡居民的健康已经成为各级政府和整个社会的责任，并转化为"家庭-社区（村镇）-医院"构成的城乡一体化医疗服务网络的基本功能。

2）患病人群

在医疗服务体系中，依据患者对医疗设备的需求程度将患者分类，分别是常规需求患者、特殊需求患者和急症需求患者。

（1）常规需求患者是指所患疾病的诊断治疗无须复杂医疗设备的辅助，需要的检测设备使用频率高、复杂性低。按照医疗设备使用的复杂度和频率可以将常规患者分为两类：一是所需医疗设备的使用方法简单，医护人员无须经过专门培训，甚至患者自己就可以使用；二是所需医疗设备的使用频率很高，但是使用复杂或是设备价格昂贵不适合患者在家使用。

（2）特殊需求患者是指所患疾病在初步诊断后还需要特定科室项目的检测或治疗，有针对性地使用医疗设备对患者病情进行诊断和治疗，相当注重检测治疗的准确性和专业性。特殊需求患者需要的医疗设备没有常规需求患者所需设备的使用频率高，但是设备的专业性强、复杂性高，需要医护人员经过专门培训方能使用，患者无法自主完成使用。

（3）急症需求患者是指所患疾病的诊断治疗需要医疗设备及时性或持续性支持，所需使用的医疗设备需要具有经验的高度专业化人员才能操作。按照需要使用的检测设备可以将急症患者分为两类：一是需要紧急救助类，即患者的病情需要及时得到设备诊断和治疗；二是需要急诊住院类，即患者的病情需要依靠医疗设备的长期辅助进行监测预警。

3）康复人群

在医疗服务体系中，康复人群主要是需要在基层医疗机构或者家庭医疗机构康复的患者，仍然需要医疗设备、医护人员监护的患者。为了有效促进康复人群尽快恢复到健康状态，减少医疗服务资源占用，应制定科学有效的康复方案，充分发挥基层医疗机构或者家庭医疗机构在康复中的作用。

由于患病人群中不同个体的病情、体质等因素的不同，进入康复人群后的健康状态、康复所需时间等因素不同，这增添了医疗服务资源康复优化的难度。城乡居民在健康—患病—康复—健康的循环中，不同阶段会不同程度地应用不同的医疗服务资源，医疗服务资源均等化致力于使健康人群的数量最大化、健康时间最大化。

物联网技术、环境智能技术、可穿戴设备的发展，有效提高了智能医护的能力和水平，提高了基于智能医护技术康复的可行性。应用智能医护技术提高对康复人群的远程监控能力，帮助医护人员实时了解康复人群的健康状态，从而制订更加科学的康复方案，使康复人群早日得以康复。

2. 基于居民分类的享受模式

在医疗服务资源享受居民分类分析的基础上，可以进一步分析医疗服务资源均等化享受模式。由于城乡居民分为健康人群、患病人群和康复人群三类，相应的医疗服务资源也可以细分为预防性、救治性和康复性医疗服务资源，即将治疗性医疗服务资源分为救治性和康复性医疗服务资源。因此，医疗服务资源均等化享受模式可以描述成如下三种。

1）健康人群享受预防性资源模式

在医疗服务体系中，健康人群均等地享受预防保健、健康体检、疫苗接种以及健康咨询等医疗服务，均等地享受预防性医疗服务资源。预防性医疗服务资源均等化，不仅针对居民体检、预防接种等方面，还包括保健性基础设施建设。通过在城镇社区、农村建设运动场、体育馆、健身房等健身场所，为居民提供良好的锻炼环境。

在保健性基础设施建设过程中，必须重视防护措施，让运动达到真正的保健效果，避免不必要的运动伤害。在运动场馆建设的同时，必须降低准入门槛，吸引更多的城乡居民参与全民健身运动，通过锻炼达到预防效果，从而减少疾病发生的概率，真正提高健康需要、降低医疗服务需求，缓解医疗服务压力。

随着物联网等新兴技术的发展，具有自助式功能的新型预防性医疗服务资源，如健康小屋模式（图 5-1）得到广泛的应用。健康人群能够充分享受新型预防性医疗服务资源，提高医疗服务资源利用率、缓解医疗服务资源紧缺的局面，从而提高城乡居民个性化健康管理能力。

2）患病人群享受救治性资源模式

在医疗服务体系中，患病人群均等地享受救治性医疗服务资源，根据患者实际需求享受预约挂号、专家门诊、检查化验、医院床位等救治性医疗服务资源。通过科学地引导城乡居民的就医秩序，有效拓展城乡医疗服务资源均等化享受的途径，保障患者病有所医的基本医疗权益。

救治性医疗服务资源均等化享受，首先需要提升城乡居民的医疗服务需求意识。城乡医疗服务的差距不仅体现在医疗服务水平和硬件设施上，而且体现在城乡居民享受医疗服务需求意识的差异上。一方面，农村居民对分级诊疗等制度的知晓度低；另一方面，农村居民治病求医的意识不高，导致农村居民医疗服务需求低。

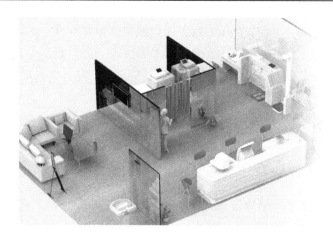

图 5-1　健康小屋模式（佚名，2016）

患病人群能否充分地享受救治性医疗服务资源，取决于城乡居民的健康理念和就医观念，需要通过宣传、教育等方式，提升城乡居民对医疗服务的理解和认识。通过提高医疗服务人员的服务水平、服务态度，改善医患关系、解决医患矛盾，提高城乡居民享受医疗服务资源的意愿。

3）康复人群享受康复性资源模式

依据"小病在社区，大病到医院，康复回社区"的理想格局，在保证康复转诊制度和转诊流程连续性以及患者康复过程不间断、治疗用药有保障的前提下，康复人群主要在基层医疗机构或者家庭医疗机构享受康复性医疗服务资源。康复人群均等地享受康复性医疗服务资源，有助于使更多的康复人群尽快转化为健康人群。

康复人群康复性医疗服务资源均等化享受，应从患者交接、患者随访、患者监督三个方面展开，患者从上级医疗机构转诊到下级医疗机构进行康复时，双方医生需要做好沟通与交流工作。

（1）统一患者身体健康状况与康复需求的认知。双方医生在统一认知的基础上，共同为康复患者制定一个科学有效的康复方案。

（2）确保基层医疗机构仪器设备、设施能够满足患者的康复需求，双方医生能够协同制订患者的康复计划，保证康复治疗有序进行。远程医疗、移动医疗服务技术的应用，有助于远程医生监控与基层医生随访相结合，实现患者康复状态的动态跟踪。

（3）加强患者健康状态监督，一方面对患者进行定期检查和康复提醒；另一方面，确保基层医疗机构的康复仪器设备、设施准确落实，开放到位。

医疗服务资源均等化享受模式，从城乡居民分类享受的视角展现了"公平优先，兼顾效率"的原则，用于揭示城乡居民能否充分地享受医疗服务资源均等化带来的公平性，实现"人人享有基本医疗卫生服务"的目标。

5.1.2　医疗服务资源均等化享受效果

基于居民分类的享受模式分析可知，我国城乡居民均等化享受医疗服务资源的现状不理想，健康人群远离预防性医疗服务资源，患病人群集中在高端救治性医疗服务资源，康复人群对康复性医疗服务资源的利用率低。

1. 均等化享受效果影响因素

医疗服务资源均等化享受效果不佳的影响因素众多，主要体现在资源配置不均衡、资源结构不合理和就医秩序不规范，受这些因素的影响，不仅医疗服务资源分布不公平，而且医疗服务资源享受不均等。

（1）资源配置不均衡。在一个特定区域，医疗服务资源均等化享受的前提是人口分布公平性和地理分布公平性，即医疗服务资源均等化。在医疗服务资源不均衡的现实环境中，由于不同区域之间、不同人群之间存在着差异，例如，苏南、苏中和苏北之间以及城镇与农村之间，甚至我国东中西部地区医疗服务资源不均衡（韩春蕾和陈利，2013），所以无法实现真正意义上的均等化享受。

（2）资源结构不合理。在"城乡二元化结构"中，"家庭-社区-医院"和"村-乡镇-县"三级医疗服务网络结构不合理，城镇社区和农村卫生室等基层医疗机构的医疗服务能力不足以支撑基层首诊的实施，同一区域不同层次医疗机构之间无序竞争的医疗服务环境制约了分级诊疗、双向转诊的有效实施，影响了城乡居民均等化享受程度。

（3）就医秩序不规范。在医疗服务资源有限的现实环境中，基层首诊、分级诊疗和双向转诊的就医秩序成为一个有效的解决方案。由于医疗服务就医环境、城乡居民就医观念等因素的影响，尚未形成一个基层首诊、分级诊疗和双向转诊的就医秩序。受不规范的就医秩序制约，医疗服务资源均等化享受受到影响。

2. 均等化享受效果分析

医疗服务资源均等化享受是一种体验，一种对社会福利公平性的感受。社会福利能够帮助居民改善生活水平、提高生活质量（周沛，2014），在社会发展进程中受到越来越多的重视。居民医疗保障是社会福利的重要组成部分，已经成为居民健康的保障和生活质量提升的基石。

（1）城乡居民医疗服务满意度。城乡居民医疗服务满意度能够作为一项指标反映医疗服务资源均等化享受程度，反映城乡居民对医疗服务的满意程度。如果能够获得城乡居民接受医疗服务的真实感受和体验，就能够从医疗服务满意度的视角更好地评价城乡居民医疗服务资源均等化享受效果，提高城乡医疗服务资源均衡配置和均等享受的能力。

（2）城乡居民就医观念和就医行为合理性。在医疗服务体系中，城乡居民就医行为反映了医疗服务体系的完善程度、医疗服务资源配置优化程度，反映了城乡居民的就医选择和意愿，可以用于观察城乡居民的就医观念和就医秩序，也能够从行为分析的视角反映医疗服务资源均等化享受的效果，有助于提高城乡医疗服务资源享受能力。

城乡居民医疗服务资源均等化享受效果，不仅表现在城乡居民医疗服务满意度、城乡居民就医行为上，而且也会表现在城乡居民对"公平优先，兼顾效率"医疗保障原则的认知，对社会公平正义在医疗服务领域的感知上。正是城乡居民深切的就医体验，才推动着城乡医疗服务资源均等化目标的实现，推动着城乡医疗服务资源均衡配置和均等享受能力的提高。

5.2　江苏省城乡医疗服务资源均等化享受机制

通过查阅文献等方法，了解江苏省城乡居民医疗服务资源均等化享受现状，以及城乡医疗服务资源均等化享受推广机制、保障机制，以提高江苏省城乡医疗服务资源均衡配置、均等享受能力。

5.2.1　江苏省城乡居民医疗服务满意度及其影响因素

城乡居民医疗服务满意度是评价医疗服务质量和医疗服务体系是否完善的一项重要指标。以江苏省为对象调研分析，能够从城乡居民满意度的视角反映江苏省是否实现了医疗服务资源均等化享受的目标。

1. 江苏省城乡居民医疗服务满意度

2012 年，南京财经大学服务质量评价研究中心就江苏省医疗服务水平展开问卷调查①。此次调查获得有效问卷 12 008 份，从看病难、看病贵两个角度进行统计分析，并与 2011 年三级医院服务水平调查报告进行对比。从公众满意度指标看，2012 年的统计值为 63.42，相比 2011 年低 0.51。其中，就服务效率而言，49.50% 的受访者认为医院的就诊时间过长，43.82% 的调查对象认为医院进行小病大检，

---

① 蔡美萍. 2013. 公众对超市业满意度最高[EB/OL]. [2013-01-14]. http://finance.people.com.cn/n/2013/0114/c7 0846-20192126.html.

比例高于 2011 年的水平。就药价指标而言，65.15%的调查对象认为医院药价过高。受访者还反映病历书写潦草、挂号时间长、医院间检查结果不通用等问题。不过受访者对医院就医环境、医护人员服务态度和医院医疗水平相对比较满意。

根据《江苏卫生年鉴》（2014 卷），2013 年，江苏省卫生厅对江苏省 101 家医院展开了问卷函调。调查结果显示，函调对象的综合满意度为 91.22%，泰州、常州、镇江、无锡以及徐州等 5 个城市在江苏省排位靠前，并且平均综合满意度较高；函调对象对医生服务态度的满意度为 93.99%，对门诊挂号的满意度为 87.31%，对药房服务的满意度为 87.31%，对检验服务的满意度为 86.44%，对医院收费的满意度为 87.84%，78.96%的函调对象对就医流程表示清楚并认为其方便。而在 2012 年开展的第三方医疗服务质量测评中，昆山市也凭借良好的服务水平获得了 82.3%的社会满意度。

张永梅和李放（2010）分别调查了江苏省苏南地区苏州常熟市的 7 个村、苏中地区南通海安县的 6 个村和苏北地区宿迁沭阳县的 3 个村的居民对不同医疗机构服务的满意度评价，农村医疗机构是三级服务网络的基础，在服务态度、医疗费用和便捷程度三个方面，农村三级医疗机构的满意度得分较高，但是在医疗设备、药品种类和医生技术水平方面的满意度得分较低；县级医院相对于农村卫生室和乡镇卫生院而言，拥有更高的医疗水平、完善的设施设备和完备的药品库存，在农村三级网络中起领导作用。但是，县级医院也存在相对劣势，主要表现在可及性和医疗费用方面；乡镇卫生院是连接农村卫生室和县级医院的枢纽，但相较二者而言，没有明显优势。就服务便捷性、服务态度和医疗费用而言，乡镇卫生院不及农村卫生室；就服务质量、医生技术、医疗设备、药品种类而言，又无法与县级医院相媲美（张永梅和李放，2010）。

2. 江苏省城乡居民医疗服务满意度影响因素

江苏省泰州市农村医疗服务水平调研发现，当地居民对于农村卫生室的满意度较高，主要表现在对医疗费用、就医环境和医护人员服务态度的认可，而农村医疗的硬件设施、服务水平以及新型合作医疗的实施情况还是无法满足居民的需求。社区卫生服务站基础设施建设薄弱、医疗服务人员素质偏低以及管理机制落后是造成社区卫生服务站不能很好地满足农民需求的主要原因（王诗露等，2011）。

国内外学者从不同角度对患者满意度的影响因素进行实证研究，发现患者满意度不仅与医疗服务体系因素有关，如医院的声誉、环境与地理位置、就医流程、候诊时间、医疗设备、医护人员服务技能及服务态度、医患之间沟通、医疗费用、诊疗效果等，还与个体特征因素相关，如患者年龄、性别、种族、教育水平、收入水平、自我感觉身体或心理健康状况、所患疾病类型和严重程度、心理压力、以往的医疗服务体验等。

王延中和江翠萍（2010）对农村居民医疗服务满意度的影响因素进行了研究分析。结果表明，农村居民的医疗服务满意度较低，其中村民的年龄、职业、家庭收入以及医疗机构的评价、医护人员与药品的评价是直接影响因素，居民的文化水平、患病类型以及疾病的诊疗方式是间接因素。分析结果基于中国社会科学院在 2009 年发布的问卷调查数据，来自"中国中低收入群体医疗服务需求与服务模式创新研究"课题组，具体采用路径分析方法进行研究。

5.2.2　江苏省城乡居民就医行为及其影响因素

通过查阅江苏省统计年鉴资料及其已有研究成果，了解江苏省城乡居民就医观念和就医行为，以此探索产生不理性就医行为的根本原因以及城乡医疗服务资源均等化享受的影响因素。

1. 江苏省城乡居民就医行为分析

江苏省城乡居民就医行为，可以从总体就医行为和典型城市就医行为两方面进行分析。

1）江苏省城乡居民总体就医行为分析

江苏省基层医疗机构诊疗人次占各类医疗机构总诊疗人次的比例在一定程度上反映了江苏省居民总体就医行为，2012 年和 2013 年江苏省各类医疗机构门诊和急诊及住院服务、病床使用情况如表 5-1 和表 5-2 所示。

表 5-1　2012 年和 2013 年江苏省医疗机构门诊情况

指标	诊疗人次/万人		门诊/万人		急诊/万人	
年度	2012	2013	2012	2013	2012	2013
总计	45 288.91	49 420.23	41 102.42	44 940.26	2 622.14	2 899.10
医院	19 370.37	21 201.24	17 164.55	18 721.03	1 819.64	2 063.96
综合医院	13 518.92	14 846.21	11 886.79	12 991.42	1 413.76	1 597.08
中医医院	3 243.54	3 533.15	2 921.89	3 193.03	213.11	243.06
中西医结合医院	295.62	441.80	259.67	383.36	33.92	53.76
专科医院	2 300.33	2 364.10	2 087.70	2 143.68	158.74	169.90
基层医疗机构	24 826.88	27 071.57	23 024.34	25 253.80	718.24	748.21
社区卫生服务中心（站）	6 194.74	6 876.74	5 516.92	6 115.60	329.42	352.53
卫生院	7 384.93	7 942.61	6 809.16	7 391.10	388.82	395.68
乡镇卫生院	7 383.00	7 941.34	6 807.89	7 389.86	388.82	395.68
村卫生室	7 967.46	8 708.42	7 508.86	8 284.92	0	0
门诊部	611.43	731.51	546.12	671.21	0	0
诊所、卫生所、医务室	2 668.32	2 812.29	2 643.27	2 790.97	0	0

表 5-2　2012 年和 2013 年江苏省医疗机构住院服务、病床使用情况

指标	病床使用率/%			入院人数/万人			每百门诊和急诊人次的入院人数/人
	合计	非营利	营利	合计	非营利	营利	—
年份	2012						
总计	84.08	85.03	65.78	952.52	912.09	40.43	2.89
医院	91.88	93.63	66.06	759.92	719.50	40.42	4.00
综合医院	92.65	94.29	69.85	559.37	530.22	29.15	4.21
中医医院	93.41	93.93	69.96	101.53	99.71	1.82	3.24
中西医结合医院	87.01	90.92	73.97	9.26	6.96	2.30	3.15
专科医院	90.68	94.00	50.92	88.37	81.23	7.14	3.93
基层医疗机构	55.71	55.76	26.10	167.90	167.89	0.01	1.28
社区卫生服务中心（站）	48.91	48.99	32.98	27.94	27.94	0	0.60
卫生院	58.09	58.09	0	139.48	139.48	0	1.94
乡镇卫生院	58.09	58.09	0	139.44	139.44	0	1.94
年份	2013						
总计	84.22	85.41	62.91	1052.71	1005.49	47.22	2.92
医院	91.06	93.04	63.37	850.46	803.30	47.16	4.09
综合医院	91.72	93.43	69.49	623.37	587.54	35.83	4.27
中医医院	92.64	93.35	51.99	114.84	113.97	0.87	3.34
中西医结合医院	87.34	90.05	74.44	13.67	11.39	2.28	3.13
专科医院	90.24	94.69	43.68	96.87	88.68	8.19	4.19
基层医疗机构	57.98	58.01	28.95	177.31	177.30	0.01	1.24
社区卫生服务中心（站）	48.72	48.81	28.95	29.95	29.95	0	0.58
卫生院	61.23	61.23	0	147.26	147.26	0	1.89
乡镇卫生院	61.25	61.25	0	147.22	147.22	0	1.89

　　2013 年江苏省基层医疗机构诊疗人次占江苏省总诊疗人次的 54.8%，门诊和急诊量分别占 56.2% 和 25.8%，病床使用率仅为 57.98%，而综合医院病床使用率高达 91.72%。2012 年基层医疗机构诊疗人次占 54.8%，门诊和急诊分别占 56.0% 和 27.4%，病床使用率仅为 55.71%，综合医院病床使用率达 92.65%。说明基层医疗机构医疗服务资源严重闲置，没有被充分利用，而综合医院高负荷甚至超负荷运转。

《江苏卫生年鉴》（2014 卷）数据显示，2013 年江苏省农村基础医疗机构门诊和急诊量占县域总量的 84.2%，而社区医疗机构门急诊人次仅占总量的 47%。可见，医改政策的实施程度影响了居民的就医行为。

2）江苏省典型城市城乡居民就医行为

江苏省各市的经济发展状况、综合医院、社区医疗机构的建设情况等因素也导致居民就医行为的差异。

（1）调研数据分析。2013 年，南京市医疗机构总诊疗人次达到 6200.65 万人，同比增长 6.6%。其中医院占比 61.6%，同比增长 10.45%；基础医疗机构占比 36.8%，同比增长 2.21%。南京市医院收治 102.7 万人，占总数的 93.98%，是医疗服务需求承担的主体；基础医疗机构收治 5.16 万人，仅占比 4.7%。

无锡市社区医疗机构门诊量同比增长 10%，达到 1348.9 万人次，居民到基层医疗机构就诊率超过 50%，住院人次同比增长 8.2%。

苏州市 2013 年基层门诊和急诊量为 3135.07 万人次，占苏州市各级各类门诊和急诊总量的 49.90%。医院病床使用率为 90.73%，卫生院病床使用率为 71.70%，社区卫生服务中心病床使用率为 50.37%。

（2）已有文献分析。不少学者也通过问卷调查、实地访谈等方法对江苏省典型城市或农村地区进行了调查，以研究江苏省城乡居民的就医观念和就医行为。

谢宇等（2010）对南京市 397 位居民开展社区首诊认知情况调查。数据显示，南京市共有 289 位居民听说过社区首诊概念，知晓率为 72.8%。但是，了解南京市社区首诊具体政策的居民仅 169 人，知晓率为 42.57%。进一步了解居民首诊意愿，发现 69.77% 的居民愿意接受社区首诊，21.41% 的居民表示拒绝，8.82% 认为无所谓。在拒绝接受社区首诊的居民中，49.15% 的居民归因于社区医疗服务水平低，23.73% 的居民认为社区首诊是对自由择医的限制，20.34% 的居民认为转诊太复杂，其他原因占 6.78%。

连燕舒等（2010）也针对南京市居民的社区首诊情况进行了分析。2008 年的相关数据显示，在自觉病情较轻时，71.8% 的居民选择社区首诊；在自觉病情较重时，选择社区首诊的居民仅占 14.2%。这两项指标，在 2007 年分别为 62.4% 和 18.7%。

刘伟等（2005）根据经济发展水平的不同在江苏选择江阴、常州、连云港和盐城等 4 个城市，对 1400 位居民进行问卷调查。采用随机抽样调查法对江苏省城乡居民的就医行为展开调查，调查结果表明：52% 的居民小病不去医院就医，而是自己采取处理措施；选择就医的居民中，36.3% 选择到社区卫生服务中心就近治疗，48.6% 选择到综合医院接受治疗。

秦翔等（2007）分别从苏南、苏中、苏北选择南京、苏州、镇江、盐城、泰州 5 个城市进行问卷调查，每个城市随机抽取 3 个街道，每个街道抽取 75 人，研究江苏省社区居民首诊情况和影响因素。调查结果表明：自我感觉病情轻微的居民中，54.1%选择到社区医疗机构就医，23.4%选择到市级及以上医院就医；在自我感觉病情严重的居民中，85.6%选择到市级及以上医院就医，并且选择顺序为市级医院、区级医院、社区医疗机构。

黄欢（2010）对镇江市某社区居民的调查发现，社区居民患病未就医的占总数的 63.2%，患病及时就医的社区居民占 36.8%；在患病较轻时，大部分居民首先选择到社区卫生服务中心就医，占比 73.2%，其次是市级医院，占比 10.1%；慢性病人群中，65.0%的社区居民选择到社区医疗机构就医，14.5%的居民选择到市级综合医院就医，10.9%的居民选择到市级专科医院就医；患重大疾病时，68.3%的居民首选到市级综合医院就医，20.3%选择到专科医院就医，选择区级医院与社区的比例不高，仅占 5.7%和 4.9%。

张永梅和李放（2010）实地考察了江苏省农村居民对农村基础医疗服务的选择情况，并进行了统计分析。问卷调查将居民择医行为做了分类，分别为村卫生室、乡镇卫生院、县级医院与自我医疗（自行买药）。农村居民在选择医疗机构时主要权衡机构服务水平与治疗成本两方面因素。调研数据显示，当面对常见病、多发病或者经确诊的慢性病时，71.18%的村民选择村卫生室，11.53%的村民选择自我诊疗，另外，9.22%与8.07%的村民分别选择了乡镇卫生院和县级医疗机构。调研数据说明，农村卫生室等农村基础医疗机构是村民治疗常见病的首选，乡镇卫生院和县级医院往往起到补充作用。然而，现阶段农村基础医疗的硬件水平和服务能力却无法满足居民的需要。

江苏省淮安市某镇调查发现，面对常见病，村民首选到村医务室和私人诊所就医，占比分别为38.1%和36.7%，相对而言，选择到乡镇卫生院和县级医疗机构就医的村民较少，仅有 12.4%和 6.7%；当面对重大疾病时，选择到县级医院就医的村民人数明显提升，达到51.7%，31.4%的农村居民选择到市级医院就医，5.2%的农村居民选择到省级医院就医，到农村卫生室和私人诊所就医的比例为零（张娜，2007）。

2. 江苏省城乡居民就医行为影响因素分析

由于江苏省城乡居民就医行为影响因素众多，所以将分别从需求侧探讨城乡居民择医行为、从供给侧探讨江苏省医疗服务信息化建设水平，以此刻画江苏省城乡居民就医行为影响因素。

1）城乡居民择医行为

根据众多学者对居民择医行为进行的大量实证研究，可以将居民就医的影响因素分为两类：第一类为个体特征因素，与患者个体有关，包括性别、年龄、收入水平和文化程度，以及患者疾病类型、严重程度、居民自身医保情况等；第二类为医疗服务因素，主要有医疗机构的服务质量、价格、到达距离和时间，以及可供选择的交通方式等。

秦翔等（2007）对江苏省南京、苏州、镇江、盐城、泰州的调查数据表明，居民愿意接受社区首诊的主要原因在于社区医疗机构距离近、医疗费用低、服务态度好三个方面。在拒绝接受社区首诊的居民中，48.4%认为社区医疗机构服务水平低，27.3%认为社区医疗机构的设施设备等硬件不足。

黄欢（2010）对江苏省镇江某社区居民进行问卷调查，也得到相似的结论。调查结果显示，54.6%的居民认为医生的技术水平是影响其择医行为的首要因素，其他因素按重要性进行排序依次为医疗费用、医院环境、服务态度、就医的便捷性和可及性以及医院的声誉，这些因素对居民的影响程度因居民所患疾病的不同呈现差异。例如，当居民面临常见病、多发病时，就诊的便捷性、效率以及医疗服务人员的服务态度是居民择医行为的主要影响因素；当面临重大疾病时，居民会着重考虑医院的医疗水平、医保和社保便捷性等因素；而当面临慢性病时，医保定点被提到了首要位置。

基于"中国健康与营养调查"数据，李湘君（2013）运用面板数据模型研究江苏省农村居民的择医行为，并对相关影响因素进行实证分析。研究结果表明：是否加入新型农村合作医疗对就诊机构选择具有显著性影响，相对于不参加新型农村合作医疗的群体，参加新型农村合作医疗群体选择农村卫生室、乡镇卫生院、县级及以上医院等医疗机构就诊的概率统计显著，并且更倾向于选择在农村卫生室和乡镇卫生院就诊；对疾病认知程度的不同也对就医行为有显著的影响，相对于对疾病认知为不严重人群而言，对自身疾病的认知程度为一般的群体在生病时会及时选择医疗机构治疗，但对医疗机构的选择并无明显倾向性，自觉病情严重的患者倾向于私人医疗机构和综合医院，其中高收入群体首选设施齐全的权威医院；受教育程度对农村居民的择医行为并没有显著影响，但是，与教育程度在小学阶段的居民相比，受高等教育的群体更倾向乡镇及以上的医疗机构。

总体而言，性别、年龄、职业、收入等因素并不直接影响居民的择医行为，而文化程度、距家最近的医疗机构、居民对基层首诊政策的知晓度、居民对基层医疗机构技术满意度和居民是否愿意去基层医疗机构首诊均有关联，影响居民对基层首诊认可度的首要因素是基层医疗机构的服务水平和居民对基层首诊的知晓度。对比首诊政策实施前后居民的态度变化，发现57.43%的居民对社区首诊的好感度增加，35.27%的居民认为没有变化，7.30%的居民认可度进一步降低。就医疗费用来看，仅有8.31%的居民认为社区首诊减少了费用，10.58%的居民认为增加了费用，绝大部分居民没有感受到明显变化。就治疗便捷性看，认为社区首诊为居民就诊提供方便的约占66.50%，认为没有变化和更麻烦的分别占22.67%、10.83%；认为报销情况没有变化、变好和未改善的分别占87.66%、9.57%和2.77%（谢宇，2010；谢宇等，2010）。

2）江苏省医疗服务信息化建设水平

信息技术的发展不仅推动着医疗服务信息化建设，而且深刻影响着城乡居民的就医行为，可以认为医疗服务信息化建设水平影响着城乡居民的就医行为。

（1）江苏省医疗服务信息化建设整体水平。江苏省城乡居民健康需要和医疗服务需求的提高，推动着江苏省医疗服务信息化建设整体水平的持续提升，使其在国内保持较高水平。

第一，江苏省已经着手建立医疗服务信息化平台，逐步推行居民健康"一卡通"、远程医疗和社区医疗信息共享平台等。

居民健康卡是一张可供计算机识别的 CPU 卡[①]，也是居民个人基本信息的载体。居民健康卡集新型农村合作医疗"一卡通"、社会保障卡的服务功能于一身，能够进入医疗就诊系统，与医疗机构存储的居民健康档案和电子病历互联。居民健康卡不仅是居民与医疗机构之间信息互通的纽带，而且是居民个人身份的标识，为跨地区、跨机构就医提供方便。远程医疗包括远程会诊和远程教育，是城乡医疗技术交流的枢纽，也是城乡信息共享的平台，是提高基础医疗服务水平和落后地区医疗服务公平性的保证，有助于促进城乡医疗服务资源均等化享受能力的提高。社区医疗信息共享平台具有慢性病管理、自助查询等信息共享功能，实现了居民健康档案多点查询、多点录入、多点更新，开设自助式健康小屋，实现"健康随机自测、数据及时入档"，有助于促进社区医疗服务信息化建设，提高医疗服务人员工作及患者就诊的便捷性。

第二，江苏省集约式预约诊疗平台的建立、12320 卫生热线的开通使患者可以通过网上、电话预约挂号，有助于减少患者挂号、就医等候时间，优化就医体验，提高医疗服务质量和患者满意度。

2012 年江苏省集约式预约诊疗服务信息平台上线运行，有 2.77 万人次通过网上平台成功预约挂号。服务平台与居民健康卡信息系统进行对接，能够实现检查报告、医学影像、转诊信息的互联互通，为远程医疗的开展打下基础。服务平台覆盖江苏省 9 个省辖市的所有二级及以上公立医院，以及 50%的三级医院。

2013 年江苏省有 9 个市和绝大多数县（市）建立了区域性医疗信息平台基本架构，所有三级医院和 86%的二级公立医院建立了电子病历系统，基层医疗机构信息系统实现全覆盖。在线预约方面，除了全面上线的二级及以上公立医院，三级医院的开放率也达到了 85%。基层医疗机构信息系统全面整合，覆盖了江苏省 39%的县、市，联合了 94%的三级医院的实验室信息系统（laboratory information system，LIS）、医学影像信息系统（picture archiving and communication system，PACS）、医院信息系统以及电子病历系统等医疗平台。区域性医疗信息平台不仅

---

① 佚名. 2015. 居民健身卡[EB/OL]. [2015-04-02]. http://baike.haosou.com/doc/2344132-2479034.html.

是资源共享的渠道，而且是远程医疗的基础。此外，江苏省"120 急救指挥调度系统"也联网运行，成功覆盖江苏省 13 个市的 48 个县，并与 12320 卫生热线对接，实现卫生监督的信息互通。

2014 年，江苏省建立区域性医疗信息平台，连接了 12 个省辖市，并对 52 个县（市、区）进行了省级复合型测试。此外，江苏省加快建立电子健康档案、电子病历等业务数据库，50%以上的三级公立医院电子病历应用水平达到 3 级以上。医学影像和检查化验报告等检查数据也经标准化后进行数据存储和传递。约有 2/3 的县（市、区）依托中心医院建立起远程医疗系统。二、三级医疗机构也全部接入诊疗预约平台。

（2）江苏省典型城市医疗服务信息化建设水平。2014 年南京市医疗"一卡通"在 40 家二级以上医院和 9 个区联网使用，开卡量近 300 万张；南京鼓楼医院等 20 多家医疗机构 460 台自助智能机上线使用；除了健康"一卡通"，南京市还进行了医疗服务信息化建设。二级以上医院实现信息化管理，全部使用电子病历，社区综合管理系统、医学检验报告查询平台等也都上线运行；在医疗卫生监督方面，南京市的 12320 公共热线开通了医疗投诉、服务满意度调查等服务，并借机推行了健康咨询、专家问诊、检查报告查询等功能，日均话务量 360 多个。

无锡市积极推进电子健康档案和电子病历建设，规范医院信息系统，通过互联系统的应用实现医疗服务信息整合与共享。互联系统由市八院试点开发完成，实现二级以上医院与社区医疗机构信息共享上的突破。除信息共享，全市所有社区医疗机构全部实现光纤互通，在惠山、滨湖等多个地区，健康感知服务正在逐步走进居民的日常生活，市民卡也逐渐衍生出相关医疗服务功能。

徐州市面向基础医疗服务构建了综合业务信息服务系统，系统可以对接县级数据中心和相关医疗机构，并与省级信息平台相连，实现全市覆盖。系统具备统一规范的基本药物供应使用、公共卫生和医疗服务行为管理、居民健康管理、成本控制和绩效考核、统计分析等多重功能，主要实现了对医疗信息数据的上传、统计、分析和查询管理。除信息平台建设，徐州市还积极推进健康"一卡通"工程，在铜山区、贾汪区和涉农五县（市）进行健康卡发放。

苏州市建成工业园区、高新区、相城区区域卫生信息平台一期工程，吴江区区域卫生信息平台二期工程，启动吴中区区域卫生信息平台一期工程，实现市（县）、区级区域信息平台建设全覆盖。完成"一卡通"自助机信息系统改造，支持银联付费、现金付费，并在市级医院全面推广应用，市区"一卡通"使用率达 55%以上。完善"一号通"电话预约及"网上预约挂号"平台，市区各医院预约挂号率为 35%，12320 预约挂号量占江苏省总量的 70%以上。除此之外，苏州市率先开展了药品监管，对全市 32 家药品生产企业、33 家药品批发企业进行电子监控，并加入国家药品电子监管网，实现零售药品远程服务。

南通市基层医疗机构信息平台全面上线，实现政府办基层医疗机构信息系统全覆盖，实现信息实时生成、动态监管，提高绩效考核的可操作性。南通市首先进行市级医院医疗信息的互联互通，建立医院自助服务系统，再进行跨区域的医疗服务联合，逐步完成市级医疗信息平台开发，进行数据实时推送。

连云港市通过对二、三级综合医院实行健康档案和病历的电子化与规范化，以及医院信息系统优化，建立了初级省市远程医疗会诊系统。二级以上公立医院全部进入省预约诊疗服务平台，市级区域预约诊疗服务平台初步建成。全市共发放居民健康卡 11 万张，覆盖约 30 万城乡居民，市区实现发卡与应用全覆盖、发卡与应用双提升。依托市医院及各县级医院在市县一体化区域卫生信息平台上建立全市区域影像、区域心电、区域检验和远程会诊系统。其中，发展较快的市区和东海县已经率先完成了市、乡、县三级远程医疗系统建设。

5.2.3　江苏省城乡医疗服务资源均等化享受推广机制

在提高城乡居民医疗服务满意度和规范城乡居民就医行为的基础上，政府应建立完善城乡医疗服务均等化享受推广机制，通过城乡医疗服务均等化享受效果的推广，让更多的城乡居民受益。

1. 基于医疗费用折扣的医保政策激励机制

近年来，江苏省积极调整城镇医疗保险、城镇职工医疗保险和农村合作医疗保险中的相关规定，通过拉开市医院与社区卫生服务中心及县级医院与乡镇卫生院之间的报销起点和比例等措施，减少医疗费用以激励居民到基层医疗机构就医。为推动基层首诊、分级诊疗和双向转诊制度的实施，江苏省针对农村和城市分别制定了一系列政策，鼓励、引导居民采取多级诊疗方式。

江苏省卫生和计划生育委员会发布了《关于做好 2013 年度新型农村合作医疗补偿方案调整工作的意见》（苏卫农卫〔2013〕1 号），明确指出采用补偿制度提高农村居民医疗报销比例，推动农村居民进行分级诊疗，实现大病不出县。具体补偿机制包括：设置村级门诊补偿比例为 50%，高于乡镇级别；设置乡镇卫生院的住院补偿比例达 80%～85%，县、乡两级将补偿比例稳定在 75% 左右。

《江苏省城市社区卫生服务条例》（2008.7.24）通过将社区医疗服务纳入医保的基本保障项目，降低城市参保人员在社区就诊的费用，鼓励居民选择社区首诊。凡是参与职工医疗保险或城镇基本医疗保险的居民均可享受减免社区就诊诊疗费和挂号费服务，且在社区治疗的自付比例比在二、三级医院分别低 15%、25% 以上。对于慢性病患者，一部分医药费用由基本医疗保险的统筹基金支付。江苏省各市也分别出台了相关医疗保险制度，以引导患者合理就医、合理分流。

2014 年，徐州市发布《新型农村合作医疗分级诊疗管理实施方案（试行）》。在新型农村合作医疗分级诊疗的推动中，徐州市指定了分级诊疗病种管理制度。在县级医院选定 100 个、市级医院选定 50 个病种纳入管理范畴。具体管理措施有三项：第一，对纳入管理范围的病种进行临床路径管理；第二，调整针对这 150 个病种的补偿结算机制。鼓励定点就医并实施诊疗费与住院费的限额收费、定额补偿优惠政策。对于住院费用低于限额的，实行县级补偿 60%、镇级补偿 80% 的措施，补偿金额由新型农村合作医疗基金提供，对于出院费用超限额的，实行超出部分由定点医院承担的措施。

自 2013 年起，泰州市将社区医疗机构和乡镇卫生院的报销比例提高到 85% 以上。此外，泰州市加大了对新型农村合作医疗门诊的统筹管理，进一步纳入服务基本药物制度的村级基础医疗机构，全面落实基本医疗保险政策，以鼓励和促进城乡居民在基层医疗机构就医。

镇江市利用经济杠杆原理，通过拉大各级医院间的门诊报销比例，引导居民转向社区就诊。除此之外，镇江市还完善了社区慢性病患者管理制度以及医疗保险服务制度，进一步提升社区医疗服务水平。

常州市自 2013 年积极采取措施，努力提升乡镇卫生院基本医疗服务能力，发挥医保资金扶持引导作用，拉开县、乡补偿差距，并通过完善的转诊审核机制，对符合要求的转诊治疗进行补贴奖励。例如，按规定办理向县级医院转诊的，报销比例在原有基础上提高 3～5 个百分点；符合要求转回基层医疗机构康复治疗的，报销比例提高 5～10 个百分点；新型农村合作医疗对同一疾病的多次诊疗起付线根据患者初次诊疗的医疗单位的标准进行设置。

昆山市通过对社区医疗机构、医保报销项目以及报销比例进行设置和完善，推进"小病在社区、大病到医院、康复回社区"多级医疗服务模式。昆山市将社区医疗机构纳入医保定点单位，并进一步拓展社区医疗服务网络，提升社区医疗机构医疗服务水平。除此之外，经审核的基本医疗服务项目以及基本药物也被纳入医保报销范畴。昆山市设置社区门诊服务费用报销比例比二级及以上医疗机构高 15%，引导患者向基层医疗机构分流。

2. 依托媒体和医疗机构的宣传培训机制

江苏省在社会发展总体规划中重点强调社区医疗服务工作，通过责任的层层落实，推进基层医疗机构建设工作。为提升社区医疗服务在居民中的知名度，江苏各地广泛开展了宣传工作：各地主流媒体根据《江苏省城市社区卫生服务条例》开展惠民政策宣传；徐州、无锡、苏州等市举办了以社区医疗服务宣传为核心的征文活动；连云港、无锡等地还采用网站宣传模式，通过建立社区医疗机构相关服务网站，有针对性地宣传社区全科医生团队等相关政策。

　　无锡市从基层首诊、双向转诊两方面出发，积极推进分级诊疗工作。截至 2010 年，无锡市居民社区首诊比例达到 55%，社区基层医疗机构为 85 334 人次提供向医院的转诊服务，并接受回社区康复治疗的患者 8 294 人次，初步建立起顺畅的服务渠道。2011 年，全市参与城镇医疗保险和农村合作医疗的居民均实现社区首诊，另有 18.35 万人自愿选择社区进行初步诊疗。无锡市采取有效的措施推进分级诊疗工作：第一，在积极宣传社区医疗服务的同时提升基础医疗服务质量，提升居民社区医疗服务的满意度；第二，明确转诊的基本原则，进行医疗服务资源共享、医疗服务连续性管理，坚持以患者自愿为原则制定合理的转诊规范。与此同时，完善转诊的要求和流程、规范医疗保险和保障制度，激励规范的双向转诊行为。

　　镇江市加强对社区医疗服务的宣传，通过板报、标语等方式向社区居民传达双向转诊的意义和具体实现的方法。除社区宣传，医疗集团也将自己的特色专科、硬件设施、知名专家和医疗政策打印成册，发放到社区医疗机构和患者手中，便于社区医疗机构与综合医院进行医疗服务资源对接，加深患者对于双向转诊的理解和认识。镇江市各级医院之间开通绿色就医通道，上级医院均建立了社区转诊患者就诊挂号绿色通道，凭社区卫生服务中心开具的转诊单，转诊患者可享受免挂号费、优先预约专家和检查，享受先人一步的住院服务，实现"一免三优先"服务。

5.2.4　江苏省城乡医疗服务资源均等化享受保障机制

　　在江苏省城乡医疗服务资源均等化享受保障机制中，主要通过有效的监督提高城乡居民医疗服务满意度和规范城乡居民就医行为，包含监督主体、监督方式和监督力度。监督主体包含江苏省、市、区级卫生和计划生育委员会及全体城乡居民；监督方式分为以政策考核方式进行的正向监督和以评价反馈方式进行的逆向监督；监督力度反映了执行的标准和指标。

　　1. 江苏省总体情况

　　2013 年，江苏省政府办公厅印发了《关于巩固完善基本药物制度和基层运行新机制的实施意见》（苏政办发〔2013〕131 号），设置了基层医疗服务建设目标。要求截至 2015 年，江苏省达到建设标准的社区医疗机构占比 95%以上，社区预防保健人次占总量的 70%以上，门诊和急诊人次超过 45%。对乡村基础医疗机构，门诊和急诊量需要达到总量的 80%以上，乡镇卫生院提供当地 50%的住院服务、就诊率达 90%。对农村医疗机构，村卫生室全面达到标准化建设要求，实现乡村医疗机构一体化管理全覆盖，每个村卫生室至少配备 1 名执业（助理）医师，乡村医疗服务技术人员队伍总体水平明显提高。

为了深化经费保障制度改革、完善稳定长效的多渠道补偿机制，江苏省明确提出了落实财政对基层医疗机构的专项补助经费、完善财政对基层医疗机构运行的补助政策、保障基本公共卫生服务经费、全面实施一般诊疗费、发挥医保支付的补偿作用等措施，有助于基层医疗机构获得持续稳定的政府财政投入。

在人事制度改革方面，江苏省注重加强基层医疗机构建设，通过建立编制动态调整机制、深化人事制度改革、完善绩效考核制度、实行基层医疗机构负责人任期目标责任制、提高基层医疗机构人员待遇等措施增强基层医疗机构运行活力，保障基层医疗机构能够有足够的医疗服务技术人员队伍。

2015 年，江苏省发布《关于推进分级诊疗制度建设的实施意见》（苏医改发〔2015〕4 号），在江苏省范围内推进分级诊疗制度建设，构建"基层首诊、双向转诊、急慢分治、上下联动"的新型医疗服务模式。明确提出到 2017 年，基本建立基层首诊制度，力争使县（市）域内就诊率提高到 90%左右；基层医疗机构诊疗量占总诊疗量的比例达 60%以上；85%的政府办和提供基本医疗服务的社会办乡镇卫生院、村卫生室达到省定标准，50%以上乡镇卫生院、10%左右的村卫生室分别达到省级示范乡镇卫生院、村卫生室标准；85%的社区卫生服务中心达到省定标准。

江苏省一系列政策提供了提升基层医疗机构服务能力、规范城乡居民就医行为的宏观目标，成为江苏省城乡医疗服务资源均等化享受的重要保障。江苏省、市、区级卫生局将政策中的各项措施纳入卫生行政部门、市属医院、社区医疗服务和乡镇卫生院绩效考核标准，监督各层医疗机构引导城乡居民合理就医。例如，2013 年南京市政府办公厅颁布了《关于巩固完善基本药物制度和基层运行新机制的实施意见》（宁政办发〔2013〕117 号），作为南京市实施的政策。

2. 江苏省典型城市情况

2006 年 7 月 5 日，南京市政府办公厅转发南京市卫生局、劳动与社会保障局拟定的《关于开展社区首诊制及双向转诊试点工作的意见》（宁政办发〔2006〕81 号），文件从转诊机制、机构与从业人员准入机制两方面出发进行规范。2016 年 1 月，南京市卫生和计划生育委员会颁布《关于印发南京市推进分级诊疗制度建设实施意见的通知》，提出了到 2016 年底，由基层医疗机构预约转诊占公立医院门诊就诊量的比例要提高到 30%以上，以逐步减少三级医院普通门诊就诊人次。真正实现居民看病就医"小病不出街村，大病不出市、区，重病有保障"的目标，常见病、慢性病在基层医疗机构门诊就诊人次明显递增。

　　2016 年 1 月，苏州市政府办公室颁布《关于印发苏州市推进分级诊疗制度建设实施方案的通知》(苏府办〔2016〕7 号)，提出 2017 年分级诊疗制度建设取得突破性进展，全市基本建立制度健全、服务规范、运转高效的分级诊疗新机制，做到一般常见病、多发病实行基层首诊，基本实现"小病在社区、大病进医院、康复回社区"的目标，有效缓解居民看病就医问题。力争使市（县）域内就诊率提高到 90%以上；各市、区基层医疗机构门诊及住院服务量占比显著提高，全市基层医疗机构诊疗量占总诊疗量比例达 60%以上。

　　2014 年 5 月，为深化医药卫生体制改革，建立健全分级诊疗模式，推进医疗服务资源的合理利用，连云港市卫生和计划生育委员会发布了《关于建立和完善分级诊疗体系的实施意见（试行）》(连卫医〔2014〕19 号)。要求到 2015 年，在县域急诊总量中农村医疗机构应稳定占比 80%以上，乡镇卫生院需要提供约一半的住院服务。

　　2015 年 12 月，镇江市卫生和计划生育委员会发布《关于推进分级诊疗制度建设的实施意见》(镇卫发〔2015〕205 号)，致力于全面深化医药卫生体制改革，完善现代医疗服务体系，推动医疗服务资源下沉，构建科学有序的就诊秩序，努力让人民群众享有更高水平的医疗卫生服务。提出了 2015 年全面推开分级诊疗制度建设工作；2017 年分级诊疗制度建设取得突破性进展，力争使县（市）域内就诊率提高到 90%左右；基层医疗机构门诊及住院服务量占比显著提高，基层医疗机构诊疗量占总诊疗量比例达 60%以上。

5.3　江苏省城乡医疗服务资源均等化享受阻碍因素和促进建议

　　医疗服务资源均等化享受机制是一项长期可持续的保障，发展过程中存在的阻碍因素应从发展的视角予以解决。基于江苏省城乡医疗服务资源均等化享受机制调研，分析制约江苏省城乡医疗服务资源均等化享受的因素和促进建议，为江苏省乃至全国城乡医疗服务资源均等化享受铺平道路。

5.3.1　江苏省城乡医疗服务资源均等化享受阻碍因素

　　根据调研结果，影响居民到基层首诊的因素主要有两个：一是基层医疗机构医疗服务水平，二是居民就医观念和就医行为是否合理。江苏省城乡医疗服务资源均等化享受阻碍因素，也主要体现在这两个方面。因此，需要提高基层医疗机构医疗服务水平，加强基层首诊相关政策的宣传、吸引居民到基层首诊，形成科学合理的居民就医观念和就医行为。

1. 基层医疗机构医疗服务能力低

由于基层医疗机构的医疗费用低、就医便捷，大部分城乡居民在患常见病和慢性病时会选择就近到基层医疗机构就诊。在基层医疗机构不能达到居民就医期望的情况下，一些居民患病较轻时仍会选择到综合医院就诊，基层医疗机构的医疗服务水平、医疗设备条件和就医环境仍然需要改进。在双向转诊中，由于上转诊患者候诊时间长、转诊手续烦琐及利益划分不清等问题导致双向转诊困难。

江苏省城乡居民医疗服务满意度调查发现，居民对医疗服务满意度总体较低且各地区不均衡，城市三级医院或县级医院就诊患者主要对挂号、就诊等待时间等方面满意度低，究其原因，省、市级医院长期人满为患；农村居民认可农村基层医疗机构医疗服务人员的服务态度和就医环境，但是对医疗设备条件、医疗服务人员技术水平和新型合作医疗的实施情况不满意。

医疗服务信息化水平的提高使居民能够更方便、快捷地享受医疗服务资源，尤其是远程医疗服务系统的建立可以使城乡居民更方便地享受综合医院专家服务，但是远程医疗服务的各项技术和信息系统没有完全实现，农村医疗机构医疗服务信息化水平仍然较低，远程医疗服务仍停留在政策层面，尚未大规模应用。

居民健康卡的主要受益对象是城镇居民，因为医疗"一卡通"只能在城市二级及以上公立医院应用。网上预约平台的建立和预约电话热线可以促进农村居民均等化享受医疗服务资源，但是农村居民对这两种新型预约方式的知晓率低，而且网络普及率低，农村居民大多没有掌握各种信息技术的操作技能。

2. 居民就医观念和就医行为不合理

居民是否愿意到基层医疗机构首诊的主要影响因素是居民就医观念和就医行为的合理性。调研发现江苏省城乡居民就医观念和就医行为并不合理，受基层首诊政策知晓率低的影响，江苏省有序就医的格局尚未形成。

（1）居民就医观念和就医行为需要培养。在医疗服务体系中，居民择医行为影响着医疗服务资源均等化配置。调研发现受城乡居民长期的就医观念和就医行为影响，以及基层首诊政策知晓率低的影响，城乡居民仍然不自觉地选择到综合医院就医，就医观念和就医行为缺乏有效的规范、需要培养。

（2）居民有序就医需要强化监管。在监督各层医疗机构引导城乡居民有序就医方面，江苏省及部分城市制定了规定管辖范围内就诊率等总体目标，并将双向转诊纳入年度绩效考核，但是由于监管力度不强，没有将城乡居民的评价和反馈纳入考核标准，所以居民就医秩序仍未达到理想的格局。

（3）有序就医格局需要医保政策引导。医保政策影响医疗服务资源均等化配置。但是，调研发现医保政策并不是促使城乡居民到基层首诊的主要动因，一方面说明医保政策的执行并没有收到预期的效果；另一方面，说明基层医疗机构缺乏足够的竞争力吸引居民就医。

5.3.2 江苏省城乡医疗服务资源均等化享受促进建议

城乡医疗服务资源均等化享受，关键在于提升基层医疗机构医疗服务能力、基层医生诊疗水平、优化转诊程序、提高农村医疗服务信息化水平、培养农村居民掌握医疗服务信息化操作技能，关键在于提高城乡居民就医观念和就医行为的合理性，通过提高城乡居民基层首诊政策知晓率，让更多的城乡居民改变就医观念和就医行为。

1. 提升基层医疗机构医疗服务能力

面对江苏省城乡医疗服务资源均等化享受的阻碍因素，如何提升基层医疗机构医疗服务水平成为重要的决策问题。省市各级职能部门应注重加强基层医疗机构医疗服务能力建设，确保基层医疗服务能力的持续提高，推进基层医疗服务人员增量提质，改善医疗服务设备、信息化水平。

江苏省各级基层医疗机构应加大医疗服务人员招聘力度，同时通过针对农村免费定向培养医学学生、学历提升、转岗培训、骨干医师培训、住院医师培训等多种方式，加强基层医疗服务技术人员队伍建设，制定优惠政策鼓励医生到县级医院或乡镇卫生院就业服务，提高基层医疗服务水平，从而影响城乡居民就医观念和就医行为。

对于城市大型医疗机构，需要科学严格控制诊疗量和床位，限定发展数量，提高医疗服务质量。需要医保政策合理控制总额，并且向基层医疗机构倾斜，使基层医疗机构的指标占有合理的比例，促使大型医院采取措施控制患者流量，少接收基层医疗机构能够处理的患者，以此减轻大型医疗机构超负荷等问题。

为推进分级诊疗制度，引导城乡居民正确就医，不同的职能部门应各行其职。发展和改革委员会制定基于医疗机构等级的医疗服务价格，引导患者首选基层就医；人力资源和社会保障部门与卫生和计划生育委员会完善不同等级医疗机构差别支付政策；财政部门为分级诊疗政策实施争取资金；宣传部门加大分级诊疗宣传力度，引导城乡居民形成正确的就医观念；深化医药卫生体制改革工作领导小组办公室加强与相关部门沟通，及时解决分级诊疗政策执行中的问题。

2. 提高居民就医观念和就医行为的合理性

江苏省应加强基层首诊政策的宣传，提高居民基层首诊政策的知晓率，提高居民就医观念和就医行为的合理性。

（1）培养正确的就医观念和就医行为。基层首诊、分级诊疗制度的实施需要城乡居民的理解和支持，政府部门要加强宣传基层首诊、分级诊疗制度，引导居民形成正确的就医观念。各级医疗卫生部门要将宣传工作常态化，不断强化患者就诊、转诊和医保报销政策的宣传力度，引导居民形成主动到基层就医的观念和行为。

简化、规范双向转诊程序，提升居民基层首诊意愿。双向转诊要合乎规定，充分尊重患者的自主选择权，根据患者病情，选择转诊医疗机构。对于常见病或者慢性病缓解期，或者各种疾病晚期需保守治疗或者临终关怀的病例，可以在基层医疗机构进行治疗或者管理。同时，要建立双向转诊绿色通道，保证医疗服务质量。

利用差异化的医疗服务价格，引导城乡居民基层首诊。江苏省应建立差异化的医疗服务价格制度，拉开不同等级医疗机构之间的医疗服务价格差，引导患者理性选择就医地点，逐步培养正确的就医观念和就医行为。

（2）以强化监管保障居民有序就医。江苏省各级政府职能部门应该加强管理，建立绩效考核制度，将基层首诊、分级诊疗、双向转诊制度执行情况纳入医疗机构年度考核指标。制定基层首诊、分级诊疗、双向转诊监督考核制度、奖惩制度，确保各项制度能够落到实处。通过强化监督、绩效考核、有效激励，为城乡居民创建有序的就医环境。

（3）以医保政策引导有序就医格局。江苏省应制定有利于引导有序就医格局形成的医保政策，打破传统的无差别化医保政策，重点改革医保支付制度，对不同级别医疗机构实施差别化报销比例政策，在报销医保政策及医保报销起付线政策上偏向基层医疗机构。通过医保政策的改革与实践，鼓励城乡居民选择基层首诊，更好地享受医疗服务资源均等化带来的收益。

5.4　本　章　小　结

医疗服务资源均等化享受机制，需要城乡居民的全民驱动、全员参与。江苏省城乡居民医疗服务满意度和就医行为调研结果表明，城乡居民医疗服务资源均等化享受动力不足，需要完善医疗服务资源均等化享受推广机制和保障机制，需要提高基层医疗机构医疗服务能力和居民就医观念、就医行为的合理性，使城乡居民成为医疗服务资源均等化的驱动者和享受者，更好地遵循"公平优先，兼顾效率"的原则。

第6章 国内外城乡医疗服务资源均等化配置方式

城乡医疗服务资源均等化配置能力的提升是一项系统工程，需要系统深入的理论研究和实践探索。一方面，为新医改提供医疗服务资源均等化配置的理论基础，创新医疗服务资源均等化配置方式；另一方面，推动城乡医疗服务资源均等化配置向实践领域延伸，提高医疗服务资源使用效率。

6.1 上海市城乡医疗服务资源均等化配置方式

在上海市城乡医疗服务资源配置调查中发现，虽然上海市正在不断加大医疗投入，但是投入的医疗服务资源往往侧重于经济发达地区，导致地区发展增速差异大，地区资源配置不均衡问题日益加剧。上海市"1560"就医圈、区域医疗联合体等实践，有效地提高了城乡医疗服务资源均等化水平。

6.1.1 上海市城乡医疗服务资源配置现状分析

上海市城乡医疗服务资源配置现状，可以分别从居民层面、医疗机构层面和政府层面进行分析，以更加清晰地描述上海市医疗服务资源均等化水平。

1. 居民层面

城乡医疗服务资源配置状况应该反映人口分布公平性，所以居民层面主要从人口数量和城乡人均收入两方面进行分析。

1) 人口数量

从人口数量上来说，上海市人口密度大、外来人口多，上海市人口管理成为一项重要工作。2005～2014年上海市迁入迁出人口情况如图6-1所示，外来人口的医疗观念深深影响着上海市医疗服务资源配置，同时，本地人口也存在多样化的医疗服务需求，所以外来人口和本地人口共同影响着上海市医疗服务资源均等化水平。

上海市城乡居民从多种渠道获得医疗服务信息，从距离市中心的距离以及家庭经济状况来看，距离市中心越远，家庭收入越低，居民获得的医疗服务信息越少；文化素质越低，城乡居民对医疗服务状况的关心程度就越低，这些人更注重

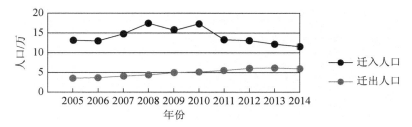

图 6-1　上海市迁入迁出人口（2005～2014 年）

数据来源：上海市统计年鉴

如何获得更多的收入。从户籍情况来看，本地人口相比外来人口在医疗服务信息可及性方面更具优势，并且在医疗服务、政策宣传和普及工作中有更好的关注度和参与度。

除此之外，本地人口对自身生命健康的重视程度相对较高，外来人口由于基本的生存、生活需求还没有得到满足，工作单位、居住地流动性大，对健康医疗信息和自身医疗保健的关注程度都比较低。由于很多外来人口缺乏应有的医疗保险，"小病拖，大病扛"致使自身的生命健康受到严重影响。

2）城乡人均收入

图 6-2 中的数据显示，2005～2015 年上海市城乡人均可支配收入呈逐年上升趋势，然而，分别观察城市和农村的收入数据可以发现，城乡间依然存在较大差距，且这一差距在逐年扩大。收入的不同意味着可以享受到的医疗服务水平不同，城乡居民在医疗服务方面的支出也存在很大差异。

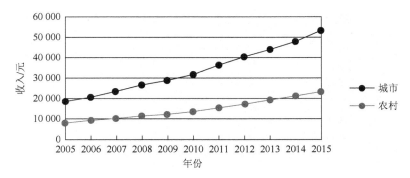

图 6-2　上海市城乡人均收入（2005～2015 年）

数据来源：上海市统计年鉴

2. 医疗机构层面

医疗机构作为医疗服务的提供方，如何充分发挥医疗机构的价值作用备受城乡居民瞩目。医疗机构规划和医疗服务技术人员在医疗机构中的合理配置，成为医疗机构层面需要重点考虑的两个问题。

1）医疗机构规划

上海市严格要求居民到最近的医疗机构的距离不得超过 4 公里，步行时间不得超过 30 分钟，这些规定建立在医疗机构合理规划的基础上。2005 年，上海市开始实施"1560"就医圈，即到达最近的社区卫生服务中心的时间不能超过 15 分钟，到达最近一家三级医院就医的时间不能超过 60 分钟。

"1560"就医圈的实施虽然能使居民比较方便地就医，但是会导致医疗机构冗余、医疗服务资源浪费。在基层的社区卫生服务中心建设上，部分地区因为被道路阻隔不能进行整体规划，就会照搬地建设两个社区卫生服务中心，完全没有将之后的发展纳入长期规划体系，在一定程度上严重地降低了医疗服务资源的使用效率，加大了医疗机构的建设成本。

2）医疗服务技术人员配置

如图 6-3 所示，2005～2015 年，上海市每万人口拥有的医疗服务技术人员增加了 64.5%，而医生数量只增加了 46.9%，注册护士数量增加了 91.5%，相对于医疗服务技术人员和护士的数量，医生数量的增幅较低。2008 年，每万人口拥有的医生数量是 5.12 人，2009 年，每万人口拥有的医生数量是 5.11 人，这就意味着单个医生服务的范围增加，无形之中增加了医生的工作量。

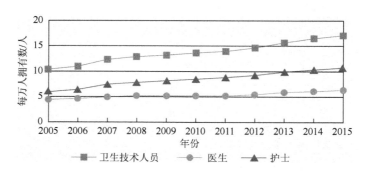

图 6-3　上海市医疗服务技术人员（2005～2015 年）

数据来源：上海市统计年鉴

上海市拥有不同学历的医疗服务技术人员分布不均等。首先是数量不均等，高学历的医疗服务技术人员少，低学历的医疗服务技术人员较多。从事临床卫生的医疗服务技术人员拥有的学历较高，从事护理的专业技术人员的学历水平普遍处于大专及以下水平。其次是区域不均等，一般情况下高学历的医疗服务技术人员分布在市区，大部分都在大型医疗机构工作，而农村卫生室或社区卫生服务中心拥有的医疗服务技术人员的学历都比较低。

3. 政府层面

从政府方面来讲，上海市医疗服务资源均等化现状主要涉及财政拨款以及政府组织协调两方面。

1）财政拨款

近年来，上海市政府对医疗卫生事业给予越来越多的关注，从财政收入中分配给医疗卫生事业的预算逐年递增。支出比重除了在 2009 年有小幅度减少，从 4.7%降至 4.4%，医疗卫生占公共预算的比重基本保持在 4.7%左右，在 2014 年有较大幅度的上升，从 4.7%上升至 5.4%，此后保持这个速度呈增长状态。

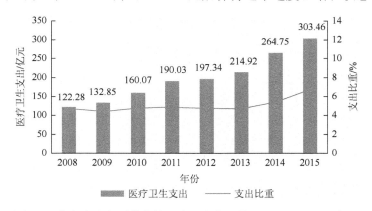

图 6-4　上海市公共预算中的医疗卫生支出情况（2008～2015 年）

数据来源：上海市统计年鉴

由图 6-4 可见，2008～2015 年政府医疗卫生财政拨款整体上是上升的，上升的趋势在 2014 年以后幅度加大，说明随着政府职能转型和居民健康意识的提高，政府对医疗卫生事业的投入力度仍将继续提高。

2）政府组织协调

从政策制定上来看，上海市及以上部门明确了医疗服务资源均等化方向，但是没有确定政策的具体实施准则，导致在实施过程中没有可参照的标准，最终导致下级执行力度不到位或者错位的发生。

从政策的实施状况上来看，由于分工不明确，政策实施之后，无法区分是市级还是区级层面负责。有些政策文件在制定时是由市级部门制定，但区级政府认为应全部让市级部门负责，因此导致政策执行上存在模糊边界，无法明确应由哪一方主体承担责任。同时，市级制定的政策文件缺乏对区级具体的指导性意见，相对于市级政策和细则的具体化，区级的政策则缺乏方向性和指导性，很多文件中的概念范围解释不清楚，从而导致下级部门在执行时缺乏明确的指导方向。

6.1.2 上海市城乡医疗服务资源均等化配置主要模式

面对城乡居民健康理念和就医观念的变化，上海市采用有效措施探索城乡医疗服务资源均等化配置模式，"1560"就医圈、区域医疗联合体成为有益的探索。

1. "1560"就医圈

"1560"就医圈指居民步行15分钟，即可到达距离住址最近的医疗机构，并且乘坐交通工具只需60分钟就能到达一家三级医院。"1560"就医圈的推行，有助于保障居民在家门口即可获得顶级医疗服务[①]。在具体实施过程中，通过引入三级医院优质资源、提升区域医疗中心等级等方式在郊区设置三级医院，保证上海市每个区至少有一家三级医院。

"1560"就医圈的推行，为城乡居民提供了巨大的便利，特别是郊区居民能够享受到与城市居民同等便利、同等数量、同等质量的医疗服务资源，为实现医疗服务资源均等化提供值得借鉴的模式。"1560"就医圈的实施，体现了政府的职责，最大限度地满足城乡居民医疗服务的空间可及性和均等化需求。

2. 区域医疗联合体

2011年，上海市开展区域医疗联合体试点工作，以综合性三级医院为主导，联合数个三级医院、二级医院以及社区卫生服务中心。区域医疗联合体模式首先在浦东新区开展，收获的反响较好。后又组建了外高桥医疗卫生联合体，这也是全国范围内首个跨城乡的区域医疗联合体。

外高桥医疗卫生联合体以上海市第七人民医院为核心，吸收了高桥、高行、高东、凌桥镇4家位于偏远郊区的社区卫生服务中心。联合体内部拥有多元化的合作机制，采取双向转诊、检查检验互认、医疗设施共享、社区专家坐诊等互助形式，使得当地居民在乡镇医疗机构也能享受到与上海市第七人民医院同等水平的医疗服务。

综上所述，"1560"就医圈重在数量上使城乡居民享受公平的医疗服务，致力于提高城乡居民医疗服务可及性；区域医疗联合体重在质量上提高医疗服务水平，致力于提高城乡居民接受综合医院医疗服务的可能性。上海市探索的"1560"就医圈、区域医疗联合体模式，为实现医疗服务资源均等化提供了值得借鉴的思路。

---

① 许沁. 2009. 打造"1560"就医圈[EB/OL]. [2009-02-25]. http://news.sina.com.cn/o/2009-02-25/125615218341s.shtml.

6.2　浙江省城乡医疗服务资源均等化配置方式

受宏观经济和区域经济发展水平的影响，浙江省不可避免地存在医疗服务资源配置不均衡、享受不均等现象，城乡居民收入水平差异是主要的影响因素。面对城乡居民健康理念和就医观念的变化，浙江省在分级诊疗、医疗服务一体化、医院改制等方面进行探索，有效提高了医疗服务资源均等化水平。

6.2.1　浙江省城乡医疗服务资源配置现状分析

浙江省城乡医疗服务资源配置现状，仍然可以从居民层面、医疗机构层面和政府层面进行分析。

1. 居民层面

如图 6-5 和图 6-6 所示，分别描述了浙江省城镇居民和农村居民的人均收入水平。从图中数据可以看出，浙江省城乡居民收入水平差距大。2015 年数据显示，城镇居民的人均可支配收入为 43 714 元，而农村居民人均纯收入仅为 21 125 元。城乡居民收入的差异必然会导致城乡居民医疗服务资源享受不均等问题的产生，这也是城乡医疗服务资源分配不均衡的重要原因之一。

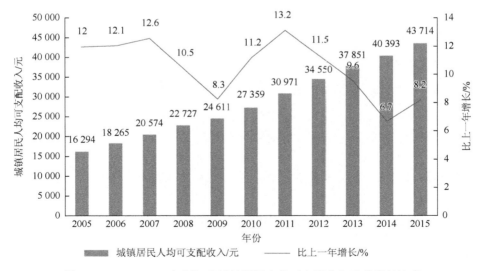

图 6-5　2005～2015 年浙江省城镇居民人均可支配收入及其增长速度

数据来源：浙江省统计年鉴

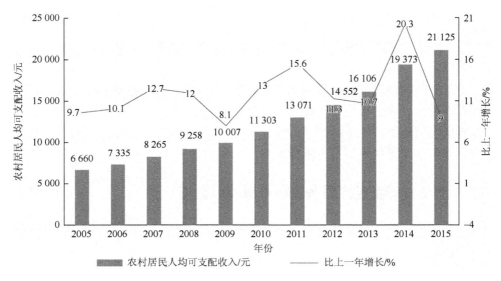

图 6-6　2005～2015 年浙江省农村居民人均纯收入及其增长速度

数据来源：浙江省统计年鉴

一个国家和地区人均收入水平直接影响这个国家和地区的医疗服务水平。从浙江省城乡居民的收入水平来看，在收入增长的同时，城乡居民间的人均收入水平差距正在逐年加大，这一现象不仅反映了社会收入分配不均衡问题，而且将进一步影响城乡居民对医疗服务的认知与需求，不利于医疗服务资源均等化水平的提高。

2. 医疗机构层面

总体而言，浙江省存在着医疗服务资源配置不均衡、与人口分布不协调、与社会经济发展不一致的问题。浙江省医疗服务资源主要集中在杭州、宁波等城市，其中，杭州市的床位数、医护人员数量约占浙江省总量的 1/4，显著高于衢州、丽水等发展较迟缓的城市。就人口分布与社会经济发展水平而言，温州、嘉兴、绍兴等发展较快且人口较为密集的城市，拥有的医疗机构数量却低于浙江省的平均水平（张雪平，2012）。

在进行浙江省城乡医疗服务资源配置现状分析时，除了考虑医疗服务资源配置的总量，有必要综合考虑各个城市、地区的人口与地理差异。目前，浙江省每千人口医疗机构数量最多的城市分别是舟山、丽水、杭州、宁波、湖州、金华。舟山市虽然拥有的医疗服务资源总量少，但由于其地小人少的自然特点，舟山市人均及单位面积医疗服务资源拥有量都位于浙江省前列。

3. 政府层面

医疗服务资源均等化建设更能体现政府的职责。浙江省为了提高医疗服务资源均等化水平，从推动分级诊疗实施入手，着重采取如下四项措施。

（1）加大财政补贴。根据各个地区基层医疗发展水平，有针对性地加强财政投入。

（2）医疗服务资源下沉。2013 年，浙江省开始实施优质医疗服务资源下沉，即建立 28 家省级、市级医疗机构和 47 家县级医疗机构联合体，对基层医护人员进行定向培养。

（3）完善医疗制度。为每 1000～1500 位居民配置一名全科医生，建立起健康"守门人"制度。除此之外，完善分级诊疗制度，从支付角度，通过建立健全转诊、住院以及重大疾病的报销机制，引导居民科学问诊、有序就医。

（4）提升医疗服务信息化水平，构建转诊信息化平台。

6.2.2　浙江省城乡医疗服务资源均等化配置主要模式

在城乡医疗服务资源均等化实践中，浙江省进行了广泛的探索，并取得了一系列有益的成果。

1. 县乡医疗服务一体化

2011 年，浙江省桐庐县作为试点地区实施了基础医疗服务一体化管理政策。浙江省桐庐县新改建的 180 个村卫生室（站）全部按照规范要求启用，10 家转制单位也按照政府要求妥善处置。除此之外，桐庐县加强药品监管，将 13 所乡镇医疗机构纳入一体化管理，实施药品零差率销售。在信息技术方面，浙江省桐庐县建立了新型农村合作医疗电子医疗服务系统，实行健康"一卡通"机制，一体化管理率达到 90%。

浙江省绍兴县安排财政专项经费 528 万元，将东、西部的镇（街道）社区卫生服务中心和两家县级医院分别组建区域医疗联合体，以管理一体型和紧密协作型"二类管理模式"开展管理输出、人才交流、技术支援等纵向横向合作（陈定湾等，2012）。县级医院对镇（街道）社区卫生服务中心实施人财物一体化管理，人员统一调配，财务统一核算分配，资产统一管理①。

---

① 省发改委社会发展处. 2011. 绍兴县组建两个联合体探索县乡卫生一体化改革试点[EB/OL]. [2011-08-18]. http://www.zjdpc.gov.cn/art/2011/8/18/art_78_6728.html.

2. 县级医院托管

浙江省德清、嵊州、新昌、江山、开化等县（市、区）在保持县乡两级医疗机构产权、职能、人员身份不变的基础上，由县级医院对被托管乡镇卫生院（主要为偏远山区）派遣管理人员和医疗服务人员、培养业务骨干、支援医疗设备、加强制度建设等，使县级医院技术资源和管理资源向农村延伸，有效提高乡镇卫生院的管理能力和服务能力，解决偏远山区老百姓看病难问题。

浙江省开化县首先进行县第二人民医院与华埠中心卫生院的托管试点工作，在吸取试点工作经验的基础上，进一步增加县人民医院、妇幼保健院、中医院与乡镇卫生院的托管点，建立了"三托管、三提升"的医疗托管新模式，通过县级医院对乡镇卫生院的医疗质量管理、人才队伍素质培训、医疗技术与服务等进行托管，帮助基层卫生院提高医疗服务质量和水平，加强人才队伍建设，推进县乡两级双向转诊制度的落实。

按照各卫生院的不同情况，采用不同的托管内容，实行驻点管理、卫生帮扶。对基础比较薄弱的卫生院，采用派遣管理人员和医疗服务人员、培训基础骨干、支援医疗设备等方式全方位委托县级医疗机构管理；基础条件比较好的卫生院与就近的县级医疗机构建立协作关系，通过传帮带的形式，进一步提升乡镇卫生院的管理能力和服务能力。

3. "一院多站"式

浙江省桐乡、海宁、南湖、秀洲、鹿城、龙游等县（市、区）探索推行"一院多站"管理模式。桐乡市实行以县级医院为主导，医院、中心、卫生服务站一体化建设。县级卫生院是区域医疗联合体的核心，与社区卫生服务中心共同管理社区卫生服务站，并为中心与服务站提供业务指导、人才支援和技术支持等一系列援助工作，在人才培养上，县级医院为基层医疗服务人员提供更好的平台，社区卫生服务站医疗服务人员享有优先到医院临床科轮转的特权。

2011 年，桐乡市进一步明确"一院两制"管理模式，发布的《关于统筹配置卫生资源完善"一院多站"体制改革的若干意见》要求医疗机构做到"五个相对独立"：机构相对独立、人员相对独立、药品相对独立、财务相对独立、考核相对独立。桐乡市公立医院改革做到强化保障、注重统筹。

4. 医疗服务资源整合

浙江省余姚市通过"五大中心"建设推行资源整合。临床检验中心为独立法人的差额事业单位，服务已覆盖 7 家城区市属医疗机构和 19 所基层医疗机构，占全市公立医疗机构的 92.3%。余姚市不仅建立了临床检验影像存储中心，在医疗机构间共享检查报告，实现报告单的实时查询与打印，增强信息互认能力，专门设立由市人民医院主导的影像会诊中心，医疗专家可以通过访问中心获得患者资料，将自己的诊断报告上传共享，整个影像会诊过程仅用时 20 分钟。如果在会诊过程中遇到疑难问题，还可以邀请复旦大学附属中山医院放射科等单位的医疗专家共同探讨，真正实现远程医疗，在方便群众的同时有效提高了基层医疗服务人员的技术水平。慢性病诊疗指导中心挂牌在市人民医院，并与医院双向转诊办公室合署办公，成为市级医院专科医生与社区全科医生沟通与交流的渠道和城乡双向转诊的服务平台。

指导中心拥有先进的软件系统，各项工作的开展已经具有一定的规模。消毒物品集中供应中心实行医疗卫生单位器械、纱布等消毒物品的集中消毒和供应，在确保物品消毒质量的同时，还有效降低了人力、物力等运行成本。同时，余姚市通过组建区域卫生协作体、区域医疗联合体、公共卫生协作体与计划生育、残疾人联合会等部门进行资源整合，建立多层次、多部门合作关系，实现医疗服务资源横向整合（陈定湾等，2013）。

综上所述，浙江省在城乡医疗服务一体化方面采取了多种措施，利用先进的互联网手段为医疗服务资源均等化探索了可行的实现路径。

6.3　国外医疗服务资源配置制度

美国、日本及欧洲等发达国家和地区，依赖国家特有的医疗保障机制在医疗服务资源配置领域积累了丰富的经验。不同国家由于医疗保障机制不同，既有政府主导又有市场主导，或者两种机制并行，例如，美国遵循市场经济医疗体制、英国实行政府主导的全民医疗体制、日本两种模式并存，所以在医疗服务资源配置方面各具特色。

6.3.1　国外医疗服务资源配置制度概述

发达国家和地区在医疗服务资源配置制度领域的探索与实践，不同程度地推动着各自国家和地区医疗服务资源均等化水平的提高。

1. 美国

美国医疗服务与医疗保障服务以私营为主，既没有实行全民医保，也没有制定国家医疗服务制度，存在医院医疗服务和私人医生服务两类私营医疗服务方式。

1）城市医院体系

美国医院系统主要由公立医院、营利性私立医院和非营利性私立医院构成，其中非营利性私立医院为主体，占比 55%，公立医院次之，占比 30%。公立医院主要由政府拨款，政府或者公立医院主办，非营利性医院一般由私立大学、宗教团体及其他非营利性组织经营。营利性医院主要针对高收入群体，患者有一定的支付能力（葛恒云，2007）。

美国大型医院平均病床拥有量约为 1000 张，远小于我国大型医院的平均水平。美国约翰·霍普金斯医院在《美国新闻与世界报道》2010 年的医疗机构评选中排名首位，拥有的床位数约为 1085 张（葛恒云，2007）。目前，美国医疗机构工作重心有向社区转移的趋势，约翰·霍普金斯医院正在将自己的医疗服务工作重心转移到社区，并积极鼓励、接纳其他医院进行加盟，共同组建健康管理系统。新组建的健康管理系统管理着 3 所社区医院，承担着急性病治疗工作，另有 4 所位于郊区的保健中心和手术中心，加上 25 所基础保健门诊部，共同分担了 150 人次的年门诊量。

2）社区诊所体系

美国社区医院享有先进、完善的医疗设施设备，并且各城市都享有同样的配置标准。每一位患者都在独立的诊室内接受诊疗服务，患者隐私权得到充分尊重。每一家社区诊所都有小型的化验室，配备有自动化的检验设备，可以进行一般的化验检查。社区医疗服务能力的提高，进一步推动了医疗机构向社区的转移。

社区医院配置有家庭医生、护士、助理护士以及社会工作者、康复师、健康教育人员等。社区拥有的组织机构除了社区医院，还有家庭医护中心、社区卫生服务中心等。美国家庭通常聘请私人医生作为家庭医生，当需要专科服务时，再由家庭医生推荐转诊到专科医院。

在美国大部分医生都独立于医院，自己开设私人门诊，为患者提供基础医疗保健服务或者专科医疗服务，具体的专科医生约占 2/3。当患者遭受重大疾病需要入院治疗时，私人医生会将患者推荐给合适的医院，并收取一定的费用（顾海和李佳佳，2009）。

家庭医生是美国社区医疗的中坚力量，每位家庭医生所承担的社区医疗服务人口数一般为 2 000～3 000 人（或 1 500 个家庭）。截至 2000 年，美国有 71 156 位家庭医生。美国居民人均每年看病 2.59 次，其中有 1/3 人次是寻求家庭医生治疗（张璇等，2011）。

美国家庭医生拥有多种组织形式，主要分为独立执业、同专业集体执业和不同专科联合执业三种模式。家庭医生为社区居民提供基础医疗服务或者专科医疗服务，同时，在患者有需求的情况下，为患者制订转诊计划并在患者转诊医院进行查房、问诊，与医院治疗医生共同研究治疗方案。在患者出院后，家庭医生还会提供后期随访服务，全程协助患者康复治疗。

家庭医生与社区医院间签有利益协定，能够自主使用社区医院的医疗设施设备等为患者进行检查，并享有社区医院的专用病区与床位。此外，家庭医生与社区医院医生有着密切的互动、合作，共同制订患者的住院治疗方案。

3）乡村偏远地区的医疗服务体系

为了保障偏远地区居民的基本医疗权益，美国政府出台了一系列政策，鼓励医生前往偏远地区，例如，采取免除学费的方式，鼓励应届毕业生到偏远地区提供一定时间的医疗服务[①]。

美国 49%的乡村医院归属于非营利性组织或者教会，州、地方政府拥有与管理的乡村医院数量次之，占比约 42%，仅有 9%的医院由私人投资建设。政府办的乡村医院为地方政府的组成部分，多位于地广人稀的地方，平均病床数少于 50 张（万学红，2006）。虽然，奥巴马任总统时期，美国通过了"全民保险"的议题，但是现阶段美国乡村医疗依然处于"有保险，无医院"的发展阶段，乡村医生等医疗服务资源的短缺阻碍了乡村享有平等的基本医疗权益。

2. 英国

与美国的市场经济医疗体制不同，英国实行全民免费医疗。其中，超过 80%的医疗卫生经费来自国家税收，私人保险承担了剩下的部分。英国政府统一出资，建立医疗机构、完善医疗服务体系。英国的医疗机构由国家健康中心统一管理，保障每位公民享有平等的基本医疗权益的同时，减轻看病为居民带来的巨大压力，现在患者只需要缴纳挂号费，就可以享受免费的公立医疗服务。英国的全民医疗服务系统以公立医院和全科医生为主体，采取分级诊疗措施，从初级到社区级再到专科级，是典型的垂直诊疗体系。

1）城市医疗服务体系

医院以解决疑难复杂疾病为主，包括急诊、专科门诊及检查、手术治疗和住院护理等。在英国的医疗服务体系中，公立医院是最重要的组成部分，占全国医院总数的 95%，拥有市场主导地位。例如，位于伦敦的国家级教学医院 Smith 医院、地区性三级医院 Clause 医院、地区一级医疗机构 Akita 医院等都在区域医疗中发挥了重要作用（陈文贤等，2002）。

2）社区医疗服务体系

英国的全民医疗保健服务是以社区医疗服务为基础，初级卫生和社区服务由全科医生和护士负责，专科服务由以公立医院为基础的专业医师提供服务。

---

① 樊继达. 2009. 欧美国家的基本公共服务均等化[EB/OL]. [2009-08-25]. http://theory.people.com.cn/GB/41038/9922226.html.

社区医疗机构包括全科医生诊所、健康中心和社区医院[①]。社区医疗服务的提供者主要是全科医生和专科医生，由社区全科医生或社区医疗机构管理居民健康，居民不能直接找专科医生看病而必须经过社区全科医生的转诊。政府投入卫生保障资金由持有服务基金资格的全科医生和地区卫生局掌管使用，作为医疗服务方的代理人，与医院谈判和签约，为患者选择医院。

社区除开设全科门诊，还根据本地的流行疾病及诊疗、防治需要，开设如哮喘病、糖尿病管理等专科门诊。全科医疗服务包括健康教育、妇幼保健、老年疗养、伤残人士保障、常见病、多发病的诊疗与重大、急性病的转诊等服务项目[②]。

在英国，99%的英国人都能享受到家庭医生的服务，主要依赖于英国完备的社区医疗服务体系。英国拥有 2.9 万个社区诊所，即平均 2000 位居民共享一个社区卫生服务中心。英国的家庭医生每年约接诊 3 亿人，目前，转诊的患者数量正在逐年降低，已下降 25%。此外，英国配备了完善的医护服务。英格兰约有 85 个医疗站，提供无预约诊疗服务。医疗站里的护士帮助患者处理日常疾病和轻度外伤。并且医疗站还提供电话咨询服务，由资深护士为患者提供科学的医疗建议[③]。

3）农村医疗服务体系

英国农村基础医疗服务体系与城镇地区的运作模式有所不同。英国农村拥有三种基础医疗服务方式：第一种，家庭医护服务，为不方便出门的患者提供上门诊疗和护理服务，医疗机构根据与地区卫生部门签订的合同，定期上门为他们提供健康服务；第二种，日托服务，社会服务部门主要在人口聚居中心提供日托服务，全科医师和地区护士根据合同安排定期访问中心，为集中在中心的患者提供治疗和体检服务；第三种，电话咨询服务，通过区域医疗服务热线，为偏远地区的患者提供实时咨询，或为处于危急情况的患者提供救护指导（王声和宋秀琚，2008）。

3. 日本

日本医疗服务体系中多种保险制度并存，并且实施全民参保，降低居民个人负担。多种保险并存的情况，有助于保证患者在各医疗机构均能享受医疗保障。

---

① 医学教育网. 2013. 国外社区卫生服务发展现状[EB/OL]. [2013-02-19]. http：//www.med66.com/new/201302/jj2013 02191762.shtml.

② 中国医师协会. 2012. 现代医疗保健制度背景下的中英医患关系比较[EB/OL]. [2012-02-20]. http：//www.lawtime. cn/info/yiliao/yhgx/2012022268922_3.html.

③ 汪晓青. 2012. 发达国家如何化解医患冲突[EB/OL]. [2012-05-04]. http：//www.takungpao.com/opinion/content/2012- 05/04/content_86461.htm.

在日本，医生既可以在医院就职也可以自由执业，且能为患者提供相同的报销额度、实报实销。日本的报销制度给予居民极大的便利，保险公司向医院获取信息的障碍少，加速了处理速度，也为患者带来良好的就医环境。

社会医疗保险模式，主要通过社会医疗保险制度实现对居民的医疗保障。自 1961 年日本就开始实行全民医保制度，并且有多种医保形式供公民选择：第一种，针对企业职工的医疗健康保险。其中，政府管理着居民的生命保险，互助组织成立了居民的健康保险组合，如船员保险、公务员保险等；第二种，针对个体经营者、退休人员、无固定职业人员的公民健康保险；第三种，针对 70 岁以上老年人（包含 65 岁及以上的卧床患者）的老年人保险（罗元文和王慧，2009）。

日本政府为了保障公民的健康权益，制定了一系列的健康保险法律，强制公民、用人单位参加健康保险。个人（包括农民）一般只承担医疗费的 10%～30%，特困居民（农民）以及 70 岁以上的老人和失业者等特殊人群还可享受更多的照顾，并由政府纳入财政预算予以保障。日本将健康保险纳入法制的轨道，使个人、用人单位、政府、医疗机构对健康保障的责任用法律形式进行约束，强制履行责任，有效地保证了健康保险的实施。只有人人参加健康保险，人人的健康权益才能得到有效保障（孙子平，2002）。

1）城市医疗服务体系

绝大部分日本医院为非营利性医院，由国家政府投资建设。医院资金投入的 70%来源于个人支付的医疗保险，政府补贴其余的 30%，主要用于购置大型医疗设施设备，建筑、医疗设施设备的维修、弥补医院的经营赤字等（范启勇等，2012）。

在医疗机构设置方面，日本注重医疗机构选址和区域划分，例如，占地面积 433 平方公里的横滨市就被划分成了三个大区，每个片区单独设置大型综合性医院和辅助的床位性医院。在医院管理运营方面，综合医院对科室设置、人员配置提出严格要求，例如，医院院长必须为医疗人员，正副院长为 2～3 人，共同负责医院的运营与决策，并且必须参与日常的医疗工作。医院财务问题则统一交由管理部门负责。

在日本的综合性医院中，医生和护士的比例约为 1：5。通常，一位医生需要管理 10～12 张床位，护士的工作非常艰巨，除了日常护理还承担简单的治疗工作，换言之，护士既是全程护理操作者，又是一般治疗项目的执行者。日本医院的医疗设施先进，床位数超过 300 张的医院均配置有 2 台以上的磁共振、自动生化分析等精密的检查仪器。大部分医院实施信息化管理，从患者的病史资料电子化，再到挂号、收费、检查一体化服务，为患者问诊提供便利（尚婷和姚华，2012）。

在医疗服务资源配置方面，截至 2003 年 10 月 1 日，日本每 10 万人的病床拥有量就达到了 1289 张左右，是 1966 年的 1.4 倍。2008 年，日本每千人口拥有的医生、护士数量分别为 2.2 人与 9.5 人，与美国的 2.4 人与 10.8 人较为接近，并且享有的护士人数与英国和加拿大基本持平（范启勇等，2012）。日本仍然存在医疗服务资源配置不均衡的现象，仅从病床拥有量看，日本高知县每 10 万人拥有病床 2456.9 张，鹿儿岛为 2025 张，而埼玉县每 10 万人仅有 878.1 张，医疗服务资源配置存在很大差异。

在医疗制度实施方面，日本采取三级诊疗模式，由诊所承担初级诊疗，中小型医院进行二级诊疗，特定的专科医院、综合医院等提供三级诊疗服务。患者在这三个层次的医疗机构间诊享有的报销额度相同，患者总是倾向于设施条件好、服务水平高的医疗机构，从而导致分级诊疗形同虚设。

2）农村医疗服务体系

市町村政府承担了农村地区医疗服务工作，国家和都道府县也不断地向偏远地区提供财政支持和医疗服务资源援助，包括援建医疗保健设施、补贴医疗机构的运营赤字等。

日本医疗服务资源存在分布不均的情况，不仅床位数如此，医生资源也不均衡，大多数集中在较大的城市，而偏远地区极度稀缺。1956 年，日本开始计划对缺医地区实施保护政策，努力为偏僻的山村以及海岛上的居民带去医疗服务。1963 年，日本的五年医疗计划正式启动，拨出专款在缺医地区建立诊所（赖爱华和陈烈平，2009）。

日本政府对偏远农村、山区、海岛等地区的健康保障采取的措施主要包括：一是政府出资在偏僻地区建立保健所、诊疗所；二是政府选派到偏僻地区的医护人员的报酬全部由政府负担；三是由各级政府共同出资兴办自治医科大学，专门培养实用型的偏僻地区医疗保健人才，学生由各县级政府择优选送，学费由政府承担，毕业后再以合同的形式强制学生到偏僻地区服务 9 年；四是结合现代信息技术，为偏远地区配置现代化设施，提供基于信息系统的远程医疗服务（孙子平，2002）。

4. 澳大利亚

澳大利亚的永久居民以及新西兰公民拥有医疗保健"一卡通"，持卡者享有免费的私人医疗服务与免费的公立医院诊疗服务，国家会承担公民的全部医疗费用。

1）社区医疗服务体系

澳大利亚社区医院主要有社区卫生服务中心、全科医疗诊所、社区及老年保健中心、儿童保健中心等。全科医疗诊所为所有个人、家庭和社区提供初步、持续和协调性的医疗服务，除了全科医生收取极少量的费用，社区提供的医疗服务全部由联邦政府或者州政府提供补助。医院举办的社区医疗机构由政府经费包干；独立于医院以外的社区医疗机构，经费由联邦政府按社区医疗服务项目支付；专项医疗机构经费由联邦政府和州政府每年安排专项补助。

社区卫生服务人员由多学科的专业人员组成，并且配备的人员根据机构功能的不同而不同。例如，社区卫生服务中心的工作人员以护士为主，还包括作业治疗师、物理治疗师、心理治疗师、社会工作者等医疗服务技术人员。社区卫生服务中心一般没有全科医生和专科医生，不提供医疗服务（乌日图，2003）。全科医疗诊所则由全科医生独立开业或与他人合伙，开展常见病、多发病的全科医疗（朱志忠和刘朝杰，2005）。

澳大利亚鼓励居民在社区就医，规定医院只能直接接受急诊患者，必须由全科医生转诊；鼓励医院在完成工作的同时参与社区医疗服务，共同为居民提供及时、连续的医疗服务。

2）农村医疗服务体系

采取有效的干预措施是澳大利亚农村地区医疗服务最为核心的内容，澳大利亚政府认为，相比发展中国家，澳大利亚农民有较高的医疗服务资源使用效率，同时全科医生又是医疗服务体系的"守门人"，这也是干预的重要方面（赖爱华和陈烈平，2009）。

澳大利亚拥有非常多的私人诊所，主要为小村镇或者街区的居民提供基本医疗服务，诊所通常以村镇或者街区的名字命名。澳大利亚大型医院通常提供急诊、住院以及危急重症疾病的治疗服务。

澳大利亚同样存在着医疗服务资源配置不足的问题。例如，南澳大利亚的农村地区，只有2位专业人员在负责着54 000人、75 000平方公里的药物监管与酗酒预防的工作（毛瑛等，2013）。对于专业医疗服务人力不足的农村地区，澳大利亚鼓励和支持其他社会人员参与干预工作。当地志愿者组织动员有关志愿者参与服务，这些人员往往成为当地农民接受精神和心理服务的第一接触点（赖爱华和陈烈平，2009）。

在人口密集的农村地区，政府鼓励有能力的基层医疗机构合作成立诊所，促进全科医疗服务建设。在土著人居民区，政府鼓励建立一定规模的保健中心以满足当地医疗服务需求。对于偏远地区，由于人口稀疏，不适合设立永久性的机构，政府则扶持"飞进飞出"等服务，如皇家飞行医生等医疗服务项目。

5. 德国

医疗服务和医疗保障体系是分开的，第三方医疗保险机构向雇主与雇员收取费用，并且与医疗机构签约，无力缴纳保费者由政府提供医疗服务。基层医疗机构和二级门诊主要由小型诊所护理员承担，而大型医院主要负责住院治疗。

1）城市医疗服务体系

在德国医疗服务体系中，门诊服务主要由家庭医生、牙医、精神病医生和药剂师提供，参加社会医疗保险的患者可以自由选择门诊医生，住院服务可由大型医院提供，包括公立医院和私立医院。2002 年，公立医院、私立非营利医院和私立营利医院的床位比例是 54%、38%和 8%（梁蕙仪，2008）。据联邦统计署公布的数据，2011 年，德国医院数量为 2045 家，床位数为 50.2 万张。

近年来，公立医院和非营利医院的数量与床位呈现下降趋势，而私立医院的数量和床位则年年攀升。目前德国医院总量在不断减少，私立医院比例不断增加，平均住院时间减少，医院床位呈现下降趋势。在德国，政府公立医院占主导地位，数量约为总数的 1/3，其病床数约占全国总数的 54%；1/3 是非营利性医院，病床数为 38%。剩下的为私立营利性医院，约为 8%（郝敏等，2009）。

2）社区医疗服务体系

德国社区医疗服务的提供与各疾病基金共同进行，包括家庭医生和社区护士，3/5 的家庭医生是全科医生，其余是专科医生。全科医生掌握各方面的知识，包括医疗、社会、心理卫生等。患者首先在家庭医生处就诊，若需要住院，则双方共同决定转诊医院，患者有选择的权利。德国医疗服务资源的利用率非常高。

6.3.2 国外医疗服务资源配置制度借鉴

面对我国医疗服务资源配置不均衡、享受不均等的现状，国外在医疗服务资源配置制度实践中积累的宝贵经验值得学习和借鉴。

1. 重视政府与市场的有机结合

借鉴德国政府的经验，要加强医疗卫生费用控制的立法，真正做到有法可依，执法必严，违法必究，完善法律法规，为医疗改革营造良好的环境，保证医疗行为有法可依，加速改革的进程。政府要增加对医疗保健的投入，提高医疗服务人员待遇，取消公立医院单纯经济承包，避免公立医院片面追求经济效益（马强和姜丽美，2009）。

日本的医疗体制注重监管，通过加大对医疗费用的监管力度保证医疗费用使用的合理性，从而杜绝过度医疗行为，回归公立医院的公益性和服务性（邓芳丽，2012）。

从英国医疗服务体系，可以认识到加强政府主导性对提高医疗服务效率至关重要。英国医疗保险体系最显著的特点就是政府对医疗保险全权负责，政府不仅利用税收筹措资金为公民健康服务提供充足的资金来源，而且主管部门还严格按照制度规定的医疗服务范围、内容和标准控制医疗成本。政府的积极参与使得医疗服务资源的均衡配置得到了保障，最终实现全民享受医疗保险的目标。

从美国的实践来看，不存在绝对政府化的医疗体制，也没有绝对市场化的医疗体制，需要在两者之间寻求平衡。美国医疗改革在重视市场作用的前提下，开始重视发挥政府的作用，为提高医疗服务资源使用效率和保障弱势群体，需要充分发挥政府职能作用，在医疗服务资源市场上则通过市场制度引导竞争，以期提高医疗服务资源利用率和使用效率。

2. 强化社区医疗服务资源配置

社区医疗机构在保障居民健康和满足医疗服务需求中的价值作用，提高了社区医疗服务资源配置的重要性。

（1）拓宽筹资渠道，完善社区医疗服务网络。我国要借鉴国外医疗机构多元化筹资的经验，为社区医疗机构提供可持续发展的有力保障，例如，对公立医疗机构开放管理经营权，新建社区医疗机构公开向社会招标。对非政府举办的社区卫生服务中心，根据工作完成情况，给予适当经费补助。通过设立综合病房、老年护理病房、日间病房，强化规范家庭病床，发展和完善社区医疗服务网络。

（2）开展全科医学教育，强化社区医疗服务人才培养。社区医疗服务涉及的内容广泛，对社区医疗服务人员的技能要求更高。我国缺少全科医学技术人员，而且社区医疗机构工作人员需要预防保健的专业知识和技能。借鉴国外经验，可以建立专门的全科医生培养机构，有针对性地培养社区医疗服务人员的相关技能，培养具备全科医学思维能力和诊断策略的全科人才。

（3）探索运行机制，实现资源共享。根据国外社区医疗服务资源配置的经验，可采用集中配置医疗设施设备，各医疗机构共用检查室和设备的方式提高资源利用率。例如，美国的家庭医生可以自主地使用社区医院的医疗设施设备，为提高医疗服务资源使用效率，应注重加强医疗信息化建设，充分实现医疗服务诊疗信息共享。

（4）引导患者到社区医疗机构首诊，通过社区卫生服务中心具有主治医师及以上专业技术职称的医师审核把关，根据病情需要及时进行转诊，实现社区门诊服务和医院治疗的有效结合。上级医院对社区医疗机构发挥技术支持作用。此外，还可以成立会诊中心，搭建医疗专家信息交流与学术沟通平台，促进医疗人才培养。

3. 医院与基层医疗机构垂直整合

由于人们越来越清晰地认识到，疾病防治和健康维护应该全方位进行控制和干预，从理念上实现从治疗向健康管理的转变，并在医疗服务实践中充分整合传统的条块分割的医疗服务资源（刘丽华等，2012）。

当前的社区医疗服务并没有被纳入基本医疗保险报销范畴，从而导致社区医疗服务利用率不高。社区医疗机构是一个综合机构，集预防、医疗、保健、康复、健康教育、计划生育技术服务等功能于一体，提高社区医疗服务利用率对居民基本医疗保险有积极意义。医院与基层医疗机构的结合，有助于促进社区医疗服务资源的有效利用。

日本严格执行分级诊疗制度，对于越级就诊患者收取一定的诊疗费用。提高基层医疗服务资源利用率，大力发展社区医疗服务，加强社区医生和护士的培训及管理，充实和强化社区保健，鼓励"家庭护理医疗"，有效、合理地投入和利用医疗服务资源，减少医疗服务资源的浪费（邓芳丽，2012）。

英国的医疗机构是单纯的非营利性服务机构，政府通过税收筹措医疗资金，直接负责全国的医疗卫生事业，力求为全体公民提供免费或低收费的医疗服务。英国建立完善社区医疗服务体系，社区医生了解每户家庭的健康状况，加之政府定期组织的各种体检，许多疾病在初级就被严格控制。英国国立医院主要针对危急重症患者，急诊与普通门诊患者还可以通过执业医生（自我雇佣者）寻求医疗服务（李妍嫣和袁祥飞，2009）。公立医院与私人诊所互补的方式可以满足居民多层次的医疗服务需求。

4. "以人为本"的城乡医疗服务体系

我国需要借鉴德国"以人为本"的服务宗旨。德国医疗保险公司会经常对投保人进行培训、就医指导，尽可能全面地为投保人提供指导，根据患者情况推荐就诊医院；对慢性病患者和长期规律性服药的患者，邀请专业医师指导，使患者能够更加全面地了解自己的病情，得到适宜的治疗（马强和姜丽美，2009）。

日本通过丰富的补偿机制，建立多层次的医疗保险。通过加强医疗保障体系建设，特别是儿童和高龄老人、残障人士及其他无收入来源的弱势群体的医疗保障（祝延红等，2011；邓芳丽，2012），让人人都能看得起病、治得好病，提高城乡医疗服务资源均等化水平，最大限度地满足城乡居民的健康需要和医疗服务需求。

5. 区域协同保障无缝医疗服务

通过信息化网络技术平台，让大型医院为基层医疗机构提供技术支持和医疗服务保障，从而有效分流患者，使患者得到合理的救治。通过分级诊疗、双向转诊制度的实施，降低综合医院患者的住院率，缓解供需矛盾，满足社会的医疗服务需求，是实现医疗服务资源均等化的重要手段。

日本医院临床信息系统深受医疗服务人员欢迎，主要是因为医院临床信息系统实用性强，系统设计高度人性化，应用界面符合人机交互需求。美国完善的信息收集系统，有助于有效地反映不同群体的诉求。群体利益诉求的合理反映必须建立在群体的现实状况基础之上，而现实状况的反映需要依赖完善的信息和数据收集系统作为支撑。美国在医疗政策领域建立的数据库，通过持续改进所采用的调查方案，使收集到的信息和数据具有高度的准确性。

精准的量化数据，有助于促进公平理念的优化，信息收集系统不仅有助于反映群体诉求，而且有助于实现财政约束下的资源优化使用。很多政策措施都存在成本-效益权衡问题，需要在一定的财政收支框架下运用尽量少的财力资源而达到政策目标，精准的量化数据有助于使成本-效益分析更加准确。美国面向低收入青年的医保补贴方案，以财政预算为约束，通过成本模拟来确定不同的收入界限所对应的补贴金额，以实现财力资源的最佳运用，减少政策方案的财政开支，减少资金和资源的耗费，促进公平理念的优化（果永宽和杜胜利，2011；吴伟东，2011）。

6. 农村医疗服务技术人员培育

我国受"城乡二元化结构"影响，在农村"村-乡镇-县"三级医疗服务网络中聚集的医疗服务资源相对较少，所以应注重加强农村医疗服务技术人员培育。

（1）面向农村定向培养医疗服务技术人员。借鉴日本建立农村医学院和农村医学专业的做法，定向培养医疗服务技术人才，服务于农村医疗（赖爱华和陈烈平，2009）。针对我国城乡居民健康理念和就医观念的变化，及其对健康需要和医疗服务需求的增长，我国应从制度上引导医学专业毕业生到农村医疗机构工作，经过一定期限的农村基层医疗机构的锻炼之后再到城镇医疗机构工作，比简单开创农村医学院校或农村医学专业更能为农村医疗机构提供优秀的医疗服务技术人员，从而保障农村医疗机构的医疗服务质量。

（2）面向农村医疗机构构建志愿者+远程医疗团队模式。面向偏远山区建立的巡回医疗制度（赖爱华和陈烈平，2009）"救急不救穷"，无法彻底解决偏远山区医疗服务可及性差的问题。随着远程医疗和移动医疗技术的发展，远程医疗服务能力得到提升，如果当地政府或非政府组织能够动员有关志愿者参与医疗服务，就可以借助远程医疗服务增强偏远山区的医疗服务能力，提高医疗服务可及性，改善偏远山区居民的健康水平。

（3）面向农村医疗服务网络加强政府职责。在农村"村-乡镇-县"三级医疗服务网络中，医疗机构的设置较为合理，只是缺少应有的医疗服务技术人员，所以应注重加强政府职责和医疗卫生投入。政府全额投入能够保证县级医院、乡镇卫生院和村卫生室职工工资待遇（赖爱华和陈烈平，2009），不仅有助于吸引充足的医疗服务技术人员加盟，提高农村医疗服务网络的医疗服务能力，而且有助于保障农村医疗服务网络的公益性本质，提高医疗服务资源均等化水平。

6.4　本章小结

国内外医疗服务体系现状分析发现，医疗服务资源配置不均衡、城乡发展差距大是各个国家和地区共有的发展问题。为解决医疗服务资源均等化配置难题，医疗服务领域需要向新的方向改革，包括医疗机构改制、医疗机构一体化联合发展；推行全民医保，鼓励民间资本参与医疗服务体系建设；推进分级诊疗、全科医生和家庭医生制度，通过完善基层医疗服务，满足城乡居民绝大部分的医疗服务需求。

第三部分　理　论　篇

　　面对医疗服务资源配置不均衡、享受不均等的现实环境，如何解决医疗服务资源均等化问题，需要探索更具创新性的理论方法。在"公平优先，兼顾效率"的医疗保障体制基本原则基础上，探索医疗服务资源时空置换理论、医疗服务资源网格化虚实映射理论、医疗服务资源蓄能-溢出理论，有助于充分挖掘医疗服务资源的潜能和价值，提高医疗服务资源利用率和使用效率，协同提高医疗服务资源管理效能。

　　医疗服务资源时空置换理论，以医疗服务资源时间价值和空间价值的均衡，提高医疗服务资源利用率；医疗服务资源网格化虚实映射理论，以精细化、合理化的资源配置能力，均衡不同区域医疗服务资源的使用状况；医疗服务资源蓄能-溢出理论，从盘活存量和激发增量产生溢出效应的视角，提高医疗服务资源管理效能。面向城乡居民健康理念和就医观念的变化，以预防性医疗服务资源代替治疗性医疗服务资源必将成为未来的趋势。

第7章 医疗服务资源时空置换理论

在医疗服务体系中，静态的医疗服务资源网络和动态的患者流、服务流形成了一个时空网络，一个时间和空间相互衔接、相互融合的动态网络结构，孕育着医疗服务资源时空置换理论的形成和发展。

7.1 医疗服务资源时空置换理论基础

医疗服务资源时空置换理论，提供了从时间和空间价值置换的视角，以规范的城乡居民就医秩序提高医疗服务资源利用率与使用效率，探索医疗服务资源均等化实现路径的方法。

7.1.1 医疗服务资源时空置换概念

在医疗服务体系中，医疗服务资源时间和空间都属于稀缺资源，应充分实现医疗服务资源的时间价值与空间价值。面对医疗服务资源配置不均衡、享受不均等的现状，如何优化存量资源成为一项重要的决策问题。

1. 医疗服务资源的时空价值

医疗服务具有的时间可及性和空间可及性，增添了医疗服务资源的时间价值和空间价值。医疗服务救死扶伤的人道性，使医疗服务资源配置必须具有危急重症患者同一空间抢救所需要的时间可及性，以及同一时间抢救所需要的空间可及性，才能以时空可及性保障城乡居民的生命健康和医疗服务需求。

1）医疗服务资源的时间价值

在医疗服务体系中，医疗服务资源的时间就是患者就诊时间，可以简单地分为三个阶段：待诊时间，包含患者前往医疗机构所需要的时间、患者接受检查诊疗所需要的时间等；诊疗时间，包含患者被确诊所需要的时间、患者接受治疗所需要的时间等；康复时间，包含患者恢复到健康状态所需要的时间等。

时间就是生命。医疗服务资源的时间价值，体现在短时间价值和长时间价值两个方面：一是短时间价值，即危急重症患者抢救的有效性和时效性，以及以生命健康作为衡量标准的无限性；二是长时间价值，即自我健康管理、个性化健康管理等医疗服务的长期实施，有效提升了城乡居民的健康状况。

医疗服务资源的时间价值表明城乡居民待诊时间越短，医疗服务时间可及性越高；城乡居民诊疗时间和康复时间越短，医疗服务资源利用率越高。长期有效的医疗服务，不仅有助于改善城乡居民的健康状况，而且有助于改变城乡居民的健康理念和就医观念，产生长期的综合效益，从而延伸医疗服务资源的时间价值。

2）医疗服务资源的空间价值

在医疗服务体系中，医疗服务资源空间涵盖了各类医疗机构的网络布局、患者所能接受的医疗服务资源所在地理位置、单个医疗机构提供医疗服务的容量或某地区医疗机构所能提供医疗服务的容量等，具体表现为"城乡二元化结构"中的"家庭-社区-医院"和"村-乡镇-县"三级医疗服务网络或者由"家庭-社区（村镇）-医院"构成的城乡一体化医疗服务网络。

在一个特定区域内，凭借多层次医疗服务资源地理分布的完备性，能够形成合理的患者流、服务流，从而创造医疗服务资源空间价值。一方面，在满足医疗服务可达性的基础上，能够满足从常见病、多发病到疑难复杂疾病诊疗的需要；另一方面，医疗服务网络布局合理，医疗服务资源利用率高。

医疗服务资源空间价值反映了医疗服务资源地理分布的合理性，以及保障城乡居民生命健康分布空间的可及性，体现在基层首诊、分级诊疗和双向转诊的就医秩序之中。医疗服务资源空间价值的衡量与所覆盖范围相关联，不是覆盖的范围越大越好，而是覆盖范围内城乡居民生命健康保障水平和可及性越高越好，当然需要遵循"公平优先，兼顾效率"的原则。

2. 医疗服务资源时空置换的内涵

医疗服务的公益性，决定了医疗服务时间价值更多地体现了病有所医的人口分布公平性，而医疗服务空间价值体现了医有所居的地理分布公平性。病有所医和医有所居分别从两个不同的情景反映了医疗服务资源的时间价值和空间价值，也反映了医疗服务的时间限定性和空间局限性。

1）时间换空间的内涵

在患者规范的就医秩序中（图 7-1），假设患者到社区医院/村卫生室、二级医院/乡镇卫生院和三级医院/县级医院就诊人数与就诊时间分别为 $\{q_{11}, t_{11}\}$、$\{q_{12}, t_{12}\}$、$\{q_{13}, t_{13}\}$，通常危急重症患者直接到三级医院/县级医院就医，而且 $q_{11} > q_{12} > q_{13}$，$t_{11} \leq t_{12} \leq t_{13}$；患者从社区医院/村卫生室上转诊到二级医院/乡镇卫生院和三级医院/县级医院就诊的人数与就诊时间分别为 $\{q_{21}, t_{21}\}$、$\{q_{23}, t_{23}\}$，从二级医院/乡镇卫生院上转诊到三级医院/县级医院就诊的人数和就诊时间为 $\{q_{22}, t_{22}\}$，而且 $q_{21} > q_{22} > q_{23}$。

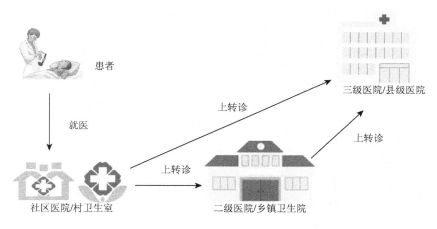

图 7-1　患者规范的就医秩序

由于 $t_{11}+t_{23}>t_{13}$，$t_{12}+t_{22}>t_{13}$，$t_{11}+t_{21}+t_{22}>t_{13}$，增加出来的时间换来了空间上有序的患者流和服务流，达到了时间换空间的目的。而且，由于 $q_{11}>q_{12}>q_{13}$，$q_{21}>q_{22}>q_{23}$，患者在三级医院/县级医院集聚的现象得到缓解。从本质上讲，医疗服务资源时间换空间的内涵就是以合理的时间延长换取患者流和服务流有序的空间秩序。

在医疗服务体系中，需要平衡时间可及性和空间可及性。面对一个区域内有限的医疗服务资源和患者集聚三级医院/县级医院的现状，有必要采用时间换空间策略，建立合理有序的医疗服务流程，以提高医疗服务资源的利用率和使用效率。因此，基层首诊、分级诊疗和双向转诊的就医秩序就是时间换空间策略最好的诠释。

2）空间换时间的内涵

在图 7-1 所示的规范的就医秩序中，二级医院/乡镇卫生院和三级医院/县级医院的利用率不高，如果能够形成如图 7-2 所示的医疗服务资源集聚结构，不仅可以提高二级医院/乡镇卫生院和三级医院/县级医院的利用率，而且各个医疗机构的就诊人数和就诊时间都会有所降低。

医疗服务资源集聚结构，能够形成由 Q_1 个社区医院/村卫生室、Q_2 个二级医院/乡镇卫生院和 Q_3 个三级医院/县级医院组成的"社区医院/村卫生室-二级医院/乡镇卫生院-三级医院/县级医院"医疗服务网络，通常 $Q_1>Q_2>Q_3\geqslant1$，增加的医疗机构空间换来了时间的降低，达到了空间换时间的目的。从本质上讲，医疗服务资源空间换时间的内涵就是以合理的空间布局换取患者流和服务流适度的时间效率。

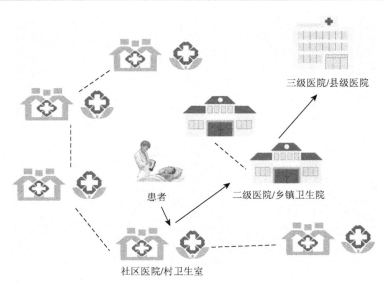

三级医院/县级医院

二级医院/乡镇卫生院

患者

社区医院/村卫生室

图 7-2　医疗服务资源集聚结构

在规范的就医秩序中，面对一个区域内有限的医疗服务资源、二级医院/乡镇卫生院和三级医院/县级医院利用率不高的现状，有必要采用空间换时间策略，建立科学合理的医疗服务资源集聚结构，提高二级医院/乡镇卫生院和三级医院/县级医院利用率。因此，区域医疗联合体就是空间换时间策略最好的诠释。

医疗服务资源时空置换理论，产生于医疗服务资源配置不均衡、享受不均等的现实环境，致力于从时间价值和空间价值互换的视角解决医疗服务资源有限的问题，以期通过患者对就诊时间的接受程度与空间资源利用率之间的转换，使有限的医疗服务资源为患者提供相对无限的医疗服务，为医疗服务资源充足环境下的时空价值双重优化奠定基础。

7.1.2　以时间换空间的分级诊疗制度

分级诊疗制度的实施，致力于以时间换空间的价值观念优化医疗服务流程和患者就医秩序，提高医疗服务资源的时间价值和空间价值。

1. 分级诊疗制度的诱因

在医疗服务体系中，产生了医疗服务资源结构不合理、空间过载等配置不合理问题，致使医疗服务资源配置不均衡、享受不均等。分级诊疗制度的实施，致力于从医疗服务资源时空价值观的角度，解决医疗服务资源配置不合理问题，实现医疗服务资源时间价值和空间价值最大化的目标。

1）医疗服务资源结构不合理

医疗服务资源配置缺乏系统科学的规划，致使区域性医疗服务资源配置不合理，特别是在"社区医院/村卫生室-二级医院/乡镇卫生院-三级医院/县级医院"医疗服务网络中，不同层次医疗服务资源数量不合理、结构不合理，即社区医院/村卫生室数 Q_1、二级医院/乡镇卫生院数 Q_2 和三级医院/县级医院数 Q_3 未经优化，空间布局不合理。

医疗服务资源数量性、结构性矛盾，不仅诱发了患者的择医行为，而且影响了医疗服务资源的时间价值和空间价值。医疗服务资源优化配置，有助于实现医疗服务资源时间价值和空间价值的均衡，实现"公平优先，兼顾效率"原则下的时空价值最大化，提高医疗服务资源利用率和使用效率。

2）医疗服务资源空间过载

三级医院/县级医院等综合医院的医疗服务水平高、医疗服务质量优，提供的医疗服务更有保障，激发了患者的择医行为，导致综合医院人满为患，但是综合医院为患者提供医疗服务的空间有限、接纳能力不足。社区医院/村卫生室等基层医疗机构的医疗服务水平相对较低，无法得到患者的信赖，但是基层医疗机构数量多、接纳患者医疗服务的能力充足。

从客观实际来看，综合医院的医疗服务质量的确更高，解决疑难复杂疾病的能力更强，能为患者提供更加专业化的医疗服务，但是综合医院接纳患者医疗服务的能力有限。对于常见病、多发病等医疗服务，基层医疗机构与综合医院不存在本质差别，但是基层医疗机构能够接纳更多的患者。受城乡居民健康理念和就医观念影响，医疗服务资源时空错位导致的空间过载成为一种必然。

2. 分级诊疗制度的时空价值

根据医疗服务资源时空置换理论，分级诊疗制度体现了以时间换空间的思想，使医疗服务资源得到合理的规划和使用，使城乡居民的就医秩序得以优化。

1）资源的合理规划和使用

引入医疗服务资源时空置换理论，实施以时间换空间的分级诊疗制度，提倡将时间和空间作为可调控资源，通过医疗服务资源的合理规划和使用，以合理的时间延长换取患者流和服务流有序的空间秩序，以及有限的医疗服务资源空间。医疗服务资源在综合医院和基层医疗机构的优化配置，有助于提高医疗服务资源的时间价值和空间价值。

基于分级诊疗的医疗服务资源的合理规划和利用，表现为综合医院空间资源的释放和患者就医秩序的优化，以及时间价值和空间价值的相互协调。在医疗服务资源合理布局、数量和结构优化的基础上，进一步优化患者流和服务流，提高医疗服务资源的时间可及性和空间可及性，满足城乡居民均等化享受医疗服务的需求。

2）城乡居民就医秩序优化

综合医院的医疗服务资源空间有限，通过分级诊疗引导，将原有同质化的医疗服务资源占用的空间资源置换出来，下放到基层医疗机构，综合医院重点提供基层医疗机构所不能提供的医疗服务，有助于提高基层医疗机构的时间资源利用率，减轻综合医院空间承载过重的负担，实现医疗服务资源的优化配置。

以时间换空间的分级诊疗制度的实施，一方面从宏观角度需要国家政策鼓励医疗机构进行时空置换利用；另一方面从微观角度需要城乡居民改变健康理念和就医观念。借助医疗保险等政策杠杆，引导城乡居民遵循基层首诊、分级诊疗和双向转诊的就医秩序，常见病、多发病等在基层医疗机构就诊、疑难复杂疾病在综合医院就诊，实现医疗服务资源的合理利用。

7.1.3　以空间换时间的区域医疗联合体机制

区域医疗联合体机制，以整合的医疗服务资源均衡时间价值和空间价值，实现以空间换时间的医疗服务资源优化配置。

1. 区域医疗联合体机制的诱因

区域医疗联合体由多个不同层次的医疗机构、多个投资管理机构共同参与，形成一个具有规模效益的医疗机构联盟或者统一管理体（熊季霞和李月，2012）。区域医疗联合体机制的实施，有助于优化医疗服务资源布局结构，提高医疗服务资源的时间价值和空间价值，解决医疗服务资源紧缺的现实问题。

1）医疗服务资源空间配置需要

医疗服务资源空间配置体现在两个方面：一是医疗服务资源的区域限定性，通常覆盖空间范围越大，整体效用越强，公平性越高，但是医疗服务效率会降低；二是医疗服务资源必然存在空间配置，包括空间布局、结构、距离及服务半径等（李岳峰和张淑华，2015）。医疗服务资源的空间配置，必须满足时间可及性和空间可及性要求。

区域医疗联合体充分考虑了医疗服务资源的空间配置属性，以"基层首诊、双向转诊、急慢分治、上下联动"为目标，整合优化区域内的医疗服务资源，以空间上集聚的同质化医疗服务资源，构建闭环就医的服务环境和服务模式，为患者提供更多、更有效的诊疗时间，提高医疗服务质量。

2）医疗机构之间协同服务需求

在医疗服务体系中，如果不同层次的医疗机构之间的处方、检查、诊断结果等能够互认，就有助于避免医疗服务资源浪费，提高医疗服务资源利用率和使用效率。导致医疗服务资源配置不均衡、享受不均等现状的一个重要原因是医疗机构之间缺乏有效的协同服务，缺乏处方、检查、诊断结果等互认的相关政策支持。

区域医疗联合体形成的医疗机构联盟或者统一管理体，为医疗机构之间协同服务提供了组织保障。区域医疗联合体之间通过建立完善的信息、设备、医护人员等资源共享机制，提高医疗服务资源的利用率和使用效率，通过持续优化医疗服务流程、患者就医流程，提高整个区域的医疗服务效率。

2. 区域医疗联合体机制的时空价值

区域医疗联合体凭借集聚的医疗服务资源，扩展医疗服务网络、延伸医疗服务领域，形成以空间换时间的蓝海战略思想，开拓医疗服务市场的蓝海（范靖等，2012）。区域医疗联合体机制用于保障医疗机构联盟或者统一管理体的价值实现和可持续性，提高医疗服务资源的均等化能力。

1）区域医疗服务提质增量

以空间换时间的区域医疗联合体机制，实现了区域内医疗机构之间处方、检查、诊断结果等互认，便于电子病历传输与患者转诊、会诊，有助于推动区域医疗服务一体化目标的实现。在医疗服务资源时间价值和空间价值双重驱动下，区域医疗联合体机制得以持续改善，时空价值得以显现和提升。

区域医疗联合体并不是医疗服务资源的简单叠加，而是追求医疗服务资源集聚带来的规模经济效益，可以分别从质和量两个维度指标进行衡量。从质上讲，区域医疗联合体综合服务能力能否得到不同程度的提升，以及辐射区域内居民是否享受到了更加优质、优惠的医疗服务；从量上讲，区域医疗联合体医疗服务业务量是否得以提高，不仅是数量和结构上的调整，而上是医疗服务资源利用率和使用效率的提高。

2）区域医疗服务能力提升

区域医疗联合体医疗服务能力，通过处于优势地位的医疗机构在管理、技术、人才等方面的"输血"，提升区域医疗联合体成员的"造血"能力（毛瑞锋，2016），从而形成"一带一群"的理想模式。在学习示范效应和带动作用影响下，区域内医疗服务能力得到整体提升，实现预防、治疗和康复均在区域医疗联合体内的目标。

以空间换时间的区域医疗联合体机制，能够充分发挥处于优势地位的医疗机构的整体辐射能力，优化和盘活区域医疗服务资源配置，使医疗服务资源在空间上共用、在时间上共享，为患者换取更多、更有效的诊疗时间，实现医疗服务资源空间换时间的目标。医疗服务资源利用率的提高，意味着区域内医疗服务保障能力的提高。

7.2　分级诊疗中的时空置换

分级诊疗中的时空置换，通过时间价值和空间价值的合理分配与使用，改善综合医院资源使用饱和状态及基层医疗机构资源闲置问题，实现医疗服务资源利用率最大化。以时间换空间的分级诊疗制度，已经成为撬动医疗服务资源时间价值和空间价值均衡化的杠杆，必将成为实现医疗服务资源均等化的重要途径。

7.2.1　分级诊疗制度新释义

分级诊疗制度在时空价值均衡中的作用值得深入探讨，应深入探讨分级诊疗制度相关政策和新型模式。

1. 分级诊疗制度相关政策

2015 年 9 月 8 日，国务院办公厅印发的《关于推进分级诊疗制度建设的指导意见》（国办发〔2015〕70 号）提出，到 2017 年，我国将进一步完善分级诊疗政策体系，基本形成医疗机构分工协作机制，有序有效下沉优质医疗服务资源，加强建设以全科医生为重点的基层医疗服务技术人员队伍，进一步提高医疗服务资源整体效益和使用效率，明显提升基层医疗机构诊疗量，从而使就医秩序更加合理规范。

到 2020 年，全面提升分级诊疗服务能力，逐步健全保障机制，基本构建布局合理、规模适当、层级优化，职责明晰、功能完善、富有效率的医疗服务体系，逐步形成"基层首诊、双向转诊、急慢分治、上下联动"的分级诊疗模式，基本建立符合国情的分级诊疗制度。由此可见，分级诊疗制度的建立，有助于合理配置医疗服务资源、促进基本医疗服务均等化，深化医疗服务体系改革、建立中国特色基本医疗服务制度，同时对于促进医疗卫生事业长远健康发展、提高人民健康水平、保障和改善民生具有重要意义。

在国家政策体系中，分级诊疗强化基层医疗机构医疗服务，明确各级各类医疗机构诊疗服务功能定位。基层医疗机构和康复医院、护理院的服务人群主要为诊断明确、病情稳定的慢性病患者、康复期患者、老年病患者、晚期肿瘤患者，为其提供康复、护理及治疗服务；县级医院主要负责区域内的常见病、多发病的诊治，抢救危急重症患者，同时向上转诊疑难复杂疾病患者；城市二级医院主要对三级医院转诊的急性病恢复期患者、术后恢复期患者及危重症稳定期患者提供医疗服务；城市三级医院主要负责危急重症和疑难复杂疾病的诊疗。

分级诊疗保障机制建设，有助于引导各级各类医疗机构落实功能定位。转诊患者在上级医院应优先享受接诊、检查、住院等医疗服务，鼓励患者在上级医院诊断并出具治疗方案，在下级医院或者基层医疗机构实施治疗。为手术患者、危急重症患者等需要住院治疗的患者制定和落实入院、出院标准和双向转诊原则，实现各级医院机构之间的转诊无间断性。基层医疗机构应协同二级以上医院、慢性病医疗机构等，为慢性病、老年人等患者提供老年护理、家庭护理、社区护理、互助护理、家庭病床、康复医疗等服务，充分发挥医疗机构在分工医疗协作中的作用，确立"基层首诊、双向转诊、急慢分治、上下联动"的诊治方针。

2. 分级诊疗制度的新型模式

根据分级诊疗制度的基本原则，以时间换空间的分级诊疗制度，能够依据患者所患疾病的轻重等级科学合理地引导就医，提高医疗服务资源的高效利用。尽管疾病的轻重等级还不能以定量方法加以标识，但是可以按照国家政策的指导，以定性的方式将疾病的轻重等级划分为四类（表 7-1）。

表 7-1　疾病的轻重等级划分表

类别	就诊医院	疾病患者及诊疗服务
一类	城市三级医院	危急重症和疑难复杂疾病
二类	城市二级医院	急性病恢复期患者和疑难复杂疾病治疗后恢复期患者及危急重症稳定期患者
三类	县级医院	常见病、多发病诊疗，以及危急重症患者抢救和疑难复杂疾病患者上转诊服务
四类	基层医疗机构和康复医院、护理院等	为诊断明确、病情稳定的慢性病患者、康复期患者、老年病患者、晚期肿瘤患者等提供治疗、康复、护理服务

资料来源：国务院办公厅《关于推进分级诊疗制度建设的指导意见》（国办发〔2015〕70 号）

7.2.2　分级诊疗时空置换有效性

以时间换空间的分级诊疗制度的有效性，主要体现在诊疗流程的通畅性、诊疗流程的完备性、诊疗流程的合理性和诊疗流程的规范性四个方面。

1. 以时间换空间的分级诊疗流程

以时间换空间的分级诊疗制度，更加突出了"公平优先，兼顾效率"的基本原则，有助于实现从"秩序规范（时间价值）→结构合理（空间价值）"的转换，特别是基于服务流的业务流程重组技术的应用，提升了分级诊疗的流程效率。具体流程描述如下（图 7-3）。

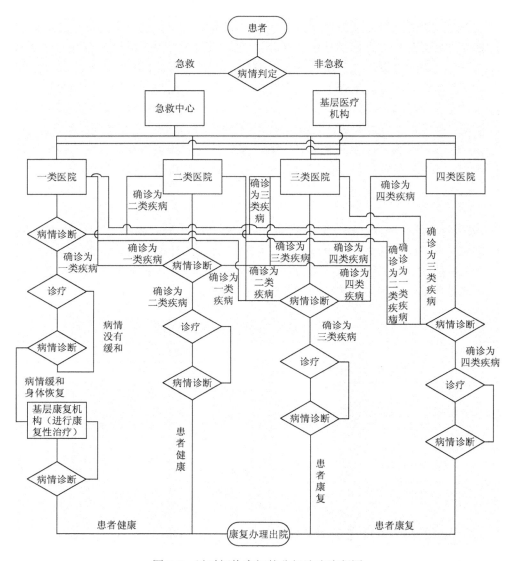

图 7-3　以时间换空间的分级诊疗流程图

（1）患者首先进入基层医疗机构进行首诊。若为急救类项目，则拨打 120 急救电话或直接送往高层次医院急救中心。

（2）基层医疗机构接待患者，对患者进行初始检查。

（3）若初始检查发现患者病情属于一类病情（危急重症和疑难复杂疾病），则将患者转诊至一类医院（根据表 7-1 疾病的轻重等级划分类推），根据患者病情检查情况转诊至其他层级医院或留诊。

（4）患者在转诊医院接受诊疗，一段时间后若患者已经康复，则可以办理出院手续，若患者康复周期较长，则将患者转诊至基层医疗机构继续接受康复治疗直至康复出院。

2. 以时间换空间的分级诊疗制度的有效性

在如图 7-3 所示的以时间换空间的分级诊疗流程中，医疗服务资源的时间价值和空间价值得以提升，使以时间换空间的分级诊疗制度的有效性得到提高，具体表现在如下四个方面。

1）诊疗流程的通畅性

以时间换空间的分级诊疗制度，提升了医疗服务诊疗流程的通畅性，具体表现在如下三方面。

（1）环节通畅性。图 7-3 描述的流程图明确设置了患者从患病、诊疗至康复的全环节流程，且各流程衔接顺畅，确保诊疗流程的通畅性和连续性。

（2）转诊通畅性。各层级医院可以根据患者的实际病情诊断情况进行转诊治疗，确保患者能够得到最恰当的治疗方式，保证整个诊疗流程的通畅性。

（3）诊疗通畅性。急救与诊疗流程贯通，保证整个诊疗流程的通畅性。

2）诊疗流程的完备性

以时间换空间的分级诊疗制度，提升了医疗服务诊疗流程的完备性，具体体现在如下三方面。

（1）环节完备性。初始环节设置了急救及基层首诊双向同步环节，既保证患者就医的及时性，也保证医疗服务资源的合理配置，体现了医疗服务诊疗流程的完备性。

（2）转诊完备性。基层首诊后，转诊医院接诊并确诊，确保患者能够得到最恰当的治疗，保证合理的医疗服务资源时空配置，体现了医疗服务诊疗流程的完备性。

（3）职责完备性。各层级医疗机构职责分明，根据患者实际病情接诊不同病情的患者，体现了诊疗流程的完备性。

3）诊疗流程的合理性

以时间换空间的分级诊疗制度，提升了医疗服务诊疗流程的合理性，具体表现在如下三方面。

（1）流程合理性。基层首诊确保各级医疗机构时间资源和空间资源能够得到合理的分配与使用，保证了医疗服务诊疗流程的合理性。

（2）转诊合理性。患者可以根据病情的发展情况，经接诊医疗机构确认转诊至合适的医疗机构，保证医疗服务诊疗流程的合理性。

（3）出院合理性。患者出院必须经过接诊医疗机构的康复检查，保证医疗服务诊疗流程的合理性。

4）诊疗流程的规范性

以时间换空间的分级诊疗制度，提升了医疗服务诊疗流程的规范性，具体表现在如下三方面。

（1）接诊规范性。患者就医先接受基层首诊，再根据具体病情转诊至合适的医疗机构，保证医疗服务诊疗流程的规范性。

（2）转诊规范性。患者转诊需要经过首诊医疗机构的病情检查，根据病情转诊至合适的医疗机构，保证医疗服务诊疗流程的规范性。

（3）康复规范性。患者接受诊疗至康复出院，需要经过接诊医疗机构的康复检查，检查确认康复方可出院，保证医疗服务诊疗流程的规范性。

7.3 区域医疗联合体中的时空置换

区域医疗联合体中的时空置换，充分体现了以空间换时间的资源配置思想，通过集聚的医疗服务资源释放医疗服务能量、能力和优势，为患者节省诊疗时间。

7.3.1 区域医疗联合体机制新释义

区域医疗联合体机制是以医疗服务产品的战略整合为纽带的区域医疗联合体模式（毛瑞锋，2016）。通过建立多维度区域医疗联合体，横向覆盖急诊急救、疑难复杂疾病诊疗、慢性病防治、居民健康管理等医疗服务，纵向贯穿三级医院、二级医院、基层医疗机构，以满足区域医疗服务需求（徐书贤，2014；刘文生，2016）。

1. 区域医疗联合体创新模式

在如图 4-4 所示的区域医疗联合体模式中，没有体现全科医生在分级诊疗中的价值。面向未来的发展，在区域医疗联合体中引入全科医生，构建如图 7-4 所示的基于全科医生的区域医疗联合体模式。全科医生在患者流、服务流优化方面发挥了重要作用，有助于实现区域内资源和能力优化配置。

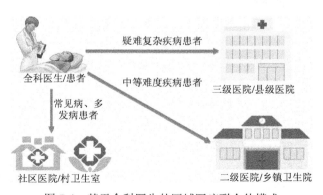

图 7-4　基于全科医生的区域医疗联合体模式

全科医生作为城乡居民健康的"守门人"，能够区分常见病和多发疾病患者、中等难度疾病患者、疑难复杂疾病患者，及时将患者分诊到不同层次的医疗机构，有助于进一步均衡区域医疗联合体的时间价值和空间价值。基于全科医生的区域医疗联合体模式，进一步降低了患者诊疗时间，提高了以空间换时间的区域医疗联合体价值。

2. 区域医疗联合体的特性

以空间换时间的区域医疗联合体，特别是全科医生的引入，为基层首诊、分级诊疗、双向转诊就医秩序的建立创造了条件，并呈现如下三个特性。

1）区域医疗服务的连续性

医疗服务的连续性能够保证为患者提供连续的医疗服务，保证患者医疗服务信息随患者的转移而传递，保持患者从医疗机构转诊后的转科、转院、出院的连续性医疗服务，从而保证医疗质量和医疗服务资源使用效率的提高（赵林度，2016）。区域医疗联合体以一个区域为整体，以医疗机构联盟或者统一管理体的形式，通过就诊路径和路径网、分级诊疗指南、双向转诊快速通道建设，提高了区域医疗服务的连续性。

区域医疗联合体建立辐射整个区域的路径网，按照常见病和多发病、中等难度疾病、疑难复杂疾病分类，对于第一、二类疾病，建立专科就诊路径和路经网；对于疑难复杂疾病，则制定专业化、专科化路径，通过多科室、多医院的协作机制为患者选择最佳就诊路径（李洁，2015）。区域医疗联合体就诊路径和路径网的合理设置，有助于患者获取最佳的诊疗时间。

区域医疗联合体应制定统一的分级诊疗指南，有针对性地建立双向转诊快速通道。下级医疗机构遇到无法处理的疑难复杂疾病患者，可以依照指南和标准上转诊至上级医疗机构，经抢救缓解或需要康复治疗的患者，则依据指南引导患者下转诊到下级医疗机构治疗（范靖等，2012）。区域医疗联合体通过优化空间路径、节约诊疗时间，实现以空间换时间的目的。

2）区域医疗服务的便捷性

区域医疗联合体构建了一个包含社区医院/村卫生室、二级医院/乡镇卫生院和三级医院/县级医院的医疗服务网络，增强了基层首诊、分级诊疗和双向转诊的便捷性。在一个医疗服务资源充分共享的体系中，医疗机构之间利益共享代替了利益冲突，有助于引导患者形成科学合理的就医秩序。

在区域医疗联合体中引入远程医疗服务模式，通过远程会诊和实地会诊相结合打破地域空间限制，为患者减少不必要的诊疗时间与就医成本，提高医疗服务资源利用率及使用效率。远程会诊以信息网络平台为媒介，与区域医疗联合体的医护人员进行病例讨论，指导医护人员进行诊疗，必要时依据病情判断是否需要转诊至上级医疗机构接受治疗。实地会诊则根据下级医疗机构合作需求，由合作的上级医疗机构派专家至下级医疗机构参与讨论疑难复杂疾病病例。

区域医疗联合体构建的医疗机构联盟或者统一管理体，提高了医疗服务资源空间的可及性，特别是全科医生作为城乡居民"守门人"分级诊疗的价值作用，增强了患者接受医疗服务的便捷性。患者在区域内依据全科医生的诊断，到相应的医疗机构就诊，一方面资源利用率得以提高；另一方面患者公平享受医疗服务资源的能力得到提升。

3）区域医疗服务的时效性

区域医疗联合体最大的价值在于以空间换时间思想的运用，即以空间价值提高了医疗服务资源的时间价值，增强了区域医疗服务的时效性。对于危急重症和疑难复杂疾病患者，可以直接分流到三级医院/县级医院，有效缩短了抢救时间、诊疗时间，以时间价值的提高增强医疗服务资源价值。

区域医疗联合体增强了城乡居民选择基层医疗机构的意愿，在择医行为中愿意遵循社区医院/村卫生室、二级医院/乡镇卫生院和三级医院/县级医院的就医秩序，提高了城乡居民接受医疗服务的时效性。规范的城乡居民就医秩序，不仅提高了医疗服务资源的利用率和使用效率，而且为患者及时准确地接受治疗赢得了时间。

区域医疗联合体以信息网络为载体，实现了一个区域内医疗机构之间的信息共享与交流，信息无缝衔接有效驱动了医疗服务效率的提高。信息共享与交流能力的提高，提高了医疗机构接诊、问诊、转诊的效率，提高了医疗机构预防、保健、医疗、康复等医疗服务衔接的有效性。

7.3.2　区域医疗联合体时空置换有效性

以空间换时间的区域医疗联合体，以一个利益关联的行政主体承担着区域医疗服务，不仅有助于实现分级诊疗、双向转诊的便利，而且有助于根据患者病情和不同医疗机构患者就诊状况分诊患者，降低患者诊疗时间。

1. 以空间换时间的区域医疗联合体流程

以空间换时间的区域医疗联合体机制，提供了优化医疗服务流程和患者就医流程的机遇，有助于实现从"布局整合（空间价值）→流程优化（时间价值）"的转换，特别是基于资源整合的业务流程重组技术的应用，提升了区域医疗联合体的流程效率。具体流程描述如下（图7-5）。

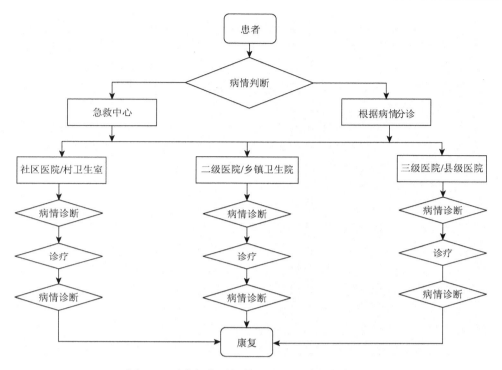

图 7-5　以空间换时间的区域医疗联合体流程图

（1）患者首先接受全科医生诊疗，若为急救类项目，则拨打 120 急救电话或直接送往高层次医院急救中心，或者根据患者病情和不同医疗机构患者就诊状况分诊到社区医院/村卫生室、二级医院/乡镇卫生院及三级医院/县级医院。

（2）患者在接诊医疗机构接受诊疗，如果社区医院/村卫生室或者二级医院/乡镇卫生院发现患者病情超出自身的医疗服务能力，就会根据患者病情上转诊至二级医院/乡镇卫生院或者三级医院/县级医院。

（3）患者在接诊医疗机构接受诊疗，一段时间后若患者已经康复，则可以办理出院手续，若患者康复周期较长，则可将患者转诊至基层医疗机构继续接受康复治疗直至康复出院。

2. 以空间换时间的区域医疗联合体机制的有效性

以空间换时间的区域医疗联合体，能够为城乡居民、医疗机构和整个社会带来多重全方位的效益，使区域医疗联合体机制的有效性得到提升。

1）区域医疗服务优势集聚

区域医疗联合体通过资源整合，能够实现优势互补，一方面，通过大型设备共享，患者处方、检查、诊断结果互认，从而避免区域内医疗机构之间的恶性竞争和重复投资，例如，避免竞相购买大型设备、投入大量广告费用，最终将成本转嫁到患者医疗服务费用中的现象；另一方面，医疗服务人员在区域内的集聚和优化配置，有助于充分发挥人才集聚效应，在区域内任何医疗机构就诊的患者，可因病情需要享受到高水平的医疗服务。

在区域医疗联合体内，集聚的医疗服务资源统一规划、优化组合、统一运行，以空间优势提升了区域医疗服务资源时间价值，提高了区域医疗联合体的竞争力，帮助患者有效降低了诊疗时间和成本。医疗服务资源在区域空间上的整合与互补，提高了区域医疗联合体的整体竞争优势。

2）区域医疗服务全过程管理

区域医疗联合体以医疗机构联盟或者统一管理体的形式，打破了医疗机构各自为政的局面，不仅有助于实施基层首诊、分级诊疗、双向转诊制度，使"小病在社区、大病进医院、康复回社区"得到有效落实，而且有助于通过区域医疗联合体的辐射作用，在区域内提供全过程医疗服务管理。

区域医疗联合体将所有医疗服务资源在空间上联结，在不同层次的医疗机构之间建立分工协作机制，对不同层次医疗机构的需求进行模块化处理，充分发挥各个医疗机构的特长，从而形成一条闭环医疗服务路径，优化患者流、服务流，为患者的诊断、治疗、康复提供全过程管理。

3）区域医疗服务资源惠及患者

区域医疗联合体增强了医疗服务人员、医疗设备等资源调配能力，使医疗服务人员的流动更加合理，甚至可以在区域内的市区和郊县之间进行医疗服务人员轮岗，从而使区域人力资源利用更有效、调配更趋合理（熊季霞等，2013）。区域医疗服务资源在空间上的合理布局，以连续性、便捷性和时效性惠及患者、城乡居民。

在区域建立医疗联合体作用下，城乡居民均可以同等享受高水平医疗服务，使上级医疗机构对下级医疗机构的帮扶成为现实。不同层次医疗机构之间错位发展，在区域内建立医疗机构之间的平行合作关系，实现医疗机构之间调配合作关系同质化，有助于保证区域医疗联合体运行机制的合理性、可操作性和公平性（李洁，2015）。

4）区域医疗服务能力提升

区域医疗联合体集聚的医疗服务资源，形成了一种竞争与合作并存的竞合关系，驱动着区域医疗服务能力的提升，缓解上级医疗机构基础疾病诊疗压力，为下级医疗机构提供更多病源，在内部合作的同时提高各个医疗机构的竞争力。区域医疗联合体凭借有序的竞合关系，增强了辐射区域内医疗机构的服务能力。

区域医疗联合体采用纵横联合模式，即同一层次医疗机构之间是平等的合作与竞争关系，医疗机构之间的合作更多的是信息、资源和能力的互补，在医疗、教育、人才培养、科研等方面可以形成互补合作的关系，同时也可以强化各自的优势特色进行差异化发展，形成独有的竞争力，再进一步辐射次级医疗机构乃至同级医疗机构（李洁，2015）。

从以空间换时间的区域医疗联合体机制有效性分析可知，区域医疗联合体模式能够给覆盖区域带来优势，以空间换时间集聚的医疗服务资源，提高了区域内整体的医疗服务资源，但是在资源有限的环境中却影响了邻近区域的医疗服务能力，影响医疗服务资源均等化目标的实现。

7.4　本章小结

医疗服务资源时空置换理论，从医疗服务资源均等化的视角，深刻揭示了医疗服务资源的时间价值和空间价值，成为医疗服务资源均等化理论。以时间换空间的分级诊疗制度，通过对疾病轻重缓急的判断引导患者到合适的医疗机构就诊，利用流程的调控改善各级医疗机构的资源利用率。以空间换时间的区域医疗联合体机制，通过医疗服务资源区域整合扩大资源的覆盖范围，提高区域医疗服务能力，为患者节约诊疗时间。

第8章 医疗服务资源网格化虚实映射理论

医疗服务资源均等化是一项复杂的民生问题，如果能够利用网格化思想，在虚拟的信息空间和实体的地理空间上形成虚实映射的网格，以共享的信息资源整合不同地理位置、不同种类、服务不同城乡居民的医疗服务资源，有助于形成一种新的探索医疗服务资源均等化的路径和理论方法。

8.1 网格化管理理论

随着信息化、数字化技术的发展，网格化管理逐步成为一项技术和管理思想，通过强化对网格单元的监督管理，以责权利的均衡提高管理效能。网格化管理在城市管理、土地资源管理等领域发挥了重要作用，已经成为资源共享、资源优化配置的一种有效方法，通过对网格单元内居民、医疗机构、医疗服务资源三大要素的集中管理，实现医疗服务资源效率最大化。

8.1.1 网格化管理理念

网格（grid）在我国最先在电力系统中获得应用，并逐渐从一个技术概念演变为一种管理理念，即建立在随需应变组织架构上的一种先进的协作和服务理念（张晓，2011）。最初提出网格概念就是为了解决协作中的资源共享问题，能够提供一种与具体设施和地理位置无关的资源配置方法。

1. 网格化管理概念

网格化管理体现了单元化管理、资源整合管理和协调运营管理的思想，集成应用信息技术建立网格单元之间的协调机制，更加高效地实现网格单元之间的信息共享与交流，更加透明地共享资源和能力，最终达到提高管理效能的目标。

1）网格化管理定义

网格化管理就是按照一定的标准，例如，网格划分的标准、资源整合的标准和协调运营的标准等，将管理对象划分成若干网格单元，形成基于网格单元的管理模式。以城市网格化管理为例，就是依托统一的城市管理和数字化平台，将城市管理辖区按照一定的标准划分成网格单元，通过加强网格单元部件和事件巡查，建立一种监督和处置相互分离的形式（王玉荣，2014）。

网格化管理提供了一种精细化、标准化的管理思想，以及数字化、可视化的管理方法，致力于以简单的形式解决复杂的问题。一方面在信息技术支持下，能够直观、清晰、高效地实现网格单元管理；另一方面网格单元可以充分吸纳各种资源，提高资源共享能力，达到资源优化配置的目的。

2）网格化管理结构功能分析

根据美国社会学家塔尔科特·帕森斯（Talcott Parsons）的结构功能理论观点，网格化结构也是一种抽象的规范模式，不同的网格单元之间未必是相似、相邻、相容的，同样的网格化功能又是控制系统内结构和运营过程的条件，基于网格单元的资源整合和协调运营管理成为系统的核心功能。

网格化管理以一种无特殊形式要求的网格单元作为管理单元，反映了结构决定功能、结构和功能决定行为的系统科学思想，使网格化管理行为更加直观、清晰、高效，使复杂情景中的网格单元之间的关联关系更加透明化、简单化，而且这种关联关系是动态的、可观察分析的。网格化管理结构功能决定着管理效能，影响着网格化管理思想的形成和发展。

2. 网格化管理思想

网格化管理能够充分集聚分散的资源，并重新进行优化配置，例如，以网格形式进行划分，建立统一的资源调度和协调机制，尽可能减少管理盲区与薄弱环节，实现资源的个性化管理及全方位覆盖。网格化管理充分展现了"部分之和大于整体"的思想，能够有效整合分散资源、消除资源孤岛。

（1）单元化管理思想。网格化管理的核心思想在于单元化管理，将一个复杂环境中的复杂对象划分成多个可管控的单元，以全局的视角处理局部的单元问题，实现网格单元管理效能总和大于全局的管理目标。单元化管理思想的引入，提高了对复杂环境和复杂对象的管理能力，可以获得整体最优的管理绩效。

（2）资源整合管理思想。网格化管理体系中的网格单元，就像一个资源的蓄水池，根据需要吸纳邻近网格单元碎片化的资源，激发资源集聚效应。资源整合管理思想有效拓展了资源集聚的途径和渠道，多样化、碎片化的资源像涓涓细流汇聚到指定的网格单元，并在辐射范围内发挥资源效益，从整体上提高资源利用率和使用效率。

（3）协调运营管理思想。网格化管理的目的，在于通过网格单元之间协调能力的提高，提升管理效能。在网格化管理体系中，蕴涵复杂的网格单元协调运营机制，能够在广域范围内实现资源、信息和网格单元协调运营。协调运营管理思想就是面对细分的网格单元，以协调运营的方式增强网格单元之间的关联性、协调性，产生协同效应。

　　网格化管理理念有助于推动医疗服务资源均等化目标的实现，从单元化管理、资源整合管理和协调运营管理的视角，划分网格单元、集聚资源、协调运营，有效提高医疗服务资源优化配置能力。面对医疗服务资源配置不均衡、享受不均等的现状，网格化管理能够成为一种有效的管理方法。

8.1.2　网格化资源管理原则

　　网格化资源管理通常需要跨越多个管理域和多个网格单元，通过资源聚散管理提高资源效率与效益。网格化资源管理原则主要包含资源聚散原则，即网格化资源集聚原则和配置原则。

1. 网格化资源集聚原则

　　面对资源有限的复杂管理环境和管理对象，应引导资源向着产生集聚效应的方向集聚，从而提高资源效率和效益。网格化资源集聚主要有两种形式：一是物理空间上的移动，对于可移动资源，可以以空间集聚的方式进行集聚；二是信息空间上的集聚，对于不可移动资源或者没有必要移动资源，可以在虚拟的信息环境中进行集聚。在网格化资源集聚过程中应遵循如下原则。

　　（1）同类资源集聚原则。在网格化资源集聚过程中，首先需要遵循"物以类聚"的原则，才能真正发挥资源集聚效应。根据网格化资源集聚形式，同类资源集聚同样具有如图 8-1 所示的空间集聚和信息集聚两种形式。"物以类聚"的原则，能够在空间集聚和信息集聚的基础上增强资源集聚效应，提高资源效率和效益。

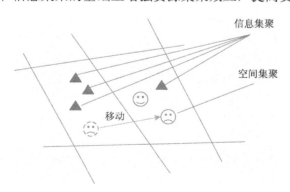

图 8-1　同类资源集聚形式

　　（2）相邻资源集聚原则。由于资源的广布性，在资源集聚和配置时必须考虑资源的可及性，在一个特定区域内重点考虑相邻资源集聚，或者在共享信息覆盖范围内可及资源的集聚。可见，相邻资源集聚原则反映了两个方面：一是空间相邻，邻近网格单元之间的集聚；二是信息可及，共享信息基础上的资源集聚。

（3）资源增值集聚原则。对于可移动资源的集聚，除了同类、相邻资源集聚原则，还需要考虑资源流向问题，重点测算资源集聚后的价值变化。通常，数量少的向数量多的方向集聚、距离资源用户远的向距离近的方向集聚，目的在于获得更大的资源价值增值。无论是空间集聚还是信息集聚，都需要综合考虑资源增值集聚原则。

（4）关联性集聚原则。在资源集聚过程中，需要考虑资源或者网格单元之间的关联性，例如，信息关联、地域关联、组织部门关联等因素，尽管是同类资源，但是属于不同的组织部门，如果不征得组织部门同意，就无法实现资源集聚。资源或者网格单元的关联性就像一个线索，将不同网络单元的资源集聚在一起。

（5）分层集聚原则。由于资源本身具有地理分布的层次性或者组织部门所属的层次性等关系，在集聚过程中也应遵循分层集聚原则，保持资源的层次性。不同层次之间的资源集聚，需要征得资源所属双方的同意，才能实现资源的跨层集聚。分层集聚原则有助于维护资源在不同层次中的价值作用，有助于提升资源的整体价值。

2. 网格化资源配置原则

网格化资源管理提供了整合碎片化资源、消除资源孤岛的机遇（张晓，2011）。网格化资源集聚的目的在于科学合理地配置资源，提高资源利用率和使用效率，因此需要考虑如何在不同的网格单元之间优化配置资源，以实现医疗服务资源公平与效率的均衡。面对有限的医疗服务资源，为实现医疗服务资源的精细化配置，网格化资源配置应遵循如下原则。

（1）按需配置原则。网格化资源配置的目的，在于满足城乡居民健康需要和医疗服务需求，在于实现医疗服务资源均等化目标。在兼顾公平与效率原则基础上，驱动网格化资源流向需求量最大的实体网格或者虚拟网格，最大限度地提高配置资源的价值和价值增值能力。按需配置原则的需求，来自不同区域、不同医疗机构医疗服务资源配置的状况。

（2）实虚配置原则。网格单元将物理上分散的碎片化实体资源有机地整合在一起，构建一个逻辑上共享的虚拟资源网络。在网格化资源配置过程中，要求在资源配置时综合考虑物理上的分散性和逻辑上的关联性，实现实体的物理资源与虚拟的逻辑资源的有机集成，以最大限度地保障资源的协调性和共享性。

（3）动态配置原则。网格化资源配置是一个动态过程，不仅需要保持网格单元资源配置的可扩展性，动态增加或者减少资源数量、类型以适应新的需求变化，而且需要综合考虑网格单元资源数量、性能和功能的动态性，动态增强网格单元之间、网格单元与外界环境进行物质、信息和能量交换的能力。

（4）协同配置原则。无论是分散的实体网格单元之间，还是关联的虚拟网格单元之间，可以充分利用多个网格单元资源进行协同配置。由于网格单元粒度决定了管理单元的大小和资源结构，影响着网格单元之间的协调性与协同性，所以在网格化资源协同配置过程中应科学合理地确定网格单元粒度。

（5）广布配置原则。由于网格化资源具有广布性，所以在网格化资源配置过程中，不仅要求在资源配置时尽可能广布以扩大覆盖范围，而且要求在资源管理时尽可能精准以缩小定位空间。在满足网格化资源配置需求的前提下，最大限度地扩大资源覆盖的范围和资源管理的空间，以使更多的城乡居民受益。

网格化资源管理原则，从资源集聚和资源配置的视角，最大限度地提高资源集聚能力与配置效率，为医疗服务资源均等化提供可行的探索路径和理论方法。网格化医疗服务资源管理，有助于形成一个依托网格单元吸纳碎片化资源、优化配置资源的环境，实现医疗服务资源均等化目标。

8.1.3　网格化资源配置思想

网格化资源配置思想强调资源配置的科学性，致力于解决资源精细化、合理化配置问题（张晓，2011），以提高资源配置的效率和效益。

1. 精细化配置思想方法

以网格单元为对象的网格化资源配置环境孕育了精细化配置思想方法，在清晰、具体的配置流程引导下，能够更加精准地确定资源的流向、流量和流效，以最大限度地提升网格化资源配置的潜能。

1）精细化配置思想

网格化资源精细化配置，充分体现了网格化管理的精髓，以网格单元描述、集聚和配置资源，能够更加清晰直观地了解资源种类、数量、组织部门所属、所在层次和位置等信息，实现资源的优化组合与精准配置。以网格单元为基础的资源管理，使观察范围内的网格单元资源实现了透明化，有效提高了资源精细化配置的能力。

资源集聚和配置的目的在于提高资源利用率和使用效率，精细化配置思想就是围绕这个目标，更加深入细致地挖掘网格单元资源价值、资源整合价值和资源协调运营价值。精细化配置思想源自多样化、精细化的资源需求，在需求驱动下向网格单元配置资源，从而提高整个覆盖范围内的资源效率和效益。

2）精细化配置方法

根据网格化资源精细化配置思想，首先将覆盖范围分解为若干基本的工作单元，将配置的对象、配置的资源精确定位在每一个网格单元之中，确定资源配置的能力限度，使配置的空间更加精细、科学，同时强调网格单元之间的联系，以提升资源配置效率，形成一个更加科学、高效的资源配置体系，从而高质量地实现既定的资源配置目标。

在资源配置过程中，需要精准地确定资源需求，以需求为导向，驱动资源流向覆盖范围内的网格单元。如果能够综合考虑网格单元的资源需求和网格单元的协调运营价值，有助于进一步提高资源精细化配置能力，以可协调的资源调节配置网格单元的资源不足，调节精细化配置中的缺陷，以网格单元之间的协调运营能力，满足覆盖范围内资源需求的动态变化。

2. 合理化配置思想方法

网格化资源合理化配置，强调资源配置过程的动态性、连续性。任何合理化配置都是相对的，都是不可能完全实现的。如果能够达到某一个极限，就可以称为达到理想状态了，合理化配置就是逐步接近这个极限，却永远达不到这个标准。所以相对非合理化而言，可以认为是合理化配置。

1）合理化配置思想

网格化资源合理化配置，就是以理想状态为目标，通过资源配置逐步逼近理想状态，充分发挥资源的价值作用，实现网格化管理和合理化配置的目标。网格化资源合理化配置思想，主要用于描述资源配置的努力程度，以整体的或者局部的资源配置合理性，增强资源配置的科学性。

由于资源配置的理想状态大多来自无法量化的主观感受，所以理想状态就成为一个可望而不可及的目标，网格化资源合理化配置就成为一个持续的动态优化过程。合理化配置思想就融入了动态逼近、持续优化的思想，体现在从网格单元到局部的理想状态，再到整体的理想状态的过程中。

2）合理化配置方法

根据网格化资源合理化配置思想，即使在覆盖范围内实现了资源合理化配置的具体目标，也会由于资源需求、资源条件和资源效益等因素的动态变化，产生新的资源合理化配置问题，需要制定新的合理化配置目标和方案。网格化资源合理化配置，需要设置合理化的资源配置目标和方案。

资源合理化配置是一个动态的、连续的过程，配置的资源持续逼近理想的目标状态。针对资源合理化配置过程的有效控制，不仅能够增加资源要素管理的有序性和连续性，而且能够加快每一轮资源合理化配置具体目标实现的步伐，保证资源配置过程能够始终向着理想的状态而努力。

网格化资源配置思想，提供了精细化、合理化配置的思想方法，使资源从集聚到配置的优化路径更加清晰，网格单元的价值得以提升。网格化资源配置方法，为医疗服务资源均等化提供了可行的理论方法，在精细化、合理化方法的驱动下，实现医疗服务资源均等化目标。

8.2　医疗服务资源网格化配置

医疗服务资源网格化配置，更多地体现了网格化管理理论思想，在虚拟的信息空间和实体的地理空间上形成虚实映射的网格，将多样化、碎片化的医疗服务资源以信息集聚或者空间集聚方式进行集聚，以精细化、合理化的方式配置医疗服务资源，提高医疗服务资源均等化能力。

8.2.1　医疗服务资源网格化配置思路

根据网格化管理理论，精细化、合理化配置资源有助于增强资源要素的互补性，产生"1+1＞2"的资源集聚效应。如果资源配置方式不合理，就会产生相互制约、相互影响的障碍，从而影响资源的整体效能。面对有限的医疗服务资源，借助虚实映射的网格和资源配置方法，更加科学合理地调整资源配置方式，有助于推动医疗服务资源配置效能的大幅度提高。

　1. 医疗服务资源网格化配置模式

医疗服务资源网格化配置，能够在虚拟的信息空间和实体的地理空间上形成虚实映射的网格，充分集聚多样化、碎片化的医疗服务资源，包括预防性和治疗性的医疗服务资源，不仅有助于实现医疗服务资源的优化配置，而且有助于应用虚实映射的"一云一地"网格共享资源（图 8-2）。如图 8-2 所示，资源云和资源地分别对应着云上资源池和地上资源池。在资源云和资源地网格虚实映射的基础上，可以衍生出两类医疗服务资源网格化配置模式。

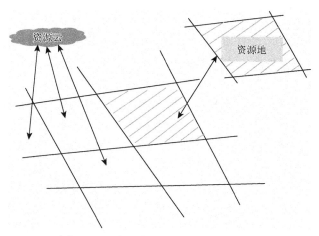

图 8-2　医疗服务资源网格化配置模式

1）"一地多云"配置模式

在医疗服务资源有限的地域环境中，可以构造"一地多云"配置模式（图 8-3），通常只有存在闲置资源的资源云才是可见的，依托本地的医疗服务资源和资源云对应的外部闲置的资源，提高医疗服务保障能力和医疗服务能力。在网格化管理环境中，资源云对应资源的使用或者闲置状态是透明的，本地可以应用这些闲置的医疗服务资源。

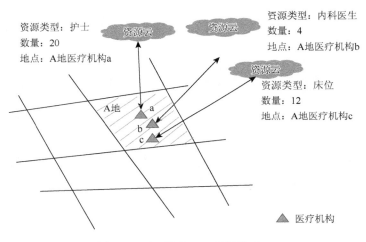

图 8-3　"一地多云"配置模式一

"一地多云"配置模式，能够在本地网格单元资源配置时，瞭望资源云的状态，充分利用可及范围内可见云可用资源状况，产生资源整合、协调运营效应。虚实映射的"一地多云"配置模式实际上是一种一对多的模式，体现了覆盖范围内多地资源共享的思想，以信息集聚闲置的医疗服务资源，提高资源利用率和使用效率。

2）"一云多地"配置模式

由于医疗服务资源整体上处于有限状态，在可及范围内常常只有一个可见云，从而产生了"一云多地"配置模式（图 8-4），多地可以共享资源云对应的外部闲置的资源。由于资源云带来的竞争性，多地应制定共同遵守的规则共享闲置资源，特别是用于应对危急重症患者的突发性需求，可见资源云成为可及范围内应急保障的重要资源。

"一云多地"配置模式，在本地网格单元资源配置时，不仅考虑资源云存在的可能性，而且考虑在可及范围内获得可见云、可用资源的可能性。虚实映射的"一云多地"配置模式实际上是一种多对一的模式，提高了覆盖范围内闲置资源应用的竞争性和可能性，有助于在更广泛的范围内提高医疗服务资源利用率。

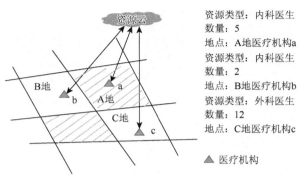

资源类型：内科医生
数量：5
地点：A地医疗机构a
资源类型：内科医生
数量：2
地点：B地医疗机构b
资源类型：外科医生
数量：12
地点：C地医疗机构c

▲ 医疗机构

图 8-4　"一云多地"配置模式二

2. 医疗服务资源网格化配置理解

医疗服务资源网格化配置融入了网格化管理理念，集成了单元化管理、资源整合管理和协调运营管理思想。医疗服务资源网格化配置思想，描述了医疗服务资源均等化路径，首先确定网格划分、资源集聚类型和范围，依托网格单元集聚和配置资源，建立资源云共享平台和调度机制。

1）管理科学视角

网格化管理的对象是各种要素和单元纵横交错而成的组织或系统，具有信息互动、资源共享、协调运营等基本功能。网格化管理需要应用地理编码技术细化管理空间，实现管理对象的精准定位、管理资源的合理聚散和管理过程的有效控制，网格化管理增强了资源精细化和合理化配置能力。

网格化管理是一种集成应用地理信息系统和管理信息系统技术的科学管理模式，已经成为实现资源配置全过程控制的基础，展现了资源配置的敏捷性、精细化、高效化，因此已经成为实现医疗服务资源均等化配置的有效途径。医疗服务资源网格化配置，可以充分应用管理科学理论方法，以更加深入地揭示医疗服务资源配置的内涵和规律。

2）资源分布视角

由于资源的广布性，所以在资源集聚和配置时必须考虑分布式网络资源结构，考虑网格化管理思想和资源配置的融合。覆盖范围内网格单元之间或者不同的覆盖范围之间的资源分布，不仅影响着资源的聚散效应，而且影响着资源价值的有效利用。网格化资源配置思想，提供了资源精细化和合理化配置理论方法。

医疗服务资源网格化配置，就是在综合考虑成本和数量的基础上，对资源要素进行时空匹配、流动与重组，以持续优化医疗服务资源配置。网格单元具有的资源集聚和配置能力，增强了碎片化医疗服务资源有效集聚、合理流向需求网格单元的能力，有助于提高医疗服务资源均等化能力。

3）组织结构视角

医疗服务网络和网格化资源管理均具有层次性，反映了组织结构的层次性和网络性。如果将管理机构或者组织部门拥有的管理空间网格化，有助于提高医疗服务资源的组织性和社会性。面对地理分布的层次性或者组织部门所属的层次性，医疗服务资源网格化配置增强了资源的关联性和机动性。

由于网格单元资源具有清晰明确的定性和定量分析结果，不同的医疗服务资源在不同的网格单元之间协调运营，大幅增强了医疗服务资源的共享性。在网格化管理理念驱动下，逐步打破了医疗服务资源管理机构或者组织部门所属的界限，由网格单元构建的新型组织结构有效地扩展了医疗服务资源均等化的能力。

8.2.2　医疗服务资源网格化划分策略

医疗服务资源网格化配置思路，提供了更加充分地集聚多样化和碎片化资源、更加精细化与合理化配置资源的理论方法，有助于更加精准地配置医疗服务资源，提高医疗服务资源使用效率和效益。

1. 网格单元划分

医疗服务资源网格划分，需要细化资源覆盖范围的配置空间，可以直接应用网格化管理中借助地理编码技术进行的行政管理境界和地籍的地理编码（李琦等，2005），将覆盖范围的配置空间划分成一个个的网格单元，形成横到边、纵到底的无缝衔接的网格化管理空间。在网格划分过程中，主要考虑如下要素。

（1）资源可及的覆盖范围。由于医疗服务的公益性，所以必须考虑覆盖范围内医疗服务资源的可及性，考虑与医疗服务能力相匹配的辐射半径。由于医疗服务能力的地域性、效益的公益性和辐射半径的局限性，网格单元的大小必须与医疗服务资源的辐射半径相契合，必须与医疗服务资源共享的基本要求一致。

（2）管理空间赋予的能力。在医疗服务资源人口分布公平性和地理分布公平性目标驱动下，形成了以地域人口数量或者地理空间大小划分网格单元的方法，但是难以确定一个统一的标准。面对现实环境，可以从职能部门的视角考虑网格化管理空间，重点考虑医疗服务能力和资源配置能力。网格单元大小，应该与医疗服务资源配置能力强弱成正比，与满足医疗服务对象需求的难易程度成反比。

（3）城乡居民的行为特征。医疗服务资源网格化配置的目的，在于提高城乡居民均等化享受能力。从社会经济、行政区划特征看，各区域医疗服务资源均等化水平不同。当医疗服务资源进行网格划分时，应当充分考虑面向城乡居民、医疗服务区域的特点，即网眼的特征要素作为划分依据。在区域面积、人口数量、区位特点已经确定的前提下，城乡居民的行为特征就变得尤为重要，可以认为城乡居民的健康理念和就医观念决定了网格单元的大小。

总之，网格划分需要考虑医疗服务资源可及的覆盖范围、医疗服务能力和资源配置能力等因素，结合区域面积和地理特点，以行政管理的适宜幅度、管理能力为参考依据，将文化背景、健康理念和就医观念、经济收入等相近的区域划分到同一个网格中，从实际出发因地制宜地确定网格单元的大小，容易产生区域认同感，便于医疗服务资源协调运营管理。

2. 网眼资源点确定

网格划分形成了网格单元和网眼，网格单元资源效率取决于网眼资源点的优化。以医疗服务资源均等化为目标，可以在资源点分类的基础上确定资源点。

1）资源点分类

医疗服务资源可以分为预防性和治疗性两大类。预防性医疗服务资源用于开展妇幼保健、传染病防控、健康教育、卫生监督、电子健康档案规范、慢性病管理，提高以预防为主的健康管理能力；治疗性医疗服务资源主要用于危急重症和疑难复杂疾病等的救治，以提高救治能力和治愈能力为目标。

在医疗服务网络中，以基层医疗机构为网底，网眼资源点优化配置，有效集成预防性医疗服务资源和治疗性医疗服务资源，最大化网格单元资源效能，使预防性和治疗性资源优势互补。随着城乡居民健康理念和就医观念的变化，逐步优化预防性和治疗性资源占比，向着治疗性资源：预防性资源＝2∶8的目标努力。

在网格单元内部，可以分为实体的物理资源和虚拟的逻辑资源，即网格化管理中的资源地和资源云。物理资源就是资源地所拥有的医疗服务资源，就是网格单元所配置的资源；逻辑资源就是资源云所对应的外部闲置的医疗服务资源，也可以是一些技术资源、政策性资源、信息资源等。

网格单元的物理资源通过实际的物理位置相连接，逻辑资源与虚拟的信息网络相关联，逻辑资源和物理资源描述了网格单元内部资源云和资源地虚实映射的关系，有助于通过资源协调运营提高医疗服务资源均等化水平。网格单元内部物理资源和逻辑资源的划分，充分体现了网格化资源配置的思想，体现了虚实映射的资源价值观。

2）资源点确定

根据资源点分类，当预防性和治疗性医疗服务资源点确定时，应该充分考虑预防性医疗服务资源未来的普及性，不仅资源密度应该远远大于治疗性医疗服务资源，而且应将更多的预防性医疗服务资源设置成逻辑资源。治疗性医疗服务资源以物理资源为主，形成资源云和资源地虚实映射的资源结构。

通过多级网格划分，在各网格单元内可以根据医疗服务的具体内涵确立网格资源点，根据医疗服务资源总量制定资源配置标准，建立评价指标数据库，以确立合理的资源配置指标。医疗服务资源点的确定，需要在清晰的网格化管理空间内，采用空间网格、地理编码（geo coding）、地理信息系统（geographic information system，GIS）、全球定位系统（global positioning system，GPS）和三维信息表现等技术进行编码，明确网格单元资源数量、状况、位置等基础信息，通过资源分类、分区域、准确排序编码，实现医疗服务资源的定性、定量和定位。

以网格单元内部的资源形态为标准，集聚邻近网格单元中多样化、碎片化资源，并以精细化和合理化资源配置方式共享资源。医疗服务资源网格化配置模式，能够进行资源分类、信息加工，通过物理资源和逻辑资源的集成分析，充分考虑网格单元资源之间内在的关联性，将所有可能的资源集聚在一起、关联在一起，在需求驱动下将资源配置到需要的网格单元，并根据需要建立物理资源和逻辑资源之间的联系，以资源云和资源地虚实映射的资源结构支持医疗服务资源协调运营。

在医疗服务资源网格化配置过程中，借助网格化管理机制和资源配置思想，建立资源云共享平台和调度机制，综合考虑有形的物理资源和无形的逻辑资源之间的关联性，促进医疗服务资源在可及范围内的有效流动性，更加广泛地聚集和配置医疗服务资源。医疗服务资源网格划分的科学性，有助于提升医疗服务资源优化配置能力。

8.2.3　医疗服务资源网格化配置策略

医疗服务资源网格化划分策略，提供了网格单元划分和网眼资源点确定的理论方法，在此基础上应进一步探索医疗服务资源网格化配置策略，使适合的医疗服务资源配置在适合的网格单元中，使网格单元成为纵向、横向连接的纽带，从而产生最大的资源集聚效应。

1. 网格化节点配置

医疗服务资源网格化节点，就是信息、资源和能力的聚散点，使覆盖范围内的网格单元之间实现信息、资源和能力的共享。根据网格化节点的重要程度，可以分为核心节点和非核心节点配置。

1）核心节点配置

在一个特定区域，医疗服务资源网格化核心节点集聚着核心信息、资源和能力，资源配置应遵循按需配置原则，以提高覆盖区域人口分布公平性和地理分布公平性，提高医疗服务资源均等化水平。核心节点配置关系到医疗服务资源的流向、流量和流效，核心节点之间的关联能力至关重要。

在医疗服务资源网格化核心节点配置过程中，保持核心节点之间、核心节点与非核心节点的联系应放在优先配置的高度，采取有效措施避免信息、资源和能力孤岛，充分发挥核心节点的价值作用，保证医疗服务资源集聚和配置的连续性。核心节点的价值作用就像一个移动通信基站，致力于保持节点之间的联系。

面对我国"城乡二元化结构"，医疗服务资源网格化核心节点应与"家庭-社区-医院"和"村-乡镇-县"三级医疗服务网络节点相吻合，从而使核心节点成为城乡之间、城市"家庭-社区-医院"之间、农村"村-乡镇-县"之间连接的纽带，推动"家庭-社区（村镇）-医院"城乡一体化医疗服务网络发展。

2）非核心节点配置

医疗服务资源网格化核心节点和非核心节点结构，类似于蜘蛛丝结构中的突起结构（Spindle-knot）和纤细链接结构（Joint）（Zheng et al, 2010），信息、资源和能力就像水滴一样从 Joint 向 Spindle-knot 方向传输。非核心节点就是一个连接渠道，一个需要保持畅通的渠道。

在医疗服务体系中，尽管医疗服务资源网格化非核心节点没有核心节点重要，但是也承担着相互支持、相互关联的任务。大部分非核心节点都处于过渡网格单元之间，覆盖区域居民数量少甚至没有居民。非核心节点配置原则，就是通过资源配置保持节点之间信息、资源和能力传递渠道的通畅。

非核心节点就是 Joint 与 Joint 相连的交叉点，信息、资源和能力流动的必经之路。医疗服务资源网格化非核心节点配置，能够以有限的资源保障 Joint 与 Joint 连接渠道的畅通，以增强核心节点信息、资源和能力聚散能力。因此，医疗服务资源网格化非核心节点配置必不可少。

2. 网格化网眼配置

在医疗服务资源网格化配置过程中，网眼资源点的连接主要依照网格单元内部不同的资源形态和数量，集聚碎片化的网格单元资源，满足覆盖范围内资源共享需求，使每一个网眼资源点实现横向无缝对接、纵向跨层对接，医疗服务资源网格化节点成为信息、资源和能力共享与交流的纽带。根据配置的资源类型，可以分为实体资源配置和虚拟资源配置。

1）实体资源配置

医疗服务资源网格化网眼实体资源配置，即实体的物理资源配置，重点考虑覆盖网格单元居民家庭、居民数量等情况，协调网格化节点信息进行资源配置，满足人口分布公平性和地理分布公平性需要。实体资源配置不仅需要综合考虑人力、物力和财力等医疗服务资源配置，而且需要综合考虑预防性医疗服务资源和治疗性医疗服务资源配置。

每一个网格化网眼都是局部的网格单元，通过网格化节点建立邻近网格单元之间的联系，网格化网眼实体资源配置应注重加强全局资源配置，从一个特定区域整体的高度理解和认识网眼资源。从一个特定网格单元到一个特定区域，网格化网眼实体资源配置应始终站在全局高度遵循均等化原则。

实体资源配置应着重以精细化、标准化管理思想和数字化、可视化管理方法，解决我国医疗服务资源配置不均衡、享受不均等的问题，通过网格单元之间的均衡推进均等化目标的实现。网格化网眼中实体资源，在可及性原则指导下为居民提供医疗服务，并以远程医疗服务方式提高医疗服务资源利用率。

2）虚拟资源配置

医疗服务资源网格化网眼实体资源配置，提高了以精细化与合理化资源配置方式共享资源的可能性，提高了医疗服务资源配置的可视化能力。如果一个网格单元中的家庭或者居民附近缺少医疗服务资源，就可以考虑针对这个网格化网眼配置虚拟资源，即虚拟的逻辑资源配置，形成虚实映射的医疗服务资源配置体系。

医疗服务资源网格化增强的可视化能力，使每一个网眼配置资源的使用状态更加透明化，有助于根据医疗服务资源的闲置状态，为需要医疗服务资源的网格单元配置虚拟资源。在一个透明化环境中，有助于使处于闲置状态的网格单元形成的供给与网格单元资源需求之间建立一一对应的供求关系。

医疗服务资源网格化网眼虚拟资源配置，就是建立需要配置资源的网眼与虚拟网眼的对应关系，可能是一对一或者一对多的关系。网眼虚拟资源配置形成的虚实映射关系，有助于解决医疗服务资源配置不均衡、享受不均等的问题，解决一个网格单元资源闲置、一个网格单元资源紧缺的问题。

3. 网格化层次配置

医疗服务资源网格化配置，能够形成一个纵横交错、四维立体的网状结构，形成基于医疗服务资源网格化节点、网眼、层次的配置，分为纵向（垂直）配置和横向（水平）配置，分别对应纵向网格与横向网格。

1）纵向（垂直）配置

医疗服务资源网格化纵向（垂直）配置，是指在划分网格单元的基础上，综合考虑医疗服务资源地理分布的层次性或者组织部门所属的层次性，可以构建如图 8-5 所示的纵向（垂直）配置结构，即 A、B、C 三个层次的医疗服务资源配置结构。纵向（垂直）配置能够展现地理分布或者组织部门所属的层次性，分层考察医疗服务资源均等化水平。

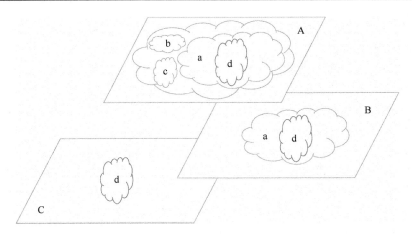

图 8-5　纵向（垂直）配置结构

如图 8-5 所示，不同层次形成的医疗服务资源网格具有多尺度属性，能够以不同尺度反映网格单元资源配置的状况，能够用于描述不同层次网格单元资源的关系、数量和类型。医疗服务资源网格化纵向（垂直）配置，以统一标准、不同尺度定性、定量和定位地描述不同层次医疗服务资源网格化配置状况。

医疗服务资源网格化纵向（垂直）配置，形成自上而下逐级分解或者自下而上逐级汇总的总线结构。在医疗服务资源网格化纵向（垂直）配置过程中，可以根据不同层次代表区域的社会经济发展水平，制定不同层次的医疗服务资源网格化配置标准，以保障医疗服务资源均等化目标的实现。

2）横向（水平）配置

医疗服务资源网格化横向（水平）配置，是指在划分网格单元的基础上，针对同一个层次网格单元进行配置，可以构建如图 8-6 所示的横向（水平）配置结构，即在图 8-5 中的 A 层面形成 Aa、Ab、Ac 三个平行的医疗服务资源配置结构。横向（水平）配置能够描述同一层次不同区域空间上的资源配置状况，考察不同区域空间的医疗服务资源均等化水平。

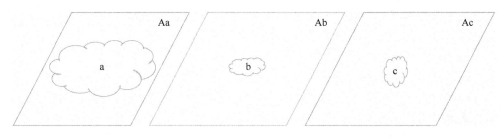

图 8-6　横向（水平）配置结构

如图 8-6 所示，横向（水平）配置结构有助于描述不同区域空间之间、不同地域功能之间的资源结构关系，如城乡之间，实现人口分布公平性和地理分布公平性。横向（水平）配置强调资源配置区域空间上的整体性，即在同一层次不同区域空间采用统一标准、统一尺度进行资源配置。

医疗服务资源网格化横向（水平）配置，建立了城乡、区域空间、地域功能的业务联系线，通过网格单元资源的关系、数量和类型建立资源协同关系，形成了同一层次资源共享平台和网格单元资源局域网。在横向（水平）配置过程中，在资源局域网中以统一标准建立网格单元之间的内在联系。

8.3　医疗服务资源网格化共享与协同机制

医疗服务资源网格化配置建立了节点、网眼和层次的联系，有效增强了网格单元之间信息、资源和能力共享与协同能力。为了进一步提高医疗服务资源网格化聚散能力和协调运营管理效能，应建立完善医疗服务资源网格化共享机制和协同机制，充分整合和利用好虚实映射的医疗服务资源。

8.3.1　医疗服务资源网格化共享机制

医疗服务资源网格化形成的云上资源池（资源云）和地上资源池（资源地），构建了一个虚实映射的医疗服务资源网络，不同节点、网眼和层次中的资源得以充分共享，有助于提高医疗服务资源的利用率和使用效率。

1．网格化虚实映射结构

医疗服务资源网格化具有的精细化、合理化配置能力，能够在一个透明化的环境中，增强实体资源和虚拟资源的关联性，有助于进一步优化网格化虚实映射结构。

1）多点对应的映射模式

在"一地多云"和"一云多地"配置模式中，描述了一对多与多对一的虚实映射模式，从而形成以网格单元为对象的多点对应的映射模式（图 8-7）。由资源云和资源地形成的虚实映射模式，不仅描述了云上资源池与地上资源池多对多的关系，而且描述了一个特定区域实体资源及虚拟资源的配置状况。

在医疗服务体系中，多点对应的映射模式从本质上反映了不同区域医疗服务资源的配置状况、使用状态和均等化水平，反映了虚拟资源与实体资源的对应关系，从而使不同区域甚至空间距离很远的区域之间的医疗服务资源建立了联系。

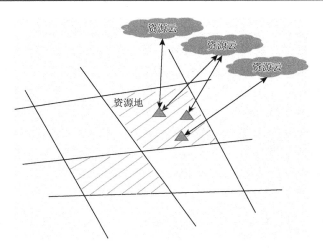

图 8-7　多点对应的映射模式

多点对应的映射模式描述了网格单元之间的映射关系，能够精细化定位到具体的网格单元。

在现实环境中，不同区域的医疗服务技术人员、医疗设施、医疗设备等医疗服务资源配置不均衡，网格化配置使闲置的医疗服务资源以资源云的形式配置到需要的网格单元，形成虚实映射的医疗服务资源网络。在医疗服务资源配置不均衡的环境中，多点对应的映射模式致力于实现均等化享受的目标。

2）多点映射模式的虚实网络

医疗服务资源网格化配置，形成由实体资源和虚拟资源构成的多点映射模式的虚实网络（图 8-8），网络中的虚拟资源来自异地网格单元中的实体资源。一个虚拟资源可以来自多个资源云对应的网格单元，一个实体资源也可以对应多个资源云而关联一个虚拟资源，虚实网络实现了实体资源和虚拟资源的融合。

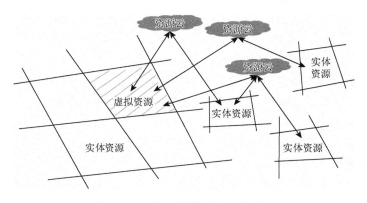

图 8-8　多点映射模式的虚实网络

多点映射模式的虚实网络，不仅有助于弥补医疗服务资源的不足，而且有助于避免医疗服务资源闲置，从多个地域空间视角均衡医疗服务资源。针对一个特定的区域，应用虚拟资源代替了原来资源不足产生的真空地带，应用资源云调节资源过剩产生的饱和地带，虚实网络成为医疗服务资源使用状态动态调节的工具。

在现实环境中，虚实网络是对特定区域人口分布公平性和地理分布公平性的描述，以及医疗服务资源均等化水平的描述。虚实网络可以直观地观察不同区域医疗服务资源均等化水平，在采用相同尺度的虚实网络中，由于虚拟资源对应着异地的实体资源，所以虚拟资源越多的区域均等化水平越低。

2. 网格化虚实映射共享

医疗服务资源网格化配置形成的虚实网络，能够借助远程医疗服务模式引入多点异地闲置资源，实现多点异地资源的有效调度和充分共享，实现医疗服务资源使用价值的整体提升。面对共享价值及其价值增值能力，必须完善网格化虚实映射共享机制，以更加充分地挖掘共享价值。

1）网格化虚实映射共享价值

医疗服务资源网格化虚实映射有效解决了三个问题：一是可配置的多点异地闲置资源在哪里；二是实体资源和虚拟资源整体分布状况如何；三是不同区域医疗服务资源均等化水平如何。医疗服务资源均等化领域三个问题的解决，进一步提升了网格化虚实映射共享价值，主要表现在如下几方面。

（1）提高不同区域资源协同能力。网格化虚实映射共享不仅增强了不同区域资源集聚和配置能力，而且增强了不同区域医疗服务资源使用状态透明度，从而使不同区域可以根据需要使用与资源云对应的实体资源。医疗服务资源网格化虚实映射共享，有效提高了不同区域虚实映射资源之间的关联性和协同能力。

（2）提高医疗服务资源使用效率。医疗服务资源网格化虚实映射共享，有助于建立资源不足区域与多点异地闲置资源的关联关系，有助于提高医疗服务资源的使用效率。网格化虚实映射共享，能够维持资源不足产生的真空地带和资源过剩产生的饱和地带的均衡，从而使实体资源和虚拟资源的使用效率均得以提升。

（3）提高医疗服务资源均等化水平。医疗服务资源网格化虚实映射的目的，就在于通过医疗服务资源网格化虚实映射形成的均衡，提高医疗服务资源均等化水平。网格化虚实映射共享，将多点异地闲置资源以虚拟资源形式引入特定区域，弥补区域医疗服务资源配置不均衡、享受不均等的缺陷，满足区域人口分布公平性和地理分布公平性需要。

2）网格化虚实映射共享原理

医疗服务资源网格化虚实映射共享，建立在云上资源池和地上资源池形成的虚实映射关系基础上，网格单元共享由资源云关联的实体资源，即资源云指引着处于闲置状态的资源流向需要的网格单元。从而，形成一个区域的虚拟资源借助资源云使用着多点异地区域闲置的实体资源的状况。

在医疗服务资源网格化配置基础上，网格化虚实映射共享关系的形成是一个智能化的过程。基于网格单元和资源云的思想，将处于闲置状态的实体资源定性、定量与定位于资源云对应的虚拟资源。在医疗服务资源网格化配置过程中，网格单元资源状态的智能感知、分析、匹配、调配，提供了医疗服务资源动态优化的理论方法。

实体资源和虚拟资源在资源云端的融合，有助于实现实体资源与虚拟资源的集中管理，应用网格资源算法计算资源云的动态变化并进行动态优化。网格化虚实映射共享取决于精细化的网格单元资源配置，取决于智能化的云上资源池和地上资源池的匹配，取决于合理化的资源流动。

3）网格化虚实映射共享机制

医疗服务资源网格化虚实映射共享，建立在多个区域资源协议基础上，用于解决资源所有权问题、协调资源所属方利益问题。在网格化虚实映射共享机制中，一方面资源协议能够充分发挥市场杠杆作用，按照市场机制合理配置资源，确保市场的基础性地位；另一方面资源协议能够发挥政府调控杠杆作用，给予经济落后地区一定的补贴，保证公平与效率。

网格化虚实映射共享依托于远程医疗服务实现，在资源协议约定的权限范围内，远程调度虚实映射区域、网格单元的医疗服务资源。在网格化虚实映射共享环境中，凭借云上资源池和地上资源池虚实映射形成的关联关系，每一个资源参与者都能便捷地获取所需要的医疗服务资源。

通过统一部署和合理安排，在资源云上构建虚实映射的电子地图，建立以信息流控制资源流的机制，从而突破地域空间限制以最大限度地利用医疗服务资源。治疗性资源和预防性资源共同组成云上资源池与地上资源池，将实体资源及虚拟资源相结合，能够在资源协议基础上提高医疗服务资源均等化水平。

8.3.2　医疗服务资源网格化协同机制

医疗服务资源网格化具有的精细化、合理化配置能力，奠定了"整体大于部分之和"的资源协同效应。网格化协同通过资源的随机定性、定量和定位，将不确定性资源映射定位于确定性定量资源，如果需要进一步提升协同效应，需要科学合理地设计协同机制，以最大限度地提高医疗服务资源的使用效率。

1. 网格化协同效应

在医疗服务资源网格化配置过程中，需要纵向和横向、实体和虚拟的相互支撑。通过集聚碎片化的网格单元资源，将实体资源及虚拟资源灵活、合理地配置在相应的网格单元，实现协作、协调和协同运营，实现医疗服务资源网格化共享。医疗服务资源网格化协同，有助于在资源覆盖范围内避免资源浪费、资源重复，提高资源使用效率。

1) 互补效应和溢出效应

在医疗服务资源网格化协同体系中，网格单元之间不是简单的线性关系，而是相互影响、相互制约的非线性关系，依托网格单元之间的关系能够充分挖掘医疗服务技术人员、医疗设施、医疗设备等资源要素的发展能级、影响力。医疗服务资源网格化协同以需求为导向，在需求驱动下实现实体资源和虚拟资源协同运营，从而使资源要素产生互补效应和溢出效应。

（1）互补效应。医疗服务资源网格化协同能够产生互补效应，使有限的医疗服务资源能够最大限度地满足居民就医需求。医疗服务资源精细化、合理化网格化配置，有助于改善网格单元之间的时空结构和功能结构，通过资源云构建的电子地图，提升不同区域网格单元之间的互联互通能力，从而增强多点异地资源互补能力。

（2）溢出效应。医疗服务资源网格化协同能够产生溢出效应，使饱和区域的闲置资源在需求区域发挥价值作用。医疗服务资源网格化协同能够充分利用不同区域的资源优势，打破区域制约，整合医疗服务资源，以精细化、标准化管理思想和数字化、可视化管理方法，实现医疗服务资源充分共享，达到"1+1＞2"或"1+1+…+1＞n"的效果，即实现医疗服务资源优化配置。

2) 协同操作流程

在医疗服务资源网格化协同过程中，自组织机制和外部干预受力会发生变化，网格单元资源也会随之改变，但是协同机制能够最大限度地展现网格单元之间的互补性和差异性。在医疗服务资源网格化协同目标驱动下，依托协同环境、协同资源、协同方式等保障要素提升协同效应。协同操作的基本流程如下。

首先，设置医疗服务资源网格化协同目标。医疗服务资源网格化协同能够产生互补效应和溢出效应，提高不同区域医疗服务资源的使用效率。网格化协同目标设置应综合考虑社会经济发展和区域经济发展水平，满足科学性、合理性要求。

其次，创建医疗服务资源网格化协同环境、协同资源。在医疗服务资源网格化协同过程中，一方面选取网格化协同所需要的信息化环境、制度环境和体制机制类型等；另一方面配置网格化协同所需要的医疗服务技术人员、医疗设施、医疗设备等。

最后，提供医疗服务资源网格化协同方式。在医疗服务资源网格化协同过程中，需要从虚实映射、虚实网络、资源云构建的电子地图以及云上资源池和地上资源池匹配关系等协同方式中选择适宜的解决方案，提高医疗服务资源网格化协同效应。

2. 网格化协同机制

医疗服务资源网格化协同机制是一个高度复杂的机制，依托资源云和资源地的关联关系建立不同区域之间的协同机制。远程医疗服务是实现医疗服务资源协同的主要方式，能够突破不同地域空间的限制，提高医疗服务资源的使用效率。网格化协同机制可以从信息驱动的协同机制和预防为主的协同机制进行描述。

1）信息驱动的协同机制

医疗服务资源网格化配置的目标，就是实现医疗服务资源网格化共享与协同，它的实质就是在动态、可扩充的虚实网络中均等化使用医疗服务资源。通过信息技术、网络技术和通信技术等实现不同区域、不同网格单元资源的可视化与透明化，保障医疗服务资源网格化协同运营。

资源云构建的电子地图，描述了不同区域实体资源和虚拟资源的关联关系，描述了虚实网络中网格单元资源的定性、定量与定位关系，从而形成信息驱动的协同机制。在网格化协同机制中，资源云是实体资源和虚拟资源协同的纽带，电子地图是资源云及资源地协同信息驱动的核心。

在信息驱动协同机制中，能够将城市优质资源向农村基层倾斜，将社会经济发展水平高的区域向水平低的区域倾斜，有助于解决医疗服务资源配置不均衡、享受不均等的问题。信息驱动协同机制，有效保障了医疗服务资源在不同区域之间流向、流量和流效的合理性，从而建立完善一个能够全面提供最佳诊疗方案的医疗服务资源网络。

2）预防为主的协同机制

医疗服务资源网格化协同，不仅体现在时空结构和功能结构上的协同，也体现在医疗服务资源种类上的协同，即治疗性资源与预防性资源的协同。面对人们健康理念及就医观念的变化，"治未病"思想必将驱动预防性医疗服务资源的投入，预防为主的协同机制成为驱动医疗服务资源结构变化的重要力量。

在预防为主的协同机制中，需要将三级预防（病因预防、三早预防和临床预防）体系融入医疗服务资源网络，以增强预防功能。在医疗服务资源网格化配置中，需要构建三级保健（日常保健、专门保健和专业保健）体系，实现三级预防体系与三级保健体系协同，达到主动的自我健康管理目标。

预防为主的协同机制，不仅在于增强预防性医疗服务资源投入，而且在于完善三级预防体系和三级保健体系，提升预防体系与保健体系的协同能力。在预防体系与保健体系协同运营环境中，能够最大限度地利用现有的医疗服务资源，为城乡居民提供优质、全面、完善的一体化医疗服务。

8.4　本　章　小　结

　　医疗服务资源网格化虚实映射理论，致力于通过精细化、合理化的网格化配置，建立多点异地资源云和资源地虚实映射关系，实现医疗服务资源网格化共享与协同。网格化管理能够充分整合碎片化资源，消除资源孤岛，实现"整体大于部分之和"的目标。虚实网络建立在云上资源池和地上资源池虚实映射关系基础上，有助于提高闲置资源的利用率，提高资源云覆盖区域医疗服务资源均等化水平。

第 9 章 医疗服务资源蓄能-溢出理论

我国医疗服务资源配置不均衡、享受不均等问题产生的根源，在于医疗服务资源总量不足，特别是核心资源不足。从医疗服务资源蓄能的视角，重点探讨医疗服务资源增长的途径和方法；从医疗服务资源溢出的视角，着重探索医疗服务资源提高效能和使用效率的渠道和方式。从而，建立完善的医疗服务资源蓄能-溢出理论。

9.1 医疗服务资源蓄能机制

在医疗服务资源蓄能机制中，主要包含盘活存量和激发增量两种资源增长的途径与方法。面对有限的医疗服务资源，如何提高存量资源的利用率和使用效率，如何提高增量资源的产出量与附加质量，应该成为医疗服务资源蓄能机制建设的关键。

9.1.1 医疗服务资源盘活存量机制

医疗服务资源盘活存量机制致力于创造价值，而不仅仅是最大化存量资源的利用率和使用效率。在整个社会经济系统中，医疗服务资源的价值在于救死扶伤、维持健康，在于为社会提供具有劳动能力的健康劳动者，提高人类创造新财富的能力。医疗服务资源价值实现，需要充分发挥治疗性医疗服务资源和预防性医疗服务资源的作用。面对有限的医疗服务资源和配置不均衡的资源环境，创新医疗服务资源盘活存量机制成为实现医疗服务资源均等化的重要途径。

1. 基于时间价值的盘活存量机制

在医疗服务体系中，不同的医疗服务资源具有不同的时间价值，即治疗性医疗服务资源和预防性医疗服务资源的价值不同，治疗性医疗服务资源重点支持短时间价值的实现，预防性医疗服务资源着重支持长时间价值的实现。基于时间价值的盘活存量机制，也可以从短时间价值和长时间价值进行描述。

1）短时间价值盘活存量机制

在治疗性医疗服务资源中，无论是救治性医疗服务资源还是康复性医疗服务资源，都追求医疗服务的时效性，都致力于实现医疗服务资源的短时间价值。医疗服务资源短时间价值，即危急重症患者抢救的有效性和时效性，以及以生命健康作为衡量标准的无限性。如图 9-1 所示的短时间价值盘活存量机制，着重依托治疗性医疗服务资源，提高救治性和康复性医疗服务资源的价值。

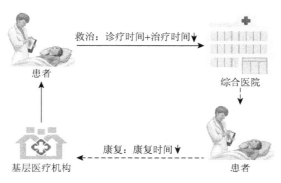

图 9-1　短时间价值盘活存量机制

（1）救治性资源盘活存量机制。医疗服务资源配置不均衡、享受不均等，致使不同区域的患病人群处于不同层次的救治性资源环境，享受不同水平的医疗服务。面对处于危难之中的患病人群，应想方设法盘活存量资源，提高有限的救治性医疗服务资源价值，所以可以分别从缩短诊疗时间和压缩治疗时间的视角，建立救治性资源盘活存量机制。

对于危急重症、疑难复杂疾病等患病人群，应致力于缩短诊疗时间，可以采用自我健康管理、个性化健康管理等医疗服务，以长期的健康状态分析机制，有效提高诊疗准确性、缩短诊疗时间；远程医疗服务模式，可以通过远程监控实时分析机制，有效提高诊疗能力、缩短诊疗时间。

对于已经确诊的患病人群，应致力于压缩治疗时间，可以采用基层首诊、分级诊疗和双向转诊等就医秩序，以优化的资源配置与使用机制，有效提高患者治愈率，压缩治疗时间；医疗服务供应链模式，可以借助基于大数据分析技术的智慧医疗服务机制，有效提高治疗方案的科学性，压缩治疗时间。

（2）康复性资源盘活存量机制。面对有限的医疗服务资源，已经进入康复阶段的康复人群，一方面应尽快以康复性资源释放救治性医疗服务资源，提高康复性医疗服务资源利用率；另一方面应充分发挥基层医疗机构或者家庭医疗机构的价值作用，促使康复人群早日恢复到健康状态。康复性资源盘活存量机制，以实现短时间价值为目标，致力于提高康复性资源的价值。

在医疗服务体系中，依托"小病在社区，大病到医院，康复回社区"的理想格局，康复人群充分利用基层医疗机构康复性资源，不仅有助于提高基层医疗机构的资源利用率，而且有助于缩短康复时间。基于基层医疗机构的康复性资源盘活存量机制，有效提高了基层医疗机构康复性资源的价值。

在远程医疗服务模式下，家庭医疗机构的价值作用得以提高，并逐步演化成康复性医疗服务资源。智能医护技术、环境智能技术、可穿戴设备等技术的应用，增强了家庭医疗机构的医疗服务能力，家庭成员在远程医生远程监控指导下，能够帮助患者尽快恢复到健康状态。基于家庭医疗机构的康复性资源盘活存量机制，有效增强了家庭医疗机构的康复性资源价值。

2）长时间价值盘活存量机制

在预防性医疗服务资源中，致力于实现医疗服务资源的长时间价值。医疗服务资源长时间价值，即自我健康管理、个性化健康管理等医疗服务的长期实施，有效提升了城乡居民的健康状况。预防性医疗服务资源主要面对健康人群，维持和延续服务对象的健康状态。长时间价值盘活存量机制如图 9-2 所示，保健性基础设施、健康小屋等预防性医疗服务资源追求长时间价值。

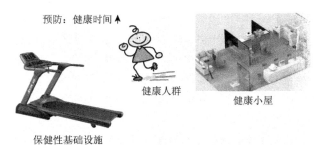

图 9-2　长时间价值盘活存量机制

（1）保健性基础设施类盘活存量机制。健身场所等保健性基础设施提供了预防、保健功能，帮助健康人群以健身方式维持和延续健康状态。为了减少患病人群数量，应为健康人群量身定制保健性基础设施使用计划，科学合理地使用保健性基础设施，有利于调高健康人群的身体素质、预防疾病，分别从个体和群体层面上提高健康水平。

面对不同的保健性基础设施等预防性医疗服务资源，处于不同健康状态的健康人群应有针对性地使用保健性基础设施，实现科学健身（＝正确的锻炼＋充分的休息＋合理的饮食）。随着人们健康理念和就医观念的变化，会有越来越多的健康人群利用保健性基础设施进行健身，在提高保健性基础设施利用率的基础上提高健康水平。

（2）健康小屋类盘活存量机制。健康小屋具有健康体验、健康检测等功能，能够帮助健康人群及时了解自己的健康状态，及时做出有效的调整。健康体验是对新的健康生活方式、新的医疗器械等形成的一种感受，有助于更好地调整健康理念；健康检测能够检测身高、体重、腰围、血压、肺功能、血糖等体征信息，有助于通过反馈调整生活方式、保健行为等。

在健康管理需求驱动下，健康小屋等新型预防性医疗服务资源受到健康人群的青睐，并逐步演化成健康状态监测、健康状态调节的场所，演化成健康知识学习交流和传播的渠道。健康小屋智能化发展趋势，增强了健康医疗大数据采集、分析能力，从健康管理的视角维持和延续健康状态。

保健性基础设施和健康小屋等预防性医疗服务资源，都是从长时间价值角度追求盘活存量机制，从维持与延续健康状态的视角提升预防性医疗服务资源的价值。预防性医疗服务资源长时间价值盘活存量机制，致力于满足人们健康管理的需求，调高健康人群的健康状态和健康预期。

2. 基于空间价值的盘活存量机制

医疗服务资源配置不均衡影响着地理分布公平性，使配置在不同地域空间的资源产生不同的空间价值。医疗服务资源空间价值，主要体现在医疗服务资源可及性和地理分布合理性两个方面，即从地理分布公平性视角展现医疗服务资源价值。基于空间价值的盘活存量机制，致力于提升医疗服务资源的空间价值。

1）可及性空间价值盘活存量机制

医疗服务资源均等化的目的在于提高医疗服务资源的可及性，使覆盖范围内的居民能够病有所医、医有所居，在于提高居民均等化享受医疗服务资源的能力。可及性空间价值盘活存量机制（图 9-3），依赖于医疗服务资源的配置状况，通过提高医疗服务资源在地理空间和信息空间的可及性，提升医疗服务资源的空间价值。

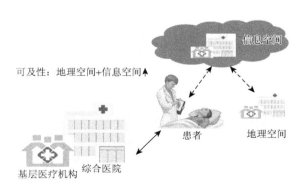

图 9-3　可及性空间价值盘活存量机制

（1）地理空间价值盘活存量机制。在一个地域空间范围内，医疗服务资源地理空间价值取决于医疗服务资源的可及性和可得性。由于医疗服务的有效性和时效性要求，医疗服务资源地理空间价值由居民接受医疗服务的时间决定。由于医疗服务资源分布状况、人口分布状况存在的差异，不同地域空间价值也存在差异。

地理空间价值盘活存量机制，依托医疗服务资源的利用率和价值增值空间，重新规划医疗服务资源的地理空间价值。面对医疗服务资源配置不均衡、享受不均等的现状，可以应用地理空间价值盘活存量机制优化资源配置和就医秩序，从提高医疗服务可及性的视角，提升医疗服务资源地域空间价值。

（2）信息空间价值盘活存量机制。不同地域资源配置不均衡，致使一些地域资源存在闲置状态，应用医疗服务资源网格化虚实映射理论建立资源云和资源地对应关系，借助信息空间价值提升地理空间价值。多对多的资源云和资源地对应关系，使处于闲置状态的医疗服务资源有了用武之地，从而提高医疗服务资源可及性和医疗服务资源可得性。

信息空间价值盘活存量机制，在信息空间建立了资源云和资源地对应关系，形成医疗服务资源信息空间价值。由于不同地域资源闲置状态的存在，在信息空间资源闲置状态信号指引下，提高资源云和资源地对应闲置资源的利用率，以信息空间价值提高医疗服务可及性带来的空间价值。

地理空间价值和信息空间价值盘活存量机制，都致力于通过本地和异地资源优化配置及就医秩序，提高医疗服务资源可及性空间价值。在一个地域空间范围内，通过整合本地地理空间资源、信息空间对应的异地地理空间资源，从提高医疗服务资源可及性的视角，提升医疗服务资源空间价值。

2）合理性空间价值盘活存量机制

医疗服务资源人口分布公平性和地理分布公平性，不仅用于描述医疗服务资源均等化水平，而且用于描述医疗服务资源合理性空间价值。合理性空间价值盘活存量机制（图9-4），主要从人口分布公平性和地理分布公平性进行分析，以此挖掘医疗服务资源优化配置带来的合理性空间价值。

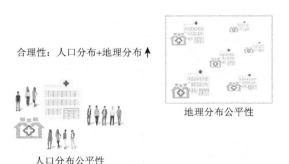

图9-4　合理性空间价值盘活存量机制

（1）人口分布公平性空间价值盘活存量机制。医疗服务资源均等化依赖于人口分布公平性，按照人口密度配置医疗服务资源，使配置的医疗服务资源能够让更多的居民受益，从而创造人口分布公平性空间价值。依赖于人口密度的合理性空间价值，有效提升了覆盖范围内居民医疗服务资源的保障能力，保障居民健康状态的持续改善和提升。

人口分布公平性空间价值盘活存量机制，致力于按照人口密度调整医疗服务资源配置，实现"人人享有基本医疗卫生服务"的目标。在人口分布公平性目标驱动下，医疗服务资源沿着追求效率的方向向着高人口密度地域空间集聚，从保障居民健康的高度提升医疗服务资源的空间价值。

（2）地理分布公平性空间价值盘活存量机制。地理分布公平性反映了不同地域空间的价值差异，反映了医疗服务资源在不同地域空间范围内的公平性。医疗服务资源按照地理面积分布进行配置，有助于从单位面积的视角观察分析医疗服务资源配置的合理性，揭示医疗服务资源配置合理性的空间价值，提高居民医疗服务保障能力和水平。

地理分布公平性空间价值盘活存量机制，要求按照地理面积配置医疗服务资源，提高医疗服务资源地理分布合理性。在地理分布公平性目标驱动下，医疗服务资源流向价值最大的地域空间，逐步形成配置均衡、享受均等的地域空间。医疗服务资源在地域空间的优化配置，能够充分挖掘医疗服务资源地理分布公平性空间价值。

人口分布公平性空间价值和地理分布公平性空间价值盘活存量机制，都致力于通过空间布局优化提高医疗服务资源合理性空间价值，通过医疗服务资源在不同地域空间的均衡配置提高均等化水平。在一个地域空间范围内，按照人口密度、地理面积调整医疗服务资源配置，能够从公平性的视角提升配置空间的价值。

9.1.2 医疗服务资源激发增量机制

医疗服务资源激发增量机制致力于生成价值，而不仅仅是最大化增加资源的产出量和附加质量。在医疗服务体系中，最核心的是新型资源机构和医生培养体系，新型资源机构、医生培养体系都是重要的影响因素。医疗服务资源蓄能的关键，在于增加预防性医疗服务资源数量、完善具有自我健康管理功能的家庭医疗机构，在于完善医生培养体系、提高医生数量和质量。

1. 基于新型资源机构的激发增量机制

在预防性医疗服务资源占比 80%的目标驱动下，加大预防性医疗服务资源投入力度成为医疗服务资源激发增量的首选；具有自我健康管理功能的家庭医疗机构，在健康管理中必将担负重要的职能，也将成为医疗服务资源激发增量的重要选择。基于新型资源机构的激发增量机制，应该满足如预防性医疗服务资源、家庭医疗机构等新型资源机构增量资源优化配置的需要。

1）预防性医疗服务资源激发增量机制

保健性基础设施、健康小屋等预防性医疗服务资源，有助于以预防为主的思想调高健康人群的健康状态，减少患病人群数量、相应增加健康人群数量。预防性医疗服务资源增量配置，在质和量上都向需求量最大的地域空间流动，以实现最大的健康人群增量、最大的患病人群减量。

预防性医疗服务资源激发增量机制（图 9-5），重点考虑预防性医疗服务资源价值生成能力，驱动着资源流向价值最大的地域空间。预防性医疗服务资源增量能够激发健康人群健康状态、健康预期的增长，能够激发增量资源的产出量和附加质量，并进一步激发预防性医疗服务资源增量。

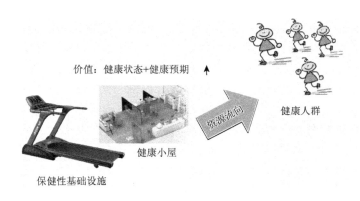

图 9-5　预防性医疗服务资源激发增量机制

2）家庭医疗机构激发增量机制

在远程医疗、移动医疗服务模式下，家庭医疗机构成为实施自我健康管理的重要载体，家庭医疗机构能够提升健康管理价值。在远程医疗机构医生指导下，家庭医疗机构凭借可穿戴设备等检测家庭成员的健康状态，供远程医疗机构的医生进行预防干预。家庭医疗机构的便捷性、可及性，使其成为一种有效的、实时的预防性医疗服务资源。

家庭医疗机构激发增量机制（图 9-6），综合考虑家庭医疗机构作为新型医疗服务资源的价值生成能力，有助于提高家庭成员的自我健康管理能力。家庭医疗机构通过自我健康管理方式监测、评估、分析自身的健康状况，以提升家庭医疗机构价值增值能力，从而驱动家庭医疗机构激发增量。

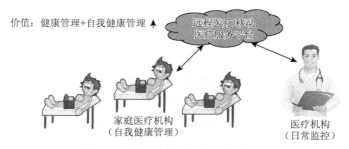

图 9-6　家庭医疗机构激发增量机制

2. 基于医生培养体系的激发增量机制

在医疗服务体系中，医生是一类重要的核心资源，如何加强医生培养就成为激发增量的重中之重。一个完善的医生培养体系，肩负着全科医生、专科医生等培养职责，已经成为医生资源激发增量的重要途径。全科医生服务于各类首诊患者，而专科医生服务于特定类患者，需要深入、详细、科学地理解某一类疾病（吴春容，2002）。基于医生培养体系的激发增量机制，可以分别从全科医生培养体系和专科医生培养体系进行描述。

1）全科医生培养体系激发增量机制

全科医生作为城乡居民健康的"守门人"，在基层首诊中发挥着重要作用。全科医生培养体系的完善，有助于培养更多的全科医生加盟基层医疗机构，从而提升基层医疗机构医疗服务能力和整个医疗服务体系的价值。我国基层医疗机构全科医生培养，主要有综合医院在岗医师进基层服务、基层在岗医生转岗、"5+3"定向培养三种模式（冀涛，2013）。

全科医生培养体系激发增量机制（图 9-7），致力于加强全科医生培养，新增全科医生资源用于增强基层医疗机构服务能力。通过完善个性化课程体系保证全科医生培养质量，建立实践教学基地使全科医生人才培养更加贴近基层（刘娟等，2013），保持全科医生再教育和继续教育的连贯性，保证医疗服务能力的持续提升，从而更加科学、全面地提高基层医疗机构的价值。

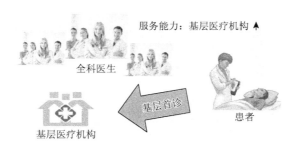

图 9-7　全科医生培养体系激发增量机制

2）专科医生培养体系激发增量机制

专科医生和全科医生处于知识和技术两个不同的发展方向上，全科医生在一定深度上横向扩展成为城乡居民健康的"守门人"；专科医生则是在一定广度上纵向探索而成为危急重症、疑难复杂疾病患者的"救命人"（吴春容，2002）。我国专科医生采取"三段式"培养模式，包含医学生教育、住院医师培养、专科医师培养三个阶段。

专科医生培养体系激发增量机制（图9-8），致力于强化专科医生培养，并将新增专科医生资源用于增强综合医院的服务能力。通过建立高标准医师认证制度提高医生资源效率，建立高标准专科医生培养体系，改变医生资源紧缺现状，加强专科医生再培训和继续教育，提升医师专业素养，从而更加深入系统地提高综合医院的价值。

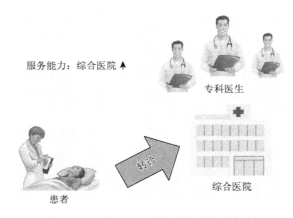

图9-8　专科医生培养体系激发增量机制

在我国医生培养体系建设过程中，可以借鉴日本、美国、德国和澳大利亚等国外医生培养体系建设经验，形成更具价值的医生培养体系。全科医生和专科医生培养体系，有助于加速医生数量的增加和医生服务能力的提升，通过医生核心资源激发增量提高医疗服务资源蓄能能力。

医疗服务资源蓄能机制，通过盘活存量资源和激发增量资源积蓄能量，提高存量资源的利用率和使用效率，提高增量资源的产出量和附加质量，从价值增值的视角提升医疗服务资源价值。在医疗服务资源积蓄过程中，资源优化配置、就医秩序优化，驱动着资源流向、流量和流效更加科学合理。

9.2　医疗服务资源协同溢出效应

医疗服务资源协同溢出效应，来自外部性内在化和资源协同，能够以协同方式利用配置不均衡的医疗服务资源，有助于提高医疗服务资源的价值与使用价值。医疗服务资源协同溢出效应的根本是资源正外部性，即在不额外追加成本的情况下，为相邻区域提供更多的医疗服务资源。因此，医疗服务资源透明化是产生医疗服务资源协同溢出效应的前提条件。

9.2.1　医疗服务资源透明化价值

医疗服务资源透明化是医疗服务资源协同的基础，以信息、资源和能力共享增强协同性，以透明化价值成就资源协同溢出效应。

1. 医疗服务资源透明化概念

在管理学概念中，透明化就是公开化，通过信息、资源和能力公开，提高多主体在共享环境中的参与度。在透明化思想驱动下，透明化管理成为一类有效的激励方法，激励参与者参与管理和决策（伍微，2013）。

1）医疗服务资源透明化定义

医疗服务资源透明化就是以信息、资源和能力公开化的方式，实现信息、资源和能力共享，提高医疗服务资源使用效率。医疗服务资源透明化能够清晰地展现资源配置状况、空闲状态，能够更加准确地描述医疗服务资源均等化水平，有助于解决医疗服务资源配置不均衡、享受不均等的问题。

医疗服务资源透明化的驱动力，不仅来自医疗服务资源均等化的内在需求，而且来自城乡居民对高质量医疗服务的追求。由于医疗服务资源的特殊性，城乡居民必须了解医疗服务网络结构，了解不同医疗机构在医疗服务网络中的功能定位，有助于推动基层首诊、分级诊疗和双向转诊科学规范的就医秩序的形成。

2）医疗服务资源透明化平台

医疗服务资源透明化必须建立在一个具有共享功能的平台基础上，依托平台提供的公开信息实现透明化。医疗服务资源透明化平台，一方面能够实时展现医疗服务资源的配置状况和使用状态，提高医疗服务资源的共享能力；另一方面能够随时反馈、实时更新共享信息，维持医疗服务资源透明度。

在医疗服务资源透明化平台上，大数据分析技术的应用，有助于持续优化医疗服务资源配置状况和使用状态方法，更加精准地刻画医疗服务资源共享信息。在新技术、新方法支持下，医疗服务资源透明化平台的智能化、透明化能力更强，将更有效地提升医疗服务资源共享价值。

2. 医疗服务资源透明化价值体现

医疗服务资源透明化，有助于实现医疗服务资源优化配置，提高医疗服务资源均等化水平。医疗服务资源透明化价值，主要体现在如下几方面。

1）奠定共享基础

在医疗服务体系中，信息、资源和能力共享建立在医疗服务资源透明化基础上，例如，医疗服务资源透明化为就医秩序形成、区域医疗联合体建立、云平台使用提供支持。

（1）就医秩序形成。基层首诊、分级诊疗和双向转诊就医秩序的形成，以布局合理、规模适当、层级优化的医疗服务资源为基础，医疗服务资源透明化管理模式，能够提供全面及时的医疗服务资源共享信息，为建设责任明确、功能完善、富有效率的医疗服务体系提供支持，从而推动科学规范的就医秩序的形成。

（2）区域医疗联合体建立。区域医疗联合体是在整合同一区域资源基础上而形成的一个具有层次的组织联合体，需要明确不同层次医疗服务资源的服务定位。首先要确定各层次医疗服务资源的数量、质量、分布状况、服务范围、诊疗繁忙程度等信息，然后才能实现快速及时的医疗服务合作。医疗服务资源透明化增强了同一个区域内医疗服务资源的整合能力，用以支持区域医疗联合体的建立。

（3）云平台使用。在医疗服务体系中，医疗服务资源时空置换、网格化虚实映射等理论方法都依赖于云平台，依托于云平台提供的共享的信息、资源和能力，医疗服务资源透明化成为平台功能实现的基本组件。云平台和医疗服务资源透明化相互支持，一方面云平台支持着医疗服务资源透明化的实现，另一方面医疗服务资源透明化提升了云平台的共享能力。

2）促进医疗服务公平

医疗服务资源透明化，有助于在遵循"公平优先，兼顾效率"的原则基础上，促进医疗服务公平。一方面促进医疗服务资源配置和使用更加面向城乡居民需求，更加致力于实现医疗服务资源均等化；另一方面城乡居民更加了解医疗服务资源配置状况和使用状态，更加自觉地遵循科学规范的就医秩序。

医疗服务公平依赖于医疗服务资源公平，即依赖于资源配置均衡、享受均等的环境，从深层次提高城乡居民的公平感受，推动医疗服务公平进程。在医疗服务体系中，信息、资源和能力的透明化，可以帮助城乡居民从各个角度了解资源状况，以公平方式获取医疗服务资源、享受医疗服务。

3）提高资源使用效率

医疗服务资源透明化能够清晰地揭示医疗服务资源的配置状况和使用状态，减少资源浪费，提高资源使用效率。在医疗服务资源透明化环境中，同一地域不同层次的医疗服务资源具备了优化配置和合理化使用的条件，不同地域的医疗服务资源可以借助资源云与资源地建立的虚实映射关系实现共享。

通过医疗服务资源动态化、透明化管理，有助于保持资源配置状况和使用状态信息的实时更新，有效加强医疗服务资源动态监管，增强医疗服务资源配置的合理性。医疗服务资源透明化，能够减少医疗服务体系中信息不对称问题，在医疗服务资源均等化目标驱动下提高资源利用率和使用效率。

4）降低运营成本

医疗服务资源透明化有助于增加医患双方的信任程度，引导患者理性的择医行为，促进患者就医流和医生服务流的协调；引导资源合理的配置方向，促进资源配置流和患者就医流的统一。在医患双方信任基础上的资源配置，有助于进一步增强医疗服务资源利用率和使用效率，降低整个医疗服务体系的运营成本。

在最优的医疗服务资源配置方案和最佳的医疗服务方案支持下，健康人群可以更高效地利用预防性医疗服务资源，患病人群和康复人群可以更高效地利用治疗性医疗服务资源，实现最佳的就医方式和医疗方式的集成。医疗服务资源透明化增加的医患双方信任，有助于构建和谐的医患关系，降低城乡居民就医选择的成本。

9.2.2　医疗服务资源区域性协同溢出效应

医疗服务资源透明化价值，有效地提高了医疗服务资源协同溢出效应产生的可能性，为积蓄的医疗服务资源能量探索可行的释放空间创造了条件。

1. 医疗服务资源协同溢出效应概念

在经济学概念中，溢出效应（spillover effect）又称外部性。公共经济学认为当一个人从事一种影响旁观者福利的活动时，而且这种影响既不付报酬又得不到报酬就产生了外部性。如果对旁观者的影响是有利的，就为正外部性；如果对旁观者的影响是不利的，就为负外部性。正外部性能够在完成既定目标的同时产生额外的效益，负外部性则会产生负向的影响。

经济学上的溢出效应，主要是指具有技术优势或资本优势的企业，在投资、运营过程中，对周边企业在经济效益、技术水平、管理规范等方面所产生的影响，涵盖经济溢出、技术溢出和知识溢出。Brun 等（2002）在研究中指出中国区域经济发展带动整体经济发展，正是利用了溢出效应。

医疗服务资源协同溢出效应，着重探讨医疗服务资源区域性协同溢出效应，当某一区域具有医疗服务资源优势时，往往会对相邻区域产生正向溢出效应。在不考虑医疗服务资源整体规划的情况下，不同区域的医疗服务资源独立配置，不考虑对相邻区域的影响。在现实环境中，区域内的居民选择到相邻区域接受医疗服务的概率较大，如果多个相邻区域能够协同利用医疗服务资源，将外部性内在化，有助于最大限度地提高医疗服务资源的使用效率。

2. 医疗服务资源溢出效应实现方案

医疗服务资源溢出效应可以采取两种方案：一是外部性内在化，二是资源协同。

（1）外部性内在化。医疗服务资源外部性内在化，即将原本独立配置医疗服务资源的区域，改为综合考虑相邻区域的资源配置，在需求分析时综合考虑溢出效应。从医疗服务资源整体规划的视角，重新布局和配置医疗服务资源，能够有效避免医疗服务资源配置不均衡问题，但是需要协调多方利益，需要耗费巨额资金进行统一规划、重新布局和配置医疗服务资源。

（2）资源协同。医疗服务资源协同，即在现有医疗服务资源配置条件下，在医疗服务资源使用过程中适当考虑相邻区域资源闲置、资源约束状况和资源总体需求情况，从而确定合理的资源使用方式。医疗服务资源协同方式，能够快速改变资源配置不均衡问题，但是不能从根本上解决医疗服务资源使用效率低的问题。

在现有医疗服务资源环境下，尽管第一种方案效果更加突出，但是由于付出较大，不可能在短期内实现，所以应优先采纳第二种方案，即医疗服务资源协同溢出效应。

3. 医疗服务资源区域性协同溢出效应实现方式

在某一区域范围内，配置的医疗服务资源可能存在三种状态：一是存在整体闲置状态，二是存在整体约束状态，三是存在部分闲置、部分约束状态。三种状态都会产生医疗服务资源利用率低的问题，会出现部分区域存在资源浪费，部分区域无法获得充足的医疗服务资源的情况。医疗服务资源配置难以实现供求平衡，过度供给或过度需求现象较多，而医疗服务资源增加和减少都需要时间和资金的支持。

在现实环境中，一个区域范围内的医疗服务资源也会面向相邻区域的患者开放。而且，即使在正常的供求平衡状态下，由于不同区域的空间距离、医疗服务水平，也会促使患者选择相邻区域的医疗服务资源接受医疗服务，从而产生医疗服务资源区域性协同溢出效应。

为了能够更加清晰地描述医疗服务资源区域性协同溢出效应，可以通过患者就医选择行为进行分析。患者依据基层医疗机构的检查结果和云平台推荐方案选择合适的医疗机构进行治疗，患者就医选择行为示意图如图9-9所示。假设存在 A、B、C 三个区域，分别具有不同的医疗服务资源，C 区域在 A 区域和 B 区域之间，到达 A 区域和 B 区域的交通通达性一致，那么 C 区域的患者在出现疾病时有三个选择，即在本区域或到 A 区域、B 区域就医，A 区域的患者可以在 A 区域、C 区域之间选择，B 区域的患者可以在 B 区域、C 区域之间选择，受交通因素的影响，尽管 A 区域、B 区域的患者也可以相互选择对方的医疗服务资源，但鉴于理性的假设，相互选择的可能性相对较低。

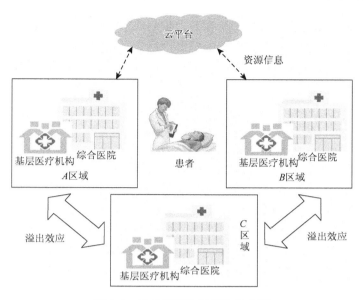

图 9-9　患者就医选择行为示意图

以 C 区域患者为例，患者在出现疾病后，首先到基层医疗机构进行检查，医生根据患者的病情和健康档案信息为患者优先选择 C 区域内最优的医疗服务资源，同时，云平台根据 C 区域的资源使用情况推荐 A 区域和 B 区域内最优的医疗服务资源。当患者选择 A 区域或者 B 区域内的医疗服务资源时，便利用了 A 区域或者 B 区域的资源溢出效应，医疗服务资源溢出效应是相互的，A 区域和 B 区域内的患者也会选择 C 区域内的医疗服务资源。

9.3　医疗服务资源结构优化

医疗服务资源蓄能-溢出理论，借助盘活存量机制和激发增量机制积蓄医疗服务资源能量，通过医疗服务资源协同溢出效应释放积聚的能量，提升医疗服务资源价值。医疗服务资源蓄能-溢出理论应用，依赖于医疗服务资源结构优化，只有持续优化预防性医疗服务资源和治疗性医疗服务资源配置结构，才能充分发挥医疗服务资源的蓄能-溢出理论价值。

9.3.1　医疗服务资源结构分析

医疗服务资源可以分为预防性医疗服务资源和治疗性医疗服务资源。预防性医疗服务资源面向健康人群提供预防、保健、康复、健康教育等服务，通过增强人体免疫力、防范传播等手段，从根源上抑制疾病的产生和传播，减少威胁生命健康的疾病发生率。治疗性医疗服务资源则包含医疗服务技术人员、医疗服务软硬件环境以及医疗服务财力资源，主要针对患病人群提供救治服务、针对康复人群提供康复服务。

1. 医疗服务资源结构现状

我国预防性医疗服务资源的投入相比治疗性医疗服务资源更具现实意义。我国医疗卫生事业具有公益性、福利性，而且由于我国经济尚不发达，所以社会要求医疗服务资源向投入低、效益高的预防性医疗服务资源倾斜（尹文，2008）。研究表明：如果能在早期诊断疾病，患者低成本成功治愈的可能性更大，以至于高效预防和保健服务在过去 20 年就已经成为许多医疗改革方案的组成部分（Gu et al, 2010）。我国医疗服务资源配置呈现明显的不均衡性，主要体现在医疗服务资源在医疗服务体系中配置的不均衡和在医疗服务项目中配置的不均衡（代英姿和王兆刚，2014）。

1）医疗服务体系配置不均衡

医疗服务体系包含一般医疗机构和基层初级保健机构，其中基层初级保健机构包含以社区医疗机构、门诊部、乡镇卫生院和村卫生室为主的基层医疗机构和专业公共医疗机构。一般医疗机构主要对患者进行医学治疗，汇聚了大量的治疗性医疗服务资源，而基层初级保健机构在简单医疗服务的基础上，重点负责对管辖范围内的居民进行传染病预防、健康教育普及和健康档案管理等医疗保健工作，所以集聚了绝大多数的预防性医疗服务资源。

目前，我国医疗服务资源不断向一般医疗机构，尤其是城市综合医院集聚，形成了一个倒三角形态的医疗服务资源配置格局（图 9-10），即对汇聚预防性医疗服务资源的基层初级保健机构的医疗服务资源配置明显不足，而对一般医疗机构却配置了大量的医疗服务资源，具体情况如表 9-1 所示。

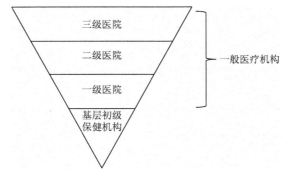

图 9-10　医疗服务资源配置格局

表 9-1　2014 年医院、基层医疗机构以及专业公共医疗机构的数量、总资产和人员相关指标

指标	医疗机构数量		医疗机构总资产		医疗服务人员	
	数量/所	比重/%	总资产/万元	比重/%	总数/人	比重/%
总数	977 629	100.0	286 635 130	100.0	9 710 339	100.0
医院	25 860	2.6	235 039 159	82.0	5 741 680	59.1
社区医疗机构	34 238	3.5	7 604 723	2.7	488 771	5.0
门诊部、所	200 130	20.5	——	——	141 022	1.5
乡镇卫生院	36 902	3.8	20 683 983	7.2	1 247 299	12.9
村卫生室	645 470	66.0	——	——	1 216 513	12.5
专业公共医疗机构	35 029	3.6	23 307 265	8.1	875 054	9.0

资料来源：2015 年《中国卫生统计年鉴》

　　由表 9-1 的具体数据可见，一般医疗机构数所占比重很小，但是医疗机构的总资产和医疗服务人员数却远高于基层初级保健机构，即我国现阶段医疗服务资源倾向于治疗性医疗服务资源，而对预防性医疗服务资源投入较少。由于我国医疗服务资源中对预防、保健、康复、健康教育等工作投入较少，在一定程度上致使我国医疗服务资源利用率和使用效率低下。

　　2）医疗服务项目配置不均衡

　　医疗服务资源除了在医疗服务体系中配置不均衡，在不同的医疗服务项目中的配置也不均衡。按照医疗服务的性质，可以将医疗服务分为医疗保健、疾病预防、疾病治疗和康复等医疗服务项目。为了实现有限的医疗服务投入获得最大化效益的目标，在"治未病"健康理念驱动下，加大在医疗保健和疾病预防项目上的投入力度，能够使城乡居民保持良好的健康状态。如果仅以疾病治疗和康复作为人体健康的补救措施，那么一旦人体染患疾病，相应的疾病治疗和康复成本将会极大提升，而且效果也存在一定的限制。目前，我国在医疗服务项目配置方面，对医疗保健和疾病预防的投入明显不足，如表 9-2 所示。

表 9-2　2014 年医疗服务资源在医疗保健和疾病预防等机构中的配置情况

指标	资产		床位		医疗服务人员		万元以上的设备	
	总数/亿元	比重/%	总数/万张	比重/%	总数/万人	比重/%	总数/台	比重/%
总数	25 268.905 4	100.00	518.36	100.00	6 937 221	100.00	67 672 249	100.00
医院	23 503.915 9	93.02	496.12	95.70	5 741 680	82.77	62 865 686	92.90

续表

指标	资产		床位		医疗服务人员		万元以上的设备	
	总数/亿元	比重/%	总数/万张	比重/%	总数/万人	比重/%	总数/台	比重/%
妇幼保健机构	1 025.642 5	4.06	18.48	3.57	326 732	4.71	3 007 110	4.44
专科疾病防治	119.285	0.47	3.76	0.73	674 506	9.72	320 220	0.47
疾病控制中心	616.384 4	2.44	—	—	192 397	2.77	1 471 025	2.17
健康教育机构	3.677 6	0.01	—	—	1 906	0.03	8 208	0.02

资料来源：2015 年《中国卫生统计年鉴》

由表 9-2 可以看出，从总资产、床位、医疗服务人员和万元以上的设备等方面，医疗保健和疾病预防项目所占比重总体远低于疾病治疗等项目。重治轻防的医疗服务资源配置，主要有两类危害：一是降低医疗服务体系运行效率、增加运行成本；二是将本可以惠及多数居民的医疗保健和疾病预防资源集中到相对少数的疾病治疗中，使多数居民得不到或得到较少的医疗服务，违背了基本医疗服务普遍受益的公平性原则。

2. 医疗服务资源结构转型的目标

随着我国经济的发展、人们健康理念和就医观念的变化，以预防为主的医疗保障体系建设备受瞩目。我国作为一个人口大国、一个老龄化加剧和疾病发病率日趋小龄化的国家，必须及时进行医疗服务资源结构转型，将预防性医疗服务资源配置放在一个新的高度，加大在医疗保健和疾病预防项目上的投入。

1）建立健全预防性医疗服务体系

随着各类疾病发病年龄段趋于小龄化，中老年人患有高血压和糖尿病等疾病风险的增加，世界各国开始注重健康生活方式的推广、疾病的预防和早期发现，以提升人口的健康素质，降低疾病发病率（Tian et al，2010）。美国 1963～1998 年，通过将大部分资源用于建立以改变人们生活习惯为目标的预防机制，成功将冠心病死亡率降低了 59%、中风死亡率降低了 64%。

预防性医疗服务体系是指构成预防保健服务体系的机构设置、设施与设备，提供预防保健服务的人员结构、资格和培养模式，以及预防保健服务流程、运行机制和技术方案等。根据预防性医疗服务体系的作用，可以将预防性医疗服务的目标分为三组：初级预防的目的是减少人患病的可能性，如健康儿童免疫接种；二级预防的目的是确定所拥有的危险因素和治疗早期疾病，例如，巴氏涂片检测宫颈癌呈早期形式的人；三级预防的目的是治疗表现症状的患者，以努力减少并发症或降低疾病的严重程度，例如，对于糖尿病患者的糖控制，以减轻视觉和神经问题（Zhang et al，2009）。

预防性医疗服务体系的建立和完善，能够从深层次上支持人们健康理念和就医观念的变化，有效加强预防性医疗服务管理和控制，提高预防性医疗服务效率，推动医疗保健、疾病预防的普遍化、公平化目标的实现。

2）实现医疗服务资源配置合理化

医疗服务资源配置是指政府或市场如何使医疗服务资源公平且有效率地在不同地区、部门、领域、项目、人群中分配，实现医疗服务资源效益的最大化。医疗服务资源配置合理化的内涵，主要体现在两个方面：一是需要调整预防性医疗服务资源所占比例；二是需要在加大预防性医疗服务资源投入力度的同时，合理配置各医疗服务项目资源。

通过表 9-1 和表 9-2 中的数据对比分析可知，目前我国仍将医疗服务资源着力投放在治疗性医疗服务上，对预防性医疗服务投入较低。然而，治疗性医疗服务资源的投入无论是在医疗服务成本、医疗服务效能和效率以及医疗服务公平性等方面，都逊色于相应的预防性服务资源。

目前，我国医疗服务资源过度集中的现象仍然存在，资源配置的重叠与遗漏并存。基层医疗服务现状无法在短期内进行全面改善，但是人们对优质医疗服务的追求日益强烈，持续推动着医疗服务资源向着大城市、大医院集聚，而大城市、大医院的医疗服务资源不愿转移至基层，致使大城市、大医院医疗服务资源更加丰富，基层医疗服务资源更加匮乏，两极分化趋势日渐明显。

在医疗服务体系中，基层初级保健机构对于服务范围内城乡居民医疗保健和疾病预防发挥着重要作用，可以有效提升医疗服务质量与水平。面向人们健康理念和就医观念的变化，各级政府应加大对基层初级保健机构的投入力度，建立预防为主的医疗服务体系，提升基层初级保健机构的医疗服务能力，推动我国医疗保障体系向着治疗性资源：预防性资源＝2：8 的目标努力，全力保障城乡居民的健康。

3）加强预防保健思想传播

我国古代的医疗实践充分体现了健康管理的思想，《黄帝内经》曾出现"圣人不治已病治未病"的记载。所谓"治未病"就是采取积极措施，对疾病和隐患进行主动的介入式管理，从而达到维护健康、防止疾病发生与发展的目标（缪叶佳和崔友洋，2014）。通过健康管理进行预防干预，有助于将关注点从疾病治疗转移到医疗保健和疾病预防，实现全生命周期健康管理。

随着我国居民高血压、糖尿病等慢性病患病风险的增加，预防保健服务越来越重要（陈露等，2015）。预防保健服务有助于居民及时发现疾病、减少疾病的发生，还可以减轻居民的医疗费用负担。预防为主是我国长期坚持的卫生工作方针，近年来预防保健服务也日益受到居民的重视，预防先于治疗的思想逐渐成为共识。"治未病"理论不仅覆盖了当今倡导的四大健康基石：合理饮食、适量运动、生活规律、心理健康，更加凸显了中国传统健康文化的核心理念（缪叶佳和崔友洋，2014）。

随着社会经济的进步和人们生活水平的持续提高，人们的健康理念和就医发生了转变，健康意识进一步增强，对于医疗保健、疾病预防、提高生活质量的需求日益增长，健康管理思想走入人们的日常生活。从医学发展模式而言，现代医学理念已由治愈疾病向预防疾病和提高健康水平方向转移。

9.3.2　医疗服务资源结构效应

在治疗性资源：预防性资源＝2：8的医疗服务资源结构优化目标驱动下，我国逐步加强预防性医疗服务资源投入力度，逐步完善医疗保障体系，奠定产生医疗服务资源结构效应的基础。医疗服务资源蓄能-溢出理论，一方面依赖于医疗服务资源结构优化，另一方面能够产生医疗服务资源结构效应。

1. 医疗服务资源结构优化

为了形成预防性医疗服务资源代替治疗性医疗服务资源成为主体的格局，需要政府、一般医疗机构、基层初级保健机构乃至社会各界的共同努力。政府应当加大对预防性医疗服务资源的投入，推行有利于预防性医疗服务资源蓬勃发展的政策，充分发挥各层医疗服务体系对传染性疾病的预防控制作用、对健康保健的宣传作用以及对病后康复和疾病档案的管理作用，打造预防性医疗服务资源代替治疗性医疗服务资源成为主体的环境。

1）医疗服务资源配置新格局

面对我国已形成的医疗服务资源配置格局，为了满足人们健康理念和就医观念变化后的需求，需要各级政府加大对预防性医疗服务资源的投入力度，加快推动医疗服务资源配置从倒三角形态向正三角形态的转变，形成一个金字塔形的医疗服务资源配置新格局（图9-11）。

金字塔形的医疗服务资源配置新格局，描述了医疗服务资源结构优化过程中的一个阶段性目标，描述了一般医疗机构和基层初级保健机构之间结构演化的过程，描述了医疗服务资源结构持续优化产生结构效应的过程。

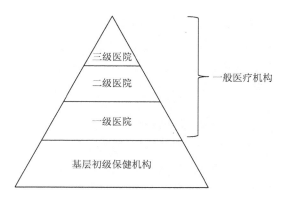

图 9-11　医疗服务资源配置新格局

2）医疗服务资源配置优化

医疗服务资源结构由一般医疗机构和基层初级保健机构构成，其中基层初级保健机构由基层医疗机构和专业公共医疗机构构成。医疗服务资源结构优化，可以从医疗服务资源配置优化的视角进行分析。

（1）一般医疗机构优化。由一级医院、二级医院和三级医院组成的一般医疗机构，主要面向患病人群与康复人群，承担着危急重症、疑难复杂疾病等患者救治任务，需要提供高效的治疗性医疗服务，涵盖救治性医疗服务和康复性医疗服务。一般医疗机构优化致力于通过治疗性医疗服务资源优化，提升一般医疗机构救治和康复能力。

在医疗服务资源结构优化目标驱动下，一般医疗机构应配合国家政策和发展需要，将部分治疗性医疗服务资源逐渐向预防性医疗服务资源转变，例如，鼓励一般医疗机构医生进入基层医疗机构开展疾病预防等工作。在科学区分救治性医疗服务资源和康复性医疗服务资源的基础上，逐步将康复性医疗服务资源转变成预防性医疗服务资源。

（2）基层医疗机构优化。由社区医疗机构、门诊部、乡镇卫生院和村卫生室等构成的基层医疗机构，在基层首诊中承担着常见病、多发病等诊疗服务，在"小病在社区，大病到医院，康复回社区"理想格局中担负着康复服务。随着全科医生在基层医疗机构健康"守门人"地位的确立，基层医疗机构的价值作用得以提升。

在医疗服务体系中，基层医疗机构主体部分逐步向预防性医疗服务资源转变，面向健康人群提供预防、保健、康复、健康教育等服务，充分发挥基层医疗机构在医疗保健和疾病预防中的作用。基层医疗机构优化，不仅有助于增强预防性医疗服务资源的价值，而且有助于提升整个医疗服务体系的价值。

（3）专业公共医疗机构优化。由妇幼保健机构、专科疾病防治、疾病控制中心和健康教育机构等组成的专业公共医疗机构，肩负着预防、保健和相关教育工作，在管辖区域内普及疾病预防和日常保健知识、定期开展健康教育工作，致力于提高城乡居民预防保健能力。专业公共医疗机构，致力于从宏观视角提升健康教育、医疗卫生宣传等能力，促进健康文化的形成和发展。

专业公共医疗机构作为预防性医疗服务资源，从不受区域限制的全局高度调度资源，从不受个体限制的全面高度享受资源。专业公共医疗机构优化，充分体现了"公平优先，兼顾效率"的原则，能够从全局、全面的高度优化预防性医疗服务资源配置，从更高层次上提升专业公共医疗机构价值。

面对医疗服务资源配置新格局，社会各界应在预防为主思想引导下集思广益，寻找资源与居民利益、社会资本利益之间的契合点，引导社会资本进入预防性医疗服务资源领域，实现居民健康和社会资本利益双回报，例如，投资保健性基础设施、健康小屋等预防性医疗服务资源，调高健康人群的健康状态和健康预期。

2. 医疗服务资源结构效应体现

医疗服务资源结构优化，为医疗服务资源蓄能-溢出理论的应用奠定了基础，也为理论指导下产生医疗服务资源结构效应创造了条件。在医疗服务资源结构优化目标驱动下，医疗服务资源结构效应逐步显现，具体体现在如下几方面。

1）资源溢出最大化效应

依据医疗服务资源蓄能-溢出理论，医疗服务资源结构优化将进一步促进资源的溢出效应，向着医疗服务资源溢出效应最大化的方向发展。金字塔形的医疗服务资源配置新格局，使预防性医疗服务资源向基层医疗机构集聚，不仅使医疗服务资源配置更趋合理，而且能够提高人口分布公平性和地理分布公平性，逐步缩小城乡医疗服务差距。

医疗服务资源蓄能形成的资源池，逐步下放到基层医疗机构，驱动基层医疗机构成为预防性医疗服务资源的聚集地，担负起城乡居民疾病预防的第一道屏障，从根源上降低患病人群数量。在预防性资源代替治疗性资源成为主体的环境中，医疗服务资源更多地集中在预防性医疗服务中，必将推动预防为主的健康理念和首诊在基层的就医观念成为主流。

随着专业公共医疗机构能力的提升，医疗服务资源溢出效应得以在全国范围内发挥作用，使更多的城乡居民体会到我国医疗服务的福利待遇。医疗服务资源已经融入保健性基础设施、健康小屋等预防性医疗服务资源中，医疗服务资源可及性的提高使更多的城乡居民不再认为医疗服务资源遥不可及。预防性资源的公益性和低投入性，增强了医疗服务的普及性，从而推动着城乡一体化医疗服务网络的形成和发展。

2）资源服务大众化效应

在医疗服务资源蓄能-溢出理论中，医疗服务资源配置遵循二八原则，80%的资金投向服务于大众群体——健康人群的预防性医疗服务资源，彻底改变只关注服务于小众群体——患病人群的治疗性医疗服务资源的现象。治疗性资源：预防性资源 = 2：8 配置的目标，催生了资源服务大众化效应。

预防性医疗服务资源主体地位的形成，有效支持了全民健康管理、全生命周期健康管理理念的实施，健康人群的健康状态和健康预期将达到一个新高度。预防性医疗服务资源带来的大众化效应，也是资源溢出效应最大化的体现，能够让医疗服务资源惠及更大的人群、产生更大的效益。

资源服务大众化效应能够从根源上减少患者的数量、减轻病情的严重程度，从而激励更多的社会资本投入预防性医疗服务领域。医疗卫生事业投入产出效率的提高，一方面将通过患病风险的降低，减少整个社会在医疗卫生方面的支出；另一方面将通过医疗服务保障能力的提高，推动整个社会医疗服务进入良性循环。

3）资源预防可持续效应

医疗服务资源蓄能-溢出理论的目的在于可持续维持城乡居民的健康状态，从更深层次上追求资源预防可持续效应。在资源服务大众化效应支持下，预防性医疗服务资源向包含基层医疗机构和专业公共医疗机构的基层初级保健机构集聚，从而推动我国城乡居民健康意识显著增强，城乡居民平均寿命得到普遍提高。

基层医疗机构依托全科医生的健康"守门人"地位，为覆盖范围内的城乡居民提供以预防为主的医疗服务，提高医疗保健和疾病预防能力，全方位保障城乡居民健康，可持续提高我国人口的平均寿命。基层医疗机构依托蓄能-溢出效应提高医疗服务能力，成为可持续保障城乡居民生命健康的"加油站"。

专业公共医疗机构对城乡居民生命健康的保障作用不容忽视，医疗保健和疾病预防可以有效影响人类的寿命。研究表明：医疗保健和疾病预防对期望寿命提升的贡献为 0.521 岁，而且效益远大于临床治疗（吴红辉等，2015）。专业公共医疗机构依托蓄能-溢出效应扩大服务范围，成为可持续传播健康文化的"传媒站"。

医疗服务资源结构优化，就像为高铁铺设的铁路路基、为跑车铺设的高速公路，它为医疗服务资源蓄能-溢出理论造就了用武之地。医疗服务资源蓄能-溢出效应，驱动着预防性医疗服务资源流向基层医疗机构和专业公共医疗机构，从而增强整个医疗服务体系可持续保障生命健康的能力。

9.4　本　章　小　结

医疗服务资源蓄能-溢出理论，主要从盘活存量和激发增量的途径提高医疗服务资源积聚能力，依托透明化管理与资源协同方式产生溢出效应。医疗服务资源配置新格局的形成，不仅要求医疗服务资源流向需求量更大的基层医疗机构和专业公共医疗机构，而且预防性医疗服务资源必将占据主导地位。在医疗服务资源蓄能-溢出效应作用下，基层初级保健机构成为可持续保障生命健康的"加油站"、传播健康文化的"传媒站"。

第四部分 实 证 篇

　　苏州市是全国深化医药卫生体制改革试点省份中三个试点地级市之一，苏州市应先行先试致力于探索更具创新性的"苏州模式"。面对医疗服务资源配置不均衡、享受不均等的现实环境，苏州市在医疗服务体系设计、医疗服务资源共享机制等领域留下自己探索的足迹，在追求医疗服务资源均等化目标实现过程中形成了自己的特色，值得分析和提炼其中蕴涵的理念和经验。

　　在医疗服务资源均等化领域形成的理论创新成果，必须经过实践检验才能得以持续升华。苏州市在探索与实践中，应遵循"公平优先，兼顾效率"的原则，可以从医疗服务资源共享机制建设方面进行探索，探索中必须从新医改的宏观视角采取系统性设计、区域性示范、多样性探索和动态性改进等措施，形成的成果才能在国内推广应用。研究设计的"苏州模式"，只有将正在深水区艰难跋涉的新医改引向民生福祉和民生价值，才能体现其应有的价值。

第10章　苏州市医疗服务资源均等化现状分析

以苏州市为例进行实证研究，通过对苏州市医疗服务资源配置进行定性和定量分析，发现苏州市医疗服务资源配置、使用等方面存在的问题，结合研究中提出的理论方法，为苏州市医疗服务资源均等化提供有针对性的建议和改进措施。

10.1　绪　　论

近年来，政府对基础医疗服务的投资逐步增加，我国的城乡基本医疗服务体系已发展得相对健全。在城市地区，有全国性综合院、省市级医院、县区级医院、社区医疗机构、专科医院、疾病控制中心等不同层级、不同种类的医疗机构组成的医疗服务网络，保障着居民的基本医疗服务需求。在农村地区，有乡镇卫生院、村卫生室等医疗机构为农村居民提供基本医疗服务（陈龙，2013）。尽管如此，我国医疗卫生事业发展中还存在许多亟待解决的矛盾和问题，城乡医疗服务资源配置不均衡就是其中之一。这些问题突出表现在，80%的人口在农村，而80%的优质医疗服务资源集中在城市，城市中80%的医疗服务资源集中在大医院。总体而言，医疗服务资源在农村的配置严重不足，城乡资源配置差距显著，与居民的需求不相适应，反映了城乡居民在获得医疗服务方面存在不公平现象。

医疗服务资源配置不均衡、享受不均等对我国医疗卫生事业的发展，乃至整个社会的发展都具有重要影响。对医疗卫生事业发展而言，资源不均造成了农村基础医疗薄弱，以及农村医疗发展迟缓的现状，降低了农村居民对基础医疗服务的可及性。对社会发展而言，医疗分布不均损害了农村居民的基本医疗权益，使得农村居民的健康得不到保障，一方面有损社会公平，另一方面也拉大了城乡差距，在一定程度上危害了社会的和谐与稳定。

苏州市走在我国医疗改革的前列，2004年政府出台了《关于苏州市属医院实行管办分离改革的试行意见》，指出苏州市属公立医院可以通过组建或者向社会公开招标两种方式，建立或选择非营利性的医院管理机构，由医院的管理法人行使管理权，与此同时，还规定了管理机构的建立方式与委托管理方法，并设置了明确的改制时限，以实现政府监督下的医院自主管理。这种"管办分离"模式旨在运用市场力量来配置社会医疗服务资源，但也仅仅是从运行机制入手并未涉及体制变革，因此改革效果并不理想。

随后，苏州市相继推出了一系列改制措施，如社区和医院之间建立的双向转诊结对政策、医疗服务的"一卡通"工程、城乡"15分钟健康服务圈"等，以期提高医疗服务效率、提升服务公平性。虽然苏州市城市一体化进程较快，城乡二元化结构的困扰仍为医疗服务资源配置带来不均等现象，如医疗机构分布不合理，城市的医疗机构数、床位数的配置水平明显超过农村的配置水平；社区医疗机构发展滞后，无法满足社区群众的医疗服务需求等。解决这些问题需要一套完整的理论方法，并需要经过实践的检验。

合理配置城乡医疗服务资源，促进城乡医疗服务资源均等化是当前医药卫生体制改革的重要目标。对城乡居民而言，医疗服务资源均等化能够改善农村的医疗条件，更好地维护农村居民的基本医疗权益，使农村居民能够同城镇居民共享优质医疗服务资源，进而提高农村居民健康水平，能够有效地改善医疗服务公平性。对医疗卫生事业发展而言，实现基本医疗服务资源的合理配置，能够使有限的基本医疗服务资源发挥出最大的效益，进而缓解医疗服务资源总量不足带来的发展压力，从而推动整个社会的可持续健康发展。

10.2　苏州市医疗服务资源配置现状概述

在医疗服务体系中，不同区域的医疗服务资源配置情况与医疗服务财政投入紧密相关，一个区域拥有的医疗服务资源集中体现在医疗机构、医疗设施设备和医疗服务技术人员三方面。近年来，苏州市对基础医疗的投入逐年增加，其拥有的医疗服务资源量也在逐步提高。

10.2.1　苏州市医疗服务财政投入情况

基本医疗服务以医疗财力资源为基础。基本的医疗财力资源配置由财力资源的筹集和使用两部分构成。后者主要集中在医疗机构的建设、从业人员的薪酬、医疗设施设备、药品的购买和投入使用、医疗机构运转所需的水电费用开支等方面。各种医疗服务资源的形成都要以一定的财力投入为基础，医疗服务需要社会各方提供资金支持。

在一定时期内，社会各界对基本医疗进行的资金投入即财力资源筹集。财力资源的投资主体包括政府财政、市场和居民个人。政府财政投入包括政府投资兴办和改扩建医疗机构、购买医疗设施设备、对医疗机构的医疗服务行为及居民就医行为进行补贴等。居民个人投入表现为居民在获取基本医疗服务过程中所支付的费用（陈龙，2013）。

2011～2013年，苏州市政府医疗卫生事业拨款占财政支出的比例不断增大，反映了苏州市政府对医疗卫生事业建设逐渐重视，但是总体比例还是很低，维持在 3%左右，如表 10-1 所示。

表 10-1　政府财政投入情况

项目	2011 年	2012 年	2013 年
政府医疗卫生事业拨款占财政支出的比例/%	2.73	3.12	3.35
医院财政补助收入/元	80 918.65	96 398.51	118 373.25
社区卫生服务中心财政补助收入/元	2 950.80	46 347.86	44 906.30
卫生院财政补助收入/元	3 818.28	53 669.64	70 051.85

　　财政补助收入主要由四部分构成，包括基层医疗机构从财政部门获得的基本建设补助收入、设备购置补助收入、人员经费补助收入以及公共卫生服务补助收入。从图 10-1 可见，2011～2013 年苏州市医院财政补助收入、社区卫生服务中心财政补助收入、卫生院财政补助收入逐年增加，而且政府对医疗机构的财政补助主要集中在医院。

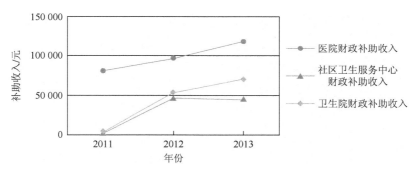

图 10-1　政府财政投入变化趋势图

10.2.2　苏州市医疗机构及设备配置情况

　　基本医疗物力资源是投入基本医疗领域的各类物质要素，主要包括各类医疗机构、床位，以及医疗服务开展中所用到的各类医疗设施设备、工具、药品、水、电等。我国医疗机构以医院、卫生院为主要形式，另配置有疗养院、急救站、诊所、卫生所（室）等辅助医疗机构。

1. 医疗机构数

　　由表 10-2 中可以看出，基层医疗机构如诊所、卫生所、医务室等数目庞大，在医疗机构总数中占有很大比重。

表 10-2　苏州市 2006～2013 年各类医疗机构数　　（单位：所）

项目	2006 年	2007 年	2008 年	2009 年	2010 年	2011 年	2012 年	2013 年
总机构数	2285	2300	2344	2524	2675	2858	2992	3007
医院	109	116	135	139	143	150	163	181
卫生院	96	98	98	95	73	92	88	82
社会卫生服务中心	26	38	42	46	84	73	75	80
专科疾病防治院	5	5	5	5	5	7	6	7
诊所、卫生所、医务室、社区卫生服务站	1902	2026	1876	2041	2152	2292	2380	2363

2006～2013 年，苏州市医疗机构总数呈现不断增长趋势（图 10-2），距离城乡居民最近的诊所、卫生所、医务室、社区卫生服务站也呈现较快的增长趋势。如图 10-3 所示，其中医院增长率最大，与不断增加的政府医疗卫生事业财政投入不无关系，卫生院数目基本稳定，但是近年来呈现下降趋势，专科疾病防治院数目最少，全市范围内数量稳定在 5～7 所。

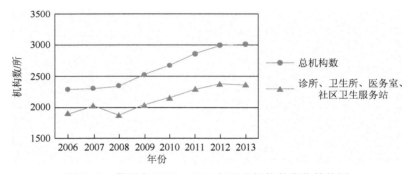

图 10-2　苏州市 2006～2013 年医疗机构数变化趋势图

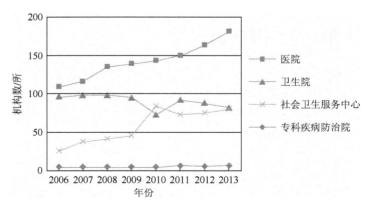

图 10-3　苏州市 2006～2013 年医院、卫生院等医疗机构数变化趋势图

2. 医疗机构床位数

医疗机构床位数不断增长（表 10-3 和图 10-4），由 2006 年的 28 872 张增加到 2013 年的 51 663 张，同比增长率达 78.9%。医院床位数由 2006 年的 21 160 张增加到 2013 年的 45 237 张，增长率高达 113.8%，其中各类医院床位数不断增加，虽占床位总数比例较小，但增长率都在 80%左右，卫生院床位数有所减少，专科疾病防治院床位数呈现先上升后下降的趋势。

表 10-3　苏州市 2006～2013 年医疗机构床位数　　　　（单位：张）

项目	2006 年	2007 年	2008 年	2009 年	2010 年	2011 年	2012 年	2013 年
总床位数	28 872	30 547	33 631	37 235	39 204	42 972	46 070	51 663
医院	21 160	23 265	26 459	29 825	32 309	35 517	38 954	45 237
综合医院	14 732	16 080	17 754	19 779	20 612	21 671	23 960	27 419
中医医院	2 470	2 549	2 718	3 421	3 974	4 160	3 728	4 394
专科医院	2 996	3 520	3 828	4 081	4 489	5 514	5 621	6 033
卫生院	5 845	6 050	6 095	5 583	4 530	5 288	4 818	4 104
专科疾病防治院	15	15	15	20	20	50	30	20

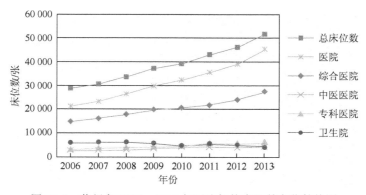

图 10-4　苏州市 2006～2013 年医疗机构床位数变化趋势图

总之，苏州市医疗机构数、医疗机构床位数都在不断增长，反映了苏州市医疗服务硬件资源不断增多，居民医疗服务可及性增大。

10.2.3　苏州市医疗服务技术人员配置情况

作为一种重要的经济资源，人力资源具有稀缺性，人力资源配置状况可以通过一定时期社会生产领域的劳动力数量及劳动力素质反映出来。基本医疗人力资源是指投入基本医疗服务领域的人力资源，是开展基本医疗服务的基础，主要包括医疗服务技术人员，如医生、全科医生、执业医师、执业（助理）医师、注册护士、药师、技师（陈龙，2013）。

　　由表 10-4 和图 10-5 可见，苏州市医生、执业医师及注册护士占医疗服务技术人员大部分比例，2006～2013 年苏州市医疗服务技术人员总数稳步增长，其中医生、执业医师及注册护士增长最为明显，分别由 2006 年的 14 948 人、13 465人和 11 836 人增长到 2013 年的 24 296 人、22 107 人和 24 097 人，增长率达到62.5%、64.2%和 103.6%。

表 10-4　苏州市 2006～2013 年医疗服务技术人员数　　　　（单位：人）

项目	2006 年	2007 年	2008 年	2009 年	2010 年	2011 年	2012 年	2013 年
医疗服务技术人员总数	36 951	38 091	40 336	43 232	46 507	50 866	57 168	61 051
医生	14 948	15 533	16 070	16 845	18 156	19 518	23 194	24 296
执业医师	13 465	13 931	14 613	15 404	16 703	17 974	21 104	22 107
执业（助理）医师	1 483	1 602	1 457	1 441	1 453	1 544	2 090	2 189
注册护士	11 836	12 804	14 181	15 981	17 595	19 607	21 943	24 097
药师	2 643	2 566	2 625	1 702	2 984	3 140	3 447	3 667

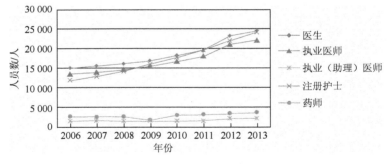

图 10-5　苏州市 2006～2013 年医疗服务技术人员数变化趋势图

10.3　苏州市医疗服务资源均等化水平分析

　　尽管苏州市基础医疗的投入逐年增加，医疗机构、医疗服务技术人员数量也呈现上升趋势，然而就医疗服务资源总量而言，依然无法满足居民健康需要和医疗服务需求，苏州市各区域之间依然存在医疗服务资源配置差距大、医疗服务水平发展不均衡的现象。

10.3.1　苏州市各区域医疗服务资源配置分析

通过查阅《苏州统计年鉴》和实地走访调查获得的数据，可以分析苏州市市区、常熟、张家港、昆山、太仓每千人口医疗机构数、每千人口医疗机构床位数、每千人口医疗服务技术人员数、每千人口医生数以及人均医疗卫生支出等。

1. 每千人口医疗机构数

由表 10-5 和图 10-6 观察发现，苏州市各区政府在区域内不断增加医疗机构，同时，图 10-6 显示常熟每千人口医疗机构数在整个苏州市的每千人口医疗机构数数目中最高，最高为 0.5628，基本区间为[0.4879，0.5628]，而太仓最低，基本区间为[0.2390，0.3023]，并且昆山于 2009 年开始从排名第四逐渐上升至第二，由此可见，医疗机构在苏州市各区域间分布不均匀，昆山重视医疗机构建设，逐渐加大投资力度，使昆山卫生服务中心、门诊部的数量不断增加。

表 10-5　2009～2013 年苏州市分区每千人口医疗机构数　　（单位：所）

地区	2009 年	2010 年	2011 年	2012 年	2013 年
市区	0.3779	0.4026	0.4271	0.4471	0.4470
常熟	0.4879	0.4903	0.5525	0.5628	0.5516
张家港	0.3967	0.3955	0.3907	0.384	0.3795
昆山	0.3722	0.4342	0.4615	0.4779	0.4865
太仓	0.2400	0.2390	0.2612	0.3023	0.2962

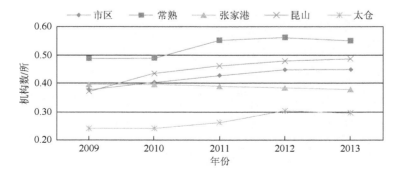

图 10-6　2009～2013 年苏州市分区每千人口医疗机构数变化趋势图

2. 每千人口医疗机构床位数

总体而言，苏州市每千人口医疗机构床位数也不断增长（表10-6和图10-7），2009年，市区比例最高，其次为昆山、张家港、太仓，而常熟比例最低，这与表10-5中每千人口医疗机构数形成对比，通过具体数据分析，常熟的医院数并不是很高，具体表现为综合医院和中医医院，同时常熟多以社区卫生服务站和乡镇卫生院为主。张家港对市内医疗基础设施进行扩建和改建，同时启动公立医院综合改革，组建市第一人民医院、市中医院两个医疗联合体，新建8所社区卫生服务分中心（黄冰清，2014），每千人口医疗机构床位数于2013年跃至第一。

表 10-6　　2009～2013 年苏州市分区每千人口医疗机构床位数　　（单位：张）

地区	2009 年	2010 年	2011 年	2012 年	2013 年
市区	6.5524	6.8420	7.2821	7.7133	8.3070
常熟	4.4326	4.6433	5.5126	6.0442	6.4352
张家港	5.5281	5.8227	6.1849	6.6062	8.6123
昆山	5.8424	6.0605	6.3692	6.8374	7.9238
太仓	5.3086	5.5619	6.7330	6.7378	6.9489

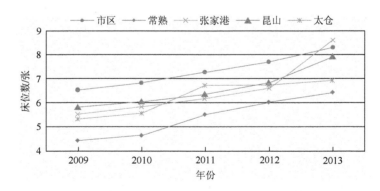

图 10-7　2009～2013 年苏州市分区每千人口医疗机构床位数变化趋势图

3. 每千人口医疗服务技术人员数

苏州市医疗服务技术人员数量稳步增长（表10-7和图10-8）。苏州市各区域医疗卫生事业单位加大招聘力度，尤其是昆山，2009～2013年，一直处在全市领先水平，2013 年每千人口医疗服务技术人员数为 13.0212 人，张家港也不断吸收医疗服务人才。相比其他区域，常熟每千人口医疗服务技术人员数处于最低水准，一部分原因在于其人口基数庞大，而且医疗服务技术人员增长速度跟不上区域内人口增长速度。

表 10-7　2009～2013 年苏州市分区每千人口医疗服务技术人员数　　（单位：人）

地区	2009 年	2010 年	2011 年	2012 年	2013 年
市区	7.3107	7.7567	8.1926	8.9434	9.4777
常熟	5.0477	5.4175	6.2164	7.0172	7.3899
张家港	5.9613	6.5165	7.3822	8.1740	8.6768
昆山	8.8586	9.5314	10.4637	12.4274	13.0212
太仓	6.1948	6.4811	7.0093	7.7154	8.1608

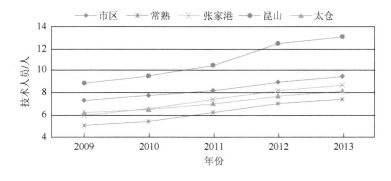

图 10-8　2009～2013 年苏州市分区每千人口医疗服务技术人员数变化趋势图

4. 每千人口医生数

如表 10-8 和图 10-9 所示，苏州市各区域每千人口医生数逐年递增，其中昆山发展尤为迅速。昆山医疗服务技术人员数量快速增加得益于昆山于 2011 年开始实施的医疗服务技术人才"511"年度引进培养计划。昆山不仅深入高校进行招聘，积极引进博士研究生等紧缺人才，还加大了经费投入，为医生等医疗服务技术人才团队建设设立专项资金。鉴于此，昆山与其他区域形成较大差距，而其他四个区域差距并不明显。由此可见，苏州市其他区域可借鉴昆山经验，增加区域内医生等医疗服务技术人才数量。

表 10-8　2009～2013 年苏州市分区每千人口医生数　　（单位：人）

地区	2009 年	2010 年	2011 年	2012 年	2013 年
市区	2.7637	2.9206	3.0578	3.5338	3.6552
常熟	2.1061	2.3114	2.4691	2.9903	3.1389
张家港	2.4208	2.5655	2.9872	3.3641	3.5835
昆山	3.4634	3.8547	4.0628	5.2131	5.2582
太仓	2.4681	2.5784	2.7212	3.1065	3.2479

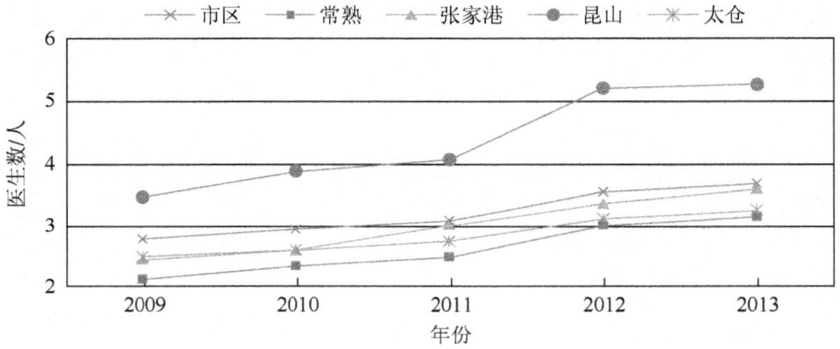

图 10-9　2009～2013 年苏州市分区每千人口医生数变化趋势图

5. 人均医疗卫生支出

根据表 10-9 和图 10-10，苏州市各区域加大医疗卫生支出，其中市区、常熟、太仓人均医疗卫生支出均翻了一番。同时，市区发展势头最为迅猛，2013 年人均医疗卫生支出为 1037.6080 元/人，虽然常熟的医疗卫生支出每年居第二位，却由于人口基数庞大，人均医疗卫生支出处于最低水平。

表 10-9　2009～2013 年苏州市分区人均医疗卫生支出　　（单位：元）

地区	2009 年	2010 年	2011 年	2012 年	2013 年
市区	458.2751	560.5416	824.6555	941.9798	1037.6080
常熟	274.3111	365.7954	490.6281	659.1790	724.5168
张家港	482.2626	533.0439	533.9021	781.0632	838.6755
昆山	539.6744	649.2599	804.4425	889.4267	917.5005
太仓	390.6304	503.5146	705.6953	760.3886	879.4400

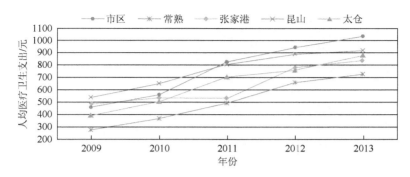

图 10-10　2009～2013 年苏州市分区人均医疗卫生支出趋势变化图

10.3.2　苏州市各区域医疗服务资源配置存在的问题及优化对策

通过苏州市各区域医疗服务资源配置分析，可以了解苏州市各区域医疗机构数、医疗机构床位数、医疗服务技术人员数、医生数和人均医疗卫生支出等状况，有助于深入分析存在的问题，给出具体可行的优化对策。

1. 苏州市各区域医疗服务资源配置存在的问题

通过对苏州市各区域内每千人口医疗机构数、每千人口医疗机构床位数、每千人口医疗服务技术人员数、每千人口医生数和人均医疗卫生支出分析，发现在苏州市各区域医疗服务资源配置中存在如下问题。

（1）没有考虑各区域内人口数量。各区域虽然逐年增加医疗服务资源投入量，但是没有考虑各区域内人口数量，以至于在一些资源项目上表现出与应有结果不相符的情况。例如，常熟每年增加医疗卫生支出，甚至到 2013 年时居苏州市第二位，但是与现有的人口数量相比，医疗卫生支出额还是不够。

（2）资源配置不合理。合理的资源配置能够体现资源均等化水平，使每位居民能够得到公平的机会和享受公平的服务。例如，尽管常熟每千人口医疗机构数居苏州市第一位，但是现存的医疗机构多为社区卫生服务站和乡镇卫生院，造成每千人口医疗机构床位数居苏州市末位。

（3）部分资源投入不足。苏州市部分资源投入不足，例如，2009～2013 年医疗服务技术人员数和医生数，其中每千人口医疗服务技术人员数最高的为 2013 年昆山 13.0212 人/千人，最低为常熟 2009 年 5.0477 人/千人；在每千人口医生数上，最高为 2013 年昆山 5.2582 人/千人，最低为 2009 年常熟 2.1061 人/千人。由此可见，部分医疗服务资源投入量无法满足当地人口的健康需要和医疗服务需求。

2. 苏州市各区域医疗服务资源配置的优化对策

为了提高苏州市医疗服务水平和医疗服务资源均等化水平，面对苏州市各区域中存在的问题，借鉴苏州市部分区域成功的案例，可以从如下几方面优化苏州市各区域医疗服务资源配置。

（1）科学合理地规划资源投入量。充分考虑苏州市各区域内现有人口数量和未来发展趋势，科学合理地规划资源投入量，而不是盲目地进行投入，以满足不同区域人口需求，提升医疗服务资源配置合理性。此外，合理地迁移区域内人口，例如，可将一些县或乡村并入其他区域，从而减少这些区域内的人口基数，同时提高存在资源闲置区域的资源利用率。

（2）科学合理地建设医疗机构。根据苏州市不同区域的特点，科学合理地兴建或扩建医疗机构，以满足区域内人口的不同需求，提高人均拥有量。以常熟为例，虽然常熟每千人口医疗机构数居苏州市第一位，但是多以社区卫生服务站和乡镇卫生院为主，通过兴建综合医院，可以提高床位数、医疗服务技术人员数。

（3）注重加强医疗服务技术人员队伍建设。借鉴昆山医疗服务技术人才引进培养计划，注重加强医疗服务技术人员队伍建设。一方面，建立各区域与各大高校的合作机制，引进优秀人才；另一方面，设立专项资金，完善基层医疗服务技术人员队伍建设。进一步建立健全医疗服务技术人才选拔和培养机制，以优化基层医疗服务技术人员队伍结构，提高医疗服务技术人员数量和业务水平。

10.4　本章小结

苏州市医疗服务资源总量仍无法满足居民的基本需求，各区域医疗服务资源配置仍存在不均衡现象。随着我国医药卫生体制改革的推进，政府对医疗服务的重视程度越来越高，对医疗服务资源的投入逐年增加，医疗机构、医疗设施设备和医疗服务技术人员数量持续攀升。在苏州市各区域医疗服务资源配置水平分析的基础上，面向存在的具体问题，结合苏州市各区域的特点和部分区域的成功经验，研究提出具体可行的对策，从而推动苏州市医疗卫生事业健康可持续发展。

第 11 章　基于分级诊疗的医疗服务体系设计

面对"城乡二元化结构"问题，我国应着力解决好城乡医疗服务网络衔接问题，推动城乡一体化医疗服务网络建设。从苏州市医疗服务体系运营实践的视角，探索基层首诊、分级诊疗和双向转诊基础上的城乡医疗服务体系设计问题，为解决我国医疗服务资源配置不均衡、享受不均等的现实问题提供实践经验。

11.1　基于双向转诊的城市医疗服务体系

基层首诊、分级诊疗和双向转诊的就医秩序相辅相成，基层首诊、分级诊疗是双向转诊的基础。为推动"基层首诊、双向转诊、急慢分治、上下联动"的分级诊疗制度建设，研究建立基于双向转诊的城市医疗服务体系，有助于提升城市医疗服务的便捷性和可及性，促进医疗服务资源均等化目标的实现。

11.1.1　城市双向转诊模式

城市社区医疗机构与综合医院之间的双向转诊模式，不但能够提升医疗服务的可及性，而且能够促进医疗服务资源均等化，为更多的居民带来更便捷的医疗服务。城市双向转诊模式在加强社区与医院协作、规范就医秩序，实现不同层次资源优势互补方面必将发挥重要作用。

1. 城市双向转诊四种模式

理想状态下双向转诊模式的前提，在于社区医疗机构与综合医院业务明确分离形成的分级诊疗和基层首诊制度。在医疗服务体系中，城市双向转诊主要包括以下四种模式（陈璞，2009）。

（1）政府主导的双向转诊模式。社区医疗机构并不隶属于大中型综合医院，而是由政府进行管理，通过签订协议，确立社区医疗机构与医院的合作关系。

（2）管办分离的双向转诊模式。社区医疗机构的所有权与经营权分离，所有权属于政府，经营权交予医院。一般地，综合医院会通过兼并或者托管的形式获取社区医疗机构的经营权，并对其进行直接管理。

（3）院办院管的双向转诊模式。社区医疗机构隶属于大中型综合医院，医院具有所有权与经营权。

（4）民营社区医疗机构与医院互动的双向转诊模式。社区医疗机构隶属于民营企业，通过签订协议，确立民营社区医疗机构与医院的合作关系。

2. 城市双向转诊流程

虽然四种模式的管理主体不同，但是它们存在共同的特点，在转诊方式和双向转诊流程上大致相同。具体的双向转诊流程如图 11-1 所示。

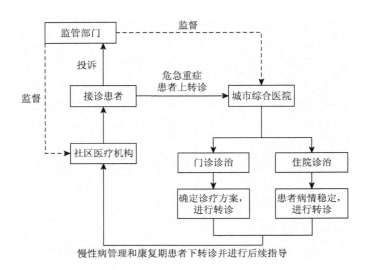

图 11-1　双向转诊流程图

（1）上转诊流程。患者到社区医疗机构就诊，经社区医疗机构医生诊断后，有必要进行转诊的患者转诊时必须携带社区医疗机构医生开具的转诊证明，并由转诊管理办公室记录信息，再由医院医生进一步诊断，确定后续治疗方案和住院需要等。

（2）下转诊流程。无须住院的患者经医生确定诊疗方案后，将诊疗方案以及医生开具的下转诊证明交给社区医疗机构的医生，按照医院医生的诊疗方案进行治疗。经医生诊断后需要住院的患者，医院安排住院，办理住院手续，收住临床科室进行诊疗，由临床科室或主治医生提出转诊申请，及时与社区医疗机构联系，协调转诊，转诊后医院医生对转诊的患者进行后续指导。

11.1.2　双向转诊模式下医疗机构职能

在城市双向转诊模式中，不同的医疗机构担负着不同的职能，例如，综合医院、社区医疗机构和监管部门的职能不同。

1. 综合医院主要职能

在医疗服务体系中，综合医院仍处于核心地位，仍担负着危急重症、疑难复杂疾病患者的诊治工作，仍是医疗技术创新、医学知识传播、医学人才培养的重要场所，仍集聚着城市中重要的医疗服务资源。

（1）向社区医疗机构派遣医疗专家坐诊，在社区医疗机构担任顾问，并为社区居民提供咨询服务。

（2）接诊社区医疗机构转诊而来的患者，为患者提供治疗服务。

（3）在社区医疗机构遭遇危急重症患者的情况下，社区医疗机构可根据患者病情，将患者转向医院。医院急诊科医疗服务人员必须提供及时的抢救服务，不得延误患者病情。

（4）医院需要对转回社区进行康复治疗的患者进行转出把关，以确保医疗服务质量和患者安全。

（5）医院应携手社区医疗机构，定期召开医疗工作会议，及时总结双向转诊工作中出现的问题和收获的经验，以进一步完善双向转诊机制。

（6）结合会诊中的常见问题，定期为社区医疗机构组织专家讲座，以提升基础医疗服务水平。

2. 社区医疗机构主要职能

在医疗服务体系中，社区医疗机构凭借临近居民的可及性优势，担负着预防、保健、医疗、康复、健康教育及计划生育技术指导六位一体的职能，在保障居民健康方面必将发挥重要作用。

（1）有针对性地向转诊患者推荐门诊专家。

（2）社区医生需要填写转诊单。

（3）在接诊从医院转回社区医疗机构患者的同时，及时与医院医生建立联系，并保持良好的沟通，为患者提供更高质量的医疗服务。

（4）随时向医院反馈坐诊医疗专家的服务情况和服务水平，确保双向转诊质量。

（5）加强与医院的合作，对社区居民开展健康教育、医疗卫生宣传活动。

3. 监管部门主要职能

双向转诊机制的实施需要第三方机构进行公证、客观的监督。政府以及其他第三方监督机构是双向转诊管理责任的主体，其中政府作为监督主体可以对双向转诊管理提供政策上的意见和建议（陈璞，2009）。

1）政府部门

（1）政府在双向转诊管理中发挥着重要作用，有责任建立和完善双向转诊管理体系与监管机制，提高双向转诊效率。

（2）确立双向转诊工作的总体目标、阶段性目标，各部门在双向转诊工作中的责任分工，理顺双向转诊的运行程序，制定双向转诊监督考核评价的总体方案。

（3）根据上级卫生行政部门下发的意见和各项规定，结合实际情况制定和实施医院与社区医疗机构双向转诊方案、双向转诊工作计划及规章制度等。

（4）政府作为监管主体，可以有效实施双向转诊考核和奖惩方案。

2）第三方监管部门

（1）与政府相比，第三方监管部门能够更公正地对医院进行监管，通过对住院患者的医疗费用进行严格审核，以减少医院乱收费行为。

（2）第三方监管部门严格控制不同级别医疗机构的诊疗和住院费用报销比例，根据实践经验改革医保费用的支付方式，以保证医保基金的正确使用。

11.1.3　城市双向转诊体系建设措施

城市双向转诊体系建设目标的实现，需要综合考虑患者、政府、医院、社区医疗机构、全科医生的利益和行为。

（1）基于患者利益的分级诊疗机制。在社区首诊制基础上，患者须凭借社区医疗机构开具的转诊证明完成向综合医院的转诊，否则，医疗费用的报销比例将有一定幅度的下降。依据临床路径，在医院与社区医疗机构之间建立统一、可操作的双向转诊标准和流程，简化双向转诊程序，缩短上转患者的就诊等候时间，提高患者双向转诊的知晓率和满意度。

（2）基于政府公信力的双向转诊监管制度。在完善双向转诊服务体系和制度方面，需要依靠政府的财力和物力支持。首先增加对双向转诊体系和医疗机构的财政投入，加速双向转诊体系建设；其次完善双向转诊监管制度，限制医院的住院日和住院费用，促进患者适时下转，将双向转诊的实施效果作为医院和社区医疗机构绩效考核评价的重要指标。

（3）基于流程优化的分工协作机制。规范的双向转诊机制，能够实现医疗机构间的上下联动和分工合作。通过社区医疗机构常见病、多发病治愈能力的提高（王怡，2014），使患者愿意在社区接受便捷、规范的首诊治疗和康复治疗，从而缓解综合医院医疗服务压力，解决看病难、看病贵问题，提高医疗服务的效率和效益，为实现医疗服务资源均等化奠定基础。

（4）基于重心下沉的双向转诊职能。通过专家坐诊、全科医生培训、免费接受社区医疗服务人员进修等方式支援社区医疗机构进行人才培养，缩小医院与社区医疗机构的医疗服务技术水平和服务水平差距（许志红等，2012）。增加医院对社区医疗机构的支持，提高社区医疗机构的医疗水平，增强患者对社区医疗机构的信任度，促进双向转诊的有效实施。

（5）基于分诊能力的全科医生制度。在全科医生制度下，医疗收入分配向基层医疗机构医生倾斜。全科医生与基层医疗机构、城乡居民签订服务契约，为居民提供医疗保健和疾病预防服务等，并按服务人口、服务质量获取报酬。随着医疗服务下移和医疗服务资源下沉政策的实施，全科医生在基层医疗机构担负居民健康"守门人"的价值作用将更加突出，不仅有助于提高基层医疗服务的可及性，而且有助于增强基层医疗机构的分诊能力。

11.1.4　苏州市双向转诊服务体系分析

自 2007 年起，苏州市开始实施双向转诊工作，明确了医院与社区医疗机构的转入对象、转诊流程和转诊方式，建立和完善双向转诊绿色通道。

1. 苏州市双向转诊服务体系现状

截至 2010 年，苏州市共组建社区医疗服务团队 714 个，50%以上的社区居民都拥有家庭医生。2010 年，苏州市全年通过社区转入医院的患者达到 74 780 人次，由医院转回社区医疗机构的患者约有 14 480 人次。

根据调研结果，苏州市已有约 7 所三级医院对接了 3 家以上基层医疗机构，其中包括苏州大学附属第一医院、苏州大学附属第二医院、苏州市立医院、吴江市第一人民医院、昆山市第一人民医院、昆山市中医院、张家港市第一人民医院等，通过签订合作协议，并委派专家到基层医疗机构开展服务，进一步推进基层首诊、分级诊疗和双向转诊的医疗服务模式的实施。表 11-1 为苏州市社区医疗机构和综合医院结对情况。

表 11-1　苏州市社区医疗机构和综合医院结对情况

机构名称	医院
胥江中心	苏州市立医院本部
	苏州市中医院
	苏州大学附属第一医院
	苏州大学附属第二医院
双塔中心	苏州大学附属第一医院

续表

机构名称	医院
娄江中心	苏州市中医院
留园中心	苏州市立医院东区
	苏州市立医院本部
润达中心	苏州市立医院本部
虎丘中心	苏州市立医院北区
白塔中心	苏州市立医院东区
阊门中心	苏州市立医院东区
白洋湾中心	苏州市立医院北区
友新中心	苏州市中医院
金阊中心	苏州市立医院东区
	苏州市广济医院
石路中心	苏州大学附属第二医院
	苏州市中医院
	平江医院
清塘中心	苏州市立医院北区

2. 苏州市双向转诊服务流程

为了更好地实现双向转诊，苏州市利用卫生信息平台开通了社区医疗机构与医院之间的双向转诊信息通道。

（1）上转诊流程。在社区转医院方面，社区医疗机构的工作站系统提供一周内普通门诊与专家门诊的信息，全科医生可以在平台上为需要转诊的患者选择合适的门诊服务，并利用结构化电子病历将患者的病史信息、转诊原因、初诊结果等信息填写至电子转诊单，再确定转诊科室、医生信息等一并传送至医院信息系统，实现实时转诊。

（2）下转诊流程。在医院转社区方面，根据国家卫生和计划生育委员会规定的双向转诊标准，医院须为转入社区进行康复治疗的患者出具电子版的出院小结，并通过电子病历系统传送至社区医疗机构。全科医生从系统平台上获取患者转诊信息，即完成医院转社区的全部流程。除了社区远程影像会诊中心，苏州市在2013

年完成了社区临床检验检查中心与远程心电会诊中心建设，推进社区与综合医院的资源共享。

3. 苏州市双向转诊存在的问题

尽管双向转诊平台为患者在社区医疗机构与医院之间进行转诊提供了便利，但是仍然存在如下有待改进的问题。

（1）患者就医行为需要政策引导。患者就医行为影响着基层首诊、分级诊疗和双向转诊的实施，分级诊疗需要借助医保报销机制，从政策层面加以引导。首先，需要完善医保机制，确保社区医疗机构为医保定点单位；其次，拉大不同等级医院医保报销比例的级差，以金字塔形的报销机制引导患者形成科学规范的就医秩序，促进双向转诊服务体系的形成和发展。

（2）医院业务模式有待优化。综合医院在双向转诊中担负着重要使命。综合医院的门诊业务量占总业务量的比重较高，医院门诊收入成为一个重要来源。在整个医疗服务体系中，必须针对社区医疗机构和综合医院制定分工明确、职责清晰、利益明晰的业务方案，综合医院根据业务方案持续优化医院业务模式。

（3）社区医疗服务水平亟待提高。社区医疗机构医疗服务技术人员数量不足、质量不高，而且缺乏医疗设施设备的有效支持，致使居民无法建立对社区医疗机构的信任，不愿意接受社区首诊和下转康复，所以社区医疗机构应致力于提高自身的医疗服务水平，从根本上提高居民接受社区首诊和下转康复的意愿。

11.2　基于分级诊疗的农村医疗服务体系

由村卫生室、乡镇卫生院和县级医院构成的农村三级医疗服务网络，主要面向农村居民提供医疗服务。由于农村三级医疗服务网络成员的规模和能力不同，不同成员在不同区域提供不同层次的医疗服务，以满足农村居民多样化的健康需要和医疗服务需求。现阶段，我国农村三级医疗服务网络资源配置不均衡、资源投入产出效率低，存在医疗服务资源闲置和浪费并存的现象。

11.2.1　农村医疗服务网络概述

分级诊疗是我国新医改的一个重点，致力于提高医疗服务资源配置效率，缓解医疗服务供需矛盾。面向我国 80%人口的农村居民，建立完善农村三级医疗服务网络，能够提高医疗服务资源配置效率，保障医疗服务资源均等化目标的实现。可见，完善农村三级医疗服务网络已经成为农村居民公平享受医疗服务资源的重要途径。

1. 农村三级医疗服务网络结构

构建以村卫生室和乡镇卫生院为基础的、以县级医院为核心的农村三级医疗服务网络，有助于推动分级诊疗在农村医疗服务体系中的应用，实现"村-乡镇-县"上下联动，确保农村居民疾病治疗的连续性。由"村-乡镇-县"构成的农村三级医疗服务网络结构如图 11-2 所示，其致力于实现农民"小病不出村，常见病不出乡，一般大病不出县"的医疗服务目标。

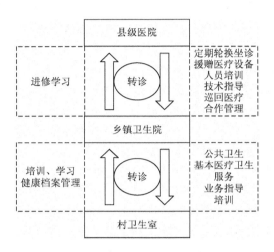

图 11-2　农村三级医疗服务网络结构

县级医院作为农村三级医疗服务网络的中心，承担危急重症患者、疑难复杂疾病患者等的治疗服务，并且为村卫生室、乡镇卫生院等基层医疗机构提供技术指导和培训；县级医院应以以大带小、资源共享的纵向发展模式，通过援赠医疗设备、人员培训、技术指导、巡回医疗、合作管理等方式扶持乡镇卫生院，指派医院专家或者技术骨干到乡镇卫生院进行定期、定点坐诊，提升基层医疗机构的综合实力（尹岭和李梅，2009）。

乡镇卫生院作为农村三级医疗服务网络的枢纽，一方面派医疗服务技术人员到县级医院进修学习；另一方面及时转诊危急重症患者、疑难复杂疾病患者等。村卫生室作为农村三级医疗服务网络的基础，应建立完善的村级健康档案、慢性病档案，支持医疗服务技术人员到乡镇卫生院、县级医院等上级医疗机构进行培训、学习。

2. 农村三级医疗服务网络完善措施

面对我国农村三级医疗服务网络存在的问题，需要从县级医院、乡镇卫生院和村卫生室三个网络成员的视角分别采取措施进行完善。

1）县级医院功能完善

在农村三级医疗服务网络中，县级医院处于"村-乡镇-县"医疗服务链的中心地位，担负着危急重症患者、疑难复杂疾病患者等的治疗服务，需要从如下两方面完善县级医院功能。

（1）明确县级医院与村卫生室、乡镇卫生院之间的关系，以医疗服务链的中心地位协调好农村三级医疗服务网络成员，提高县级医院的主导地位和医疗服务能力。

（2）加强县级医院医疗教育培训职能，建立培训基地或者选送业务骨干为村卫生室、乡镇卫生院培养医疗服务技术人员，帮助相应的村卫生室、乡镇卫生院提高医疗服务能力。

2）乡镇卫生院功能完善

在农村三级医疗服务网络中，乡镇卫生院处于"村-乡镇-县"医疗服务链的枢纽地位，担负着需要转诊患者的双向转诊职能，应从如下三个方面进一步完善乡镇卫生院的功能（伍曦，2012）。

（1）加强乡镇卫生院职能定位，致力于提供医疗服务功能，以预防接种、体检、急救和管理乡镇公共卫生等作为辅助功能。

（2）合理布局乡镇卫生院，按照一镇/乡一院的原则设置政府举办的非营利性乡镇卫生院。

（3）全面开展乡镇卫生院医疗设备和医疗服务技术人员的配套建设，为农村居民提供基本满足需要、符合要求的公共卫生和基本医疗卫生服务。

3）村卫生室功能完善

在农村三级医疗服务网络中，村卫生室处于"村-乡镇-县"医疗服务链的基础地位，担负着首诊、慢性病管理等医疗服务，重点从如下四个方面完善村卫生室功能。

（1）加强村卫生室人员准入、设备配置、公共卫生和一般医疗服务的规范化管理，发挥村卫生室在农村医疗服务体系中的基础作用。

（2）成立乡、村两级农村医疗管理委员会，明确乡镇政府、村委会在农村医疗服务中的职责和任务。

（3）按照一村一室的原则，规范村卫生室的设置和布局，分别设置防治和防保两种类型的村卫生室。

（4）根据性质不同，制定相应的建设标准和服务规范，建立标准化的农村医疗服务市场和专业化医疗服务团队。

11.2.2　乡镇卫生院服务效率分析——以苏州市吴江区乡镇卫生院为例

农村三级医疗服务网络集聚了"村-乡镇-县"医疗服务链的功能，通过医疗服务资源的优化配置提高医疗服务效率。为了优化农村三级医疗服务网络，将以苏州市吴江区乡镇卫生院为例，系统地分析乡镇卫生院的服务效率。

1. 描述性统计分析

在苏州市吴江区乡镇卫生院调研基础上，可以进一步分析乡镇卫生院的基本情况，以及乡镇卫生院医疗服务效率、经济效益和居民医疗负担情况，对乡镇卫生院能有一个简要清晰的勾画。

1）乡镇卫生院基本情况

苏州市吴江区共有 15 个乡镇卫生院，表 11-2 描述了平望镇梅堰卫生院、七都镇庙港卫生院、横扇镇卫生院等 15 个乡镇卫生院 2013 年的基本情况。

表 11-2　被调查地区乡镇卫生院 2013 年基本情况

乡镇卫生院	实际开放床位数/张	固定资产/万元	在职职工人数/人
平望镇梅堰卫生院	20	599.70	42
松陵镇社区卫生服务中心	147	3438.74	239
七都镇庙港卫生院	24	477.15	49
七都镇卫生院	30	657.02	53
同里镇卫生院	125	1558.00	90
桃源镇铜罗卫生院	40	888.93	82
横扇镇卫生院	25	897.31	54
芦墟中心卫生院	85	1932.90	120
黎里中心卫生院	79	1382.93	107
盛泽镇南麻卫生院	20	417.00	69
同里镇屯村卫生院	48	513.20	61
横扇镇菀坪卫生院	82	383.94	42
青云中心卫生院	30	2025.07	88
黎里镇金家坝卫生院	41	320.18	69
黎里镇北库卫生院	22	492.97	46

（1）实际开放床位数。2013 年，松陵镇社区卫生服务中心实际开放床位 147 张，是苏州市开放床位数最多的乡镇，比苏州市开放床位最少的乡镇卫生院多出

120 多张，15 家乡镇卫生院 2013 年平均实际开放床位数为 54.53 张，各乡镇卫生院之间差距较为明显。

（2）固定资产。2013 年，松陵镇社区卫生服务中心的固定资产最高，为 3438.74 万元，黎里镇金家坝卫生院最低，为 320.18 万元，15 家乡镇卫生院固定资产平均值为 1065.67 万元。

（3）在职职工人数。2013 年，松陵镇社区卫生服务中心的在职职工数最多，共计 239 人，而平望镇梅堰卫生院、横扇镇菀坪卫生院的人数最少，均为 42 人，15 家乡镇卫生院的在职职工数平均值为 81 人，各地区从事基层医疗服务的人员在数量上差距较大。

2）乡镇卫生院医疗服务效率情况

表 11-3 描述了被调查的 15 家乡镇卫生院 2013 年的医疗服务效率情况。

表 11-3　被调查地区乡镇卫生院 2013 年医疗服务效率情况

乡镇卫生院	门诊和急诊量/人次	出院人数/人次	出院者平均住院日/天	病床使用率/%
平望镇梅堰卫生院	132 055	356	12	65.60
松陵镇社区卫生服务中心	732 055	1 963	44.4	81.01
七都镇庙港卫生院	203 523	316	11	55.55
七都镇卫生院	214 786	424	14	50.13
同里镇卫生院	284 941	2 349	11.7	70.00
桃源镇铜罗卫生院	130 840	912	10.1	64.32
横扇镇卫生院	175 826	597	9	60.25
芦墟中心卫生院	19 067	687	10.4	71.20
黎里中心卫生院	256 803	1 622	8.55	52.09
盛泽镇南麻卫生院	192 633	364	8.26	45.97
同里镇屯村卫生院	133 161	1 889	10	99.89
横扇镇菀坪卫生院	108 162	389	63	85.62
青云中心卫生院	225 160	876	73.30	65.35
黎里镇金家坝卫生院	139 181	498	23.73	78.98
黎里镇北库卫生院	336	644	9.1	49.00

（1）门诊和急诊量。由表 11-3 可知，2013 年 15 家乡镇卫生院门诊和急诊量平均达到 196 569 人次，但相互之间存在显著差异，其中门诊和急诊量最多的松

陵镇社区卫生服务中心达到 732 055 人次，而最少的黎里镇北库卫生院仅有 336 人次。

（2）出院人数。结合表 11-2 中乡镇卫生院的基本情况，被调查地区乡镇卫生院住院、出院情况差异较大，出院人数平均值为 925.73 人次，床位数最多的同里镇卫生院出院人数也是所有乡镇卫生院中出院人数最多的，达到 2 349 人次，平望镇梅堰卫生院、七都镇庙港卫生院等床位数较少的乡镇卫生院出院人数也相对较少。

（3）出院者平均住院日。就出院者平均住院日指标而言，被调查的 15 家医疗机构平均住院日为 21.24 天，但各个卫生院间仍有较大的差距。

（4）病床使用率。由于各乡镇卫生院的实际开放床位数以及出入院人数的差异较大，各院的病床使用率也有很大的不同，其中，情况相对理想的卫生院的病床使用率均在 80%以上，包括同里镇屯村卫生院、横扇镇菀坪卫生院以及松陵镇社区卫生服务中心。

3）乡镇卫生院经济效益情况

表 11-4 描述了 15 家乡镇卫生院 2013 年的经济效益情况。

表 11-4　被调查地区乡镇卫生院 2013 年经济效益情况　　（单位：万元）

乡镇卫生院	卫生院总收入	总支出	医疗服务技术人员人均年业务收入
平望镇梅堰卫生院	1501.30	1403.60	38.49
松陵镇社区卫生服务中心	7118.97	6558.01	45.92
七都镇庙港卫生院	2731.67	2527.33	63.52
七都镇卫生院	2740.03	2470.08	55.92
同里镇卫生院	4988.00	4318.00	56.68
桃源镇铜罗卫生院	2031.20	1896.10	31.74
横扇镇卫生院	2126.96	2036.39	46.24
芦墟中心卫生院	1402.91	1673.83	13.75
黎里中心卫生院	5484.11	5284.44	58.97
盛泽镇南麻卫生院	1670.00	1619.00	26.51
同里镇屯村卫生院	2395.77	2005.60	45.20
横扇镇菀坪卫生院	1552.95	1290.35	38.82
青云中心卫生院	3081.02	2875.91	36.68
黎里镇金家坝卫生院	1896.00	1727.80	31.60
黎里镇北库卫生院	1754.79	1412.04	41.78

（1）乡镇卫生院总收入。由表11-4可见，2013年15家乡镇卫生院总收入平均为2831.71万元，其中收入达到4000万元以上的乡镇卫生院有三个，分别为松陵镇社区卫生服务中心、黎里中心卫生院及同里镇卫生院，而收入较少的乡镇卫生院包括芦墟中心卫生院、平望镇梅堰卫生院、横扇镇菀坪卫生院等，其总收入均低于2000万元。

（2）乡镇卫生院总支出。在总支出方面，15家乡镇卫生院总支出平均为2606.57万元，呈现收入较高的乡镇卫生院支出也较高的特点。

（3）乡镇卫生院医疗服务技术人员人均年业务收入。职工人均业务收入方面，15家乡镇卫生院职工人均年业务收入平均为42.12万元。

4）乡镇卫生院居民医疗负担情况

表11-5描述了被调查地区2013年居民医疗负担情况。

表11-5 被调查地区2013年居民医疗负担情况 （单位：元）

乡镇卫生院	次均门诊费用	出院者住院日均费用
平望镇梅堰卫生院	54.70	4186.00
松陵镇社区卫生服务中心	204.11	277.08
七都镇庙港卫生院	65.23	298.63
七都镇卫生院	79.99	267.87
同里镇卫生院	91.58	4444.19
桃源镇铜罗卫生院	84.53	329.65
横扇镇卫生院	69.60	231.61
芦墟中心卫生院	139.43	692.60
黎里中心卫生院	105.86	591.01
盛泽镇南麻卫生院	50.53	223.82
同里镇屯村卫生院	63.58	453.47
横扇镇菀坪卫生院	66.03	106.16
青云中心卫生院	79.12	2774.15
黎里镇金家坝卫生院	80.16	191.70
黎里镇北库卫生院	70.02	3330.18

（1）次均门诊费用。由表 11-5 可见，2013 年各乡镇卫生院或社区卫生服务中心的次均门诊平均费用达 86.96 元，其中松陵镇社区卫生服务中心的指标值明显高于其他乡镇卫生院，而盛泽镇南麻卫生院则在全部 15 家乡镇卫生院中次均门诊费用最低，仅为 50.53 元，总体上当地居民门诊负担较低。

（2）出院者住院日均费用。在出院者住院日均费用上，15 家乡镇卫生院平均值为 1226.54 元，其中松陵镇社区卫生服务中心、七都镇卫生院及横扇镇卫生院等控制的较为合理，均在 300 元以下。

2. 投入产出指标选取

通过文献研究发现，即使不同的研究选取了不同的指标，但是所选取的指标并没有全面反映乡镇卫生院的医疗服务效率。可以认为，现有的乡镇卫生院医疗服务效率研究缺乏一个科学、全面的指标体系（罗阳峰，2013）。

1）研究指标的初步选取

通过前期的文献研究，结合管理学和卫生统计学的相关知识，初步选取乡镇卫生院的实际开放床位数、固定资产、在职职工人数、门诊和急诊量、出院人数、出院者平均住院日、病床使用率、次均门诊费用、出院者住院日均费用、总收入、总支出作为投入产出指标。由于各项指标的属性与单位不同，需要对 2013 年各指标相关数据进行归一化与标准化，通过确定数据包络分析（data envelope analyse，DEA）指标，分析 2013 年苏州市各乡镇卫生院的服务效率。具体操作如下。

对原始数据进行离差标准化，$X^* = \dfrac{X - \min(X)}{\max X - \min(X)}$，标准化后得到的数据如表 11-6 所示。

表 11-6　标准化指标数据

乡镇卫生院	实际开放床位数	固定资产	在职职工人数	门诊和急诊量	出院人数	出院者平均住院日	病床使用率	次均门诊费用	出院者住院日均费用	总收入	总支出
平望镇梅堰卫生院	0.0	0.09	0.0	0.18	0.02	0.06	0.36	0.03	0.94	0.02	0.02
松陵镇社区卫生服务中心	1.0	1.0	1.0	1.0	0.81	0.56	0.65	1.0	0.04	1.0	1.0
七都镇庙港卫生院	0.03	0.05	0.04	0.28	0.0	0.04	0.18	0.1	0.04	0.23	0.23
七都镇卫生院	0.08	0.11	0.06	0.29	0.05	0.09	0.08	0.19	0.04	0.23	0.22

续表

乡镇卫生院	实际开放床位数	固定资产	在职职工人数	门诊和急诊量	出院人数	出院者平均住院日	病床使用率	次均门诊费用	出院者住院日均费用	总收入	总支出
同里镇卫生院	0.83	0.40	0.24	0.39	1.0	0.05	0.45	0.27	1.0	0.63	0.57
桃源镇铜罗卫生院	0.16	0.18	0.20	0.18	0.29	0.03	0.34	0.22	0.05	0.11	0.11
横扇镇卫生院	0.04	0.19	0.06	0.24	0.14	0.01	0.26	0.12	0.03	0.13	0.14
芦墟中心卫生院	0.51	0.52	0.40	0.03	0.18	0.03	0.47	0.58	0.13	0.0	0.07
黎里中心卫生院	0.46	0.34	0.33	0.35	0.64	0.01	0.11	0.36	0.11	0.71	0.76
盛泽镇南麻卫生院	0.0	0.03	0.14	0.26	0.02	0.0	0.0	0.0	0.03	0.05	0.06
同里镇屯村卫生院	0.22	0.06	0.10	0.18	0.77	0.03	1.0	0.08	0.08	0.17	0.14
横扇镇菀坪卫生院	0.49	0.02	0.0	0.15	0.04	0.84	0.74	0.10	0.0	0.03	0.0
青云中心卫生院	0.08	0.55	0.23	0.31	0.28	1.0	0.36	0.19	0.61	0.29	0.30
黎里镇金家坝卫生院	0.17	0.0	0.14	0.19	0.90	0.24	0.61	0.19	0.02	0.09	0.08
黎里镇北库卫生院	0.02	0.06	0.02	0.0	0.16	0.01	0.06	0.13	0.74	0.06	0.02

利用系统聚类分析方法与 "Furthest Neighbor Cluster Method" 方法，对上述标准化后的数据进行分析。采用平方 Euclidean 距离，分析结果如图 11-3 所示。

通过图 11-3 可知，11 个指标聚为 5 类，分别是：①实际开放床位数、固定资产、在职职工人数、门诊和急诊量、次均门诊费用、总收入、总支出；②出院人数；③出院者平均住院日；④病床使用率；⑤出院者住院日均费用。

2）指标的确定

根据指标聚类的结果，运用 SPSS 软件对每类指标进行相关性分析，即计算 Spearman 等级相关系数（rho），相关系数（rho）越接近 1 表明越相关，代表性越好。相关性分析结果如表 11-7 和表 11-8 所示。

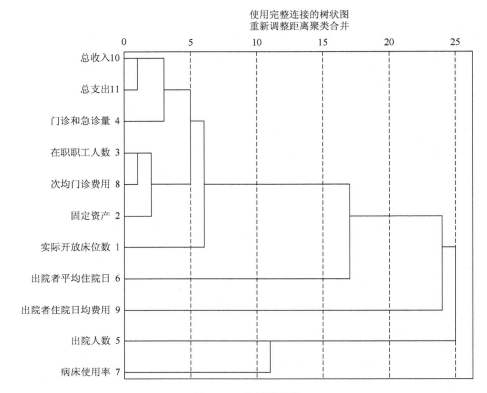

图 11-3　指标聚类图

表 11-7　第一类指标相关性分析

			实际开放床位数	固定资产	在职职工人数	门诊和急诊量	次均门诊费用	总收入	总支出
			相关系数						
	指标		实际开放床位数	固定资产	在职职工人数	门诊和急诊量	次均门诊费用	总收入	总支出
Spearman 等级相关系数（rho）	实际开放床位数	相关系数	1.000	0.442	0.636*	0.260	0.724**	0.366	0.429
		Sig.（双侧）	—	0.099	0.011	0.349	0.002	0.180	0.110
		N	15	15	15	15	15	15	15
	固定资产	相关系数	0.442	1.000	0.701	0.470	0.715	0.501	0.637
		Sig.（双侧）	0.099	—	0.004	0.077	0.003	0.057	0.011
		N	15	15	15	15	15	15	15
	在职职工人数	相关系数	0.636*	0.701	1.000	0.512	0.792**	0.478	0.639
		Sig.（双侧）	0.011	0.004	—	0.051	0.000	0.072	0.010
		N	15	15	15	15	15	15	15

续表

相关系数			实际开放床位数	固定资产	在职职工人数	门诊和急诊量	次均门诊费用	总收入	总支出
Spearman 等级相关系数(rho)	门急诊量	相关系数	0.260	0.470	0.512	1.000	0.369	0.866**	0.878**
		Sig.（双侧）	0.349	0.077	0.051	—	0.176	0.000	0.000
		N	15	15	15	15	15	15	15
	次均门诊费用	相关系数	0.724**	0.715**	0.792**	0.369	1.000	0.464	0.571*
		Sig.（双侧）	0.002	0.003	0.000	0.176	—	0.081	0.026
		N	15	15	15	15	15	15	15
	总收入	相关系数	0.366	0.501	0.478	0.866**	0.464	1.000	0.951**
		Sig.（双侧）	0.180	0.057	0.072	0.000	0.081	—	0.000
		N	15	15	15	15	15	15	15
	总支出	相关系数	0.429	0.637*	0.639*	0.878**	0.571*	0.951**	1.000
		Sig.（双侧）	0.110	0.011	0.010	0.000	0.026	0.000	—
		N	15	15	15	15	15	15	15

*在置信度（双测）为 0.05 时，相关性是显著的

**在置信度（双测）为 0.01 时，相关性是显著的

表 11-8　其余四类指标相关性分析

相关系数			出院者住院日均费用	病床使用率	出院人数	出院者平均住院日
Spearman 等级相关系数(rho)	出院者住院日均费用	相关系数	1.000	−0.081	0.218	−0.087
		Sig.（双侧）	—	0.775	0.435	0.759
		N	15	15	15	15
	病床使用率	相关系数	−0.081	1.000	0.484	0.574*
		Sig.（双侧）	0.775	—	0.068	0.025
		N	15	15	15	15
	出院人数	相关系数	0.218	0.484	1.000	0.164
		Sig.（双侧）	0.435	0.068	—	0.560
		N	15	15	15	15
	出院者平均住院日	相关系数	−0.087	0.574*	0.164	1.000
		Sig.（双侧）	0.759	0.025	0.560	—
		N	15	15	15	15

*在置信度（双测）为 0.05 时，相关性是显著的

从第一类聚类指标相关性分析结果来看，相比其他指标，在职职工人数、次均门诊费用以及总收入、总支出四个指标的相关性更好；从其余四类聚类指标的相关性分析结果来看，出院者平均住院日和病床使用率的相关性优于其他指标。因此，可用于乡镇卫生院医疗服务效率 DEA 分析的指标，包括在职职工人数、次均门诊费用、总支出、总收入、出院者平均住院日、病床使用率。

3. DEA 效率分析

在选取的投入产出指标基础上，可以进一步进行 DEA 效率分析，用于描述苏州市吴江区乡镇卫生院的服务效率。

1）DEA 结果分析

根据上述聚类分析与相关性分析结果，选定产出指标为总收入（Y_1）、出院者平均住院日（Y_2）、病床使用率（Y_3）；投入指标为在职职工人数（X_1）、均次门诊费用（X_2）、总支出（X_3）。将标准化后的 2013 年苏州市吴江区乡镇卫生院的数据指标纳入 DEA 模型之中，进行详细的 DEA 分析，具体结果如表 11-9 所示。

表 11-9　2013 年苏州市吴江区乡镇卫生院 DEA 效率评价结果（投入导向）

决策单元（DMU）	总体效率（DEA-C2R）	纯技术效率（DEA-BC2）	规模效率＝总体效率/纯技术效率	规模报酬
平望镇梅堰卫生院	0.897	1	0.897	irs
松陵镇社区卫生服务中心	0.914	1	0.914	drs
七都镇庙港卫生院	1	1	1	—
七都镇卫生院	0.919	0.944	0.974	irs
同里镇卫生院	1	1	1	—
桃源镇铜罗卫生院	0.872	0.879	0.992	drs
横扇镇卫生院	0.880	0.916	0.961	irs
芦墟中心卫生院	0.693	0.771	0.899	irs
黎里中心卫生院	0.951	1	0.951	drs
盛泽镇南麻卫生院	0.866	1	0.866	irs
同里镇屯村卫生院	1	1	1	—
横扇镇菀坪卫生院	1	1	1	—
青云中心卫生院	1	1	1	—
黎里镇金家坝卫生院	0.902	0.906	0.996	drs
黎里镇北库卫生院	1	1	1	—

注：irs 表示规模报酬递增；drs 表示规模报酬递减；—表示规模报酬不变

　　从计算结果可以看出，2013 年，6 家乡镇卫生院总体效率为 1（即纯技术效率、规模效率均为 1），占总卫生院数量的 40%，其规模报酬不变，处在最佳的规模报酬状态。DEA 评价无效的决策单元有平望镇梅堰卫生院、松陵镇社区卫生服务中心、七都镇卫生院、桃源镇铜罗卫生院、横扇镇卫生院、芦墟中心卫生院、黎里中心卫生院、盛泽镇南麻卫生院和黎里镇金家坝卫生院。其中，平望镇、七都镇、横扇镇、芦墟和盛泽镇 5 家乡镇卫生院处于规模报酬递增的状态；而其他 4 家乡镇卫生院处于规模报酬递减的状态。

　　2）非有效评价单元的松弛变量分析

　　为了得到吴江区乡镇医疗服务资源的详细配置情况，找出其 DEA 无效的原因，现对评价无效的地区进一步进行投影分析。

　　（1）投入指标的松弛变量分析。由表 11-10 可以看出，各非有效地区在在职职工人数、均次门诊费用和总支出这些投入指标方面利用率不高，存在不同程度的过剩。

表 11-10　各非有效地区各项投入指标的过剩值

卫生院（卫生服务中心）	在职职工人数/人	均次门诊费用/元	总支出/万元
平望镇梅堰卫生院	4.335	5.646	144.880
松陵镇社区卫生服务中心	65.963	17.643	566.855
七都镇卫生院	1.682	21.990	78.369
桃源镇铜罗卫生院	29.167	10.860	243.597
横扇镇卫生院	6.456	8.321	243.449
芦墟中心卫生院	82.246	79.830	514.074
黎里中心卫生院	8.048	5.171	536.968
盛泽镇南麻卫生院	27.543	6.769	216.890
黎里镇金家坝卫生院	18.970	7.858	169.384
总计	244.410	164.088	2714.466

　　（2）产出指标的松弛变量分析。由表 11-11 可以看出，部分非有效地区在总收入、住院者平均住院日和病床使用率方面存在产出的不足。

表 11-11　各非有效地区各项产出指标的不足值

卫生院（卫生服务中心）	总收入/万元	住院者平均住院日/天	病床使用率/%
平望镇梅堰卫生院	0.000	18.847	0.000
松陵镇社区卫生服务中心	0.000	0.000	0.000
七都镇卫生院	0.000	1.379	7.778

续表

卫生院（卫生服务中心）	总收入/万元	住院者平均住院日/天	病床使用率/%
桃源镇铜罗卫生院	0.000	0.000	0.109
横扇镇卫生院	0.000	15.345	0.000
芦墟中心卫生院	150.040	38.519	0.000
黎里中心卫生院	0.000	4.314	24.872
盛泽镇南麻卫生院	0.000	0.000	20.021
黎里镇金家坝卫生院	0.000	12.415	0.000
总计	150.040	90.819	52.780

通过对投入指标和产出指标的松弛变量分析，可以看出 9 个非有效地区的投入存在不同程度上的过剩，而产出也存在一定程度上的不足。由此说明，在这些非有效地区的在职职工人数、均次门诊费用和总支出的投入方面都存在资源闲置浪费的情况，造成人员冗余、支出过多等现象。正是由于医疗服务资源的浪费，无法将全部的投入完全有效地转化为产出，才导致总收入、住院者平均住院日和病床使用率方面的产出不足。

11.2.3　农村医疗服务模式设计

通过苏州市吴江区乡镇卫生院服务效率分析发现，60%的地区出现了医疗服务人员配置过度的现象，由此会导致医疗服务资源利用率低下的问题。面对数量庞大的农村居民人口，不仅需要合理地配置医生与患者的比例，而且需要科学地设计农村医疗服务模式，以签约的方式匹配医生与患者，从而提高医疗服务质量和医疗服务资源利用率。

1. 农村医疗服务内容

在农村"村-乡镇-县"三级医疗服务网络中，乡镇卫生院仍然占据着主体地位，所以可以设计以农村居民家庭为对象、村卫生室为平台、乡镇卫生院为主体的农村医疗服务模式。由乡镇卫生院牵头组建农村医疗服务团队，面对农村居民实施健康管理、开展巡回医疗、规范基层医疗服务，推动"户户拥有自己的家庭医生，人人享有基本医疗卫生服务"目标的实现。

1）实施健康管理

由于农村居民健康管理意识薄弱、健康管理能力不强，绝大部分的农村居民家庭难以担负起自我健康管理功能。面对农村居民日益增长的健康需要和医疗服务需求，农村医疗服务团队可以通过实施健康管理提高医疗服务能力。

（1）建立和完善农村居民健康档案，涵盖高血压、糖尿病等慢性病患者，以农村居民家庭为服务对象，提高农村居民自我健康管理能力。

（2）依托农村居民健康档案，做好农村居民基本健康情况和致病因素的统计记录，有针对性地为农村居民制定预防和治疗方案。

（3）在乡村医生无法满足农村居民日常保健需求的情况下，做好高血压、糖尿病等慢性病患者以及高龄老人、高危孕妇、体弱儿童的保健工作。

2）开展巡回医疗

在农村"村-乡镇-县"三级医疗服务网络中，村卫生室的医疗服务能力较弱，影响了分级诊疗制度的实施。农村医疗服务团队可以通过村卫生室或农村居民巡诊、坐诊、随访，提升村卫生室医疗服务能力，促成基层首诊、分级诊疗和双向转诊制度的实施。

（1）面向边远偏僻和交通不便的地区，定期或不定期地进行常见病、多发病、传染病等查治，针对传染病爆发、突发事件发生等情景随时巡诊，方便农村居民看病就医。

（2）定期坐诊村卫生室，为农村居民提供面对面的诊疗服务，也可以利用远程医疗服务平台，通过运程会诊提供"面对面"的诊疗服务。

（3）根据患者实际需要，为行动不便的患者，如老年人、孕妇、儿童、残障人士等提供随访服务。

3）规范基层医疗服务

农村基层医疗机构——村卫生室的医疗服务水平，直接影响分级诊疗制度的实施。农村医疗服务团队可以通过规范基层医疗服务，从内涵上提升农村基层医疗机构——村卫生室的医疗服务水平。

（1）加强村卫生室医疗服务人员的培训和指导，推广基础医疗服务技术，提升村卫生室的医疗服务水平。

（2）督促基本药物制度和医疗服务机制的规范化、标准化，建立健全村卫生室医疗服务体制机制，提供规范的医疗服务。

（3）深入村卫生室，督促乡村医生认真完成各项基本医疗和公共卫生服务任务，充分发挥村卫生室医疗服务可及性优势。

2. 农村医疗服务方式

农村医疗服务模式，主要以签约的方式匹配医生与患者。根据农村居民健康需要和医疗服务需求，可以将签约居民分成四类，并根据分类为农村居民制定更具针对性和实际效用的服务内容，提升基础医疗服务质量和可及性。

（1）普通健康人群。普通健康人群涵盖健康人群和康复人群，以维持健康状态为目标。依托农村居民健康档案积累的健康医疗大数据资源，借助远程医疗、移动医疗服务平台和大数据分析技术，通过提供有效的个性化健康管理服务，为农村居民提供预防干预和临床干预，维持农村居民的健康状态。

（2）特殊关注的人群。孕产妇、婴幼儿、亚健康人群等需要特殊关注的人群，以预防疾病、促进健康为目标。面对需要特殊关注的人群，借助远程医疗、移动医疗服务平台和大数据分析技术，通过定期开展预防、保健、医疗、康复、健康教育，提高特殊关注人群的预防干预和临床干预能力，达到预防疾病、促进健康的目标。

（3）慢性病人群。慢性病人群属于患病人群，如高血压、冠心病、糖尿病等患者，由于人群数量较大而受到关注，以提高慢性病控制率为目标。借助远程医疗、移动医疗服务平台和大数据分析技术，为慢性病人群定期提供用药指导和疾病咨询，提供辅助的饮食与运动指南，以提高慢性病人群的健康意识和自我健康管理能力。

（4）高危患者、残障人士等特殊人群。合并严重并发症患者、残障人士、特殊患者、空巢老人等，以减轻疾病痛苦、提高医疗服务可及性为目标。借助远程医疗、移动医疗服务平台和大数据分析技术，为高危患者、残障人士等特殊人群提供专家预约服务、远程监控和训练指导，提高高危患者、残障人士等特殊人群的生活质量。

3. 农村医疗服务双向考核机制

为确保农村医疗服务团队有效开展工作，需要建立农村医疗服务双向考核机制。乡镇卫生院应该围绕服务数量、质量和患者满意度等指标对医疗服务人员进行绩效考核与评估，设置与绩效挂钩的奖评机制，将医疗服务人员的服务与其工资、职称、晋升等紧密联系起来。同时，每个农村医疗服务团队也直接参与村卫生室的绩效考核，考核结果作为村卫生室和乡村医生经费补助的依据。

11.3　社区医疗机构均等化配置方法

社区医疗服务资源是居民能享受到的基础性的医疗服务资源，社区医疗服务资源均等化是保证基层首诊、分级诊疗的双向转诊顺利实施的重要条件。实现社区医疗服务资源均等化，对深入推进城市医疗改革、方便群众就医、缓解社区居民医疗服务需求具有重要的现实意义。

11.3.1　配置思想

近年来，全国各省市大力提倡"15分钟健康服务圈"概念，居民步行15分钟即可到达距离自己最近的社区医疗机构接受医疗服务。"15 分钟健康服务圈"概念的出现，综合反映了医疗服务资源均等化配置思想。研究中以构建"15 分钟健康服务圈"为目标，提出社区医疗机构设置方法。

1. 社区医疗机构设置方法

首先对城市进行行政区域划分，再对行政区按街道划分，以街道为配置单元，对街道内各个社区居民进行聚落，计算各聚落点到该街道内各社区医疗机构的距离。以社区聚落点到社区医疗机构之间的距离≤1500 米为原则，将每个社区居民聚落点分配给距离最近的社区医疗机构，然后找出每个社区医疗机构覆盖的所有社区，划定隶属关系。综合考虑每个社区的人口数量、现有医疗机构的服务能力及 15 分钟就医可达性等因素，建立街道内社区医疗服务资源配置模型，在实现医疗服务资源均等化的前提下最小化资源投入。

2. 社区医疗机构选址优化

我国已经初步形成了社区医疗服务网络，在此基础上进行选址优化，必须考虑社区医疗服务资源存量，通过新建社区医疗机构合理配置社区医疗服务资源。

综合考虑居民需求、地理位置等因素，对社区医疗机构进行合理选址，能够在成本较低的情况下为居民提供更便捷的医疗服务，既满足居民医疗服务需求，又能降低居民就医成本，包括时间成本和医疗服务成本。

综合考虑均等化目标，即综合考虑享受资源量的均等化和享受过程的均等化。社区医疗机构布局的目标，就是在满足居民享受等量的医疗服务资源的情况下，保证居民距离社区医疗机构的空间距离最短。

11.3.2　模型建立

《江苏省城市社区卫生服务中心设置标准》（苏卫基妇〔2005〕19 号）中规定了社区医疗机构的服务范围，其中社区医疗机构服务能力约为 5 万人，服务站服务人口数为 1 万～1.5 万人。以"15 分钟健康服务圈"为前提，按照居民步行速度为 100 米/分钟计算，居民到达距其最远的社区医疗机构不能超过 1500 米。

1. 模型假设

（1）保留现有的社区医疗机构服务站；

（2）在现有社区医疗机构布局的基础上，考虑社区居民到所属社区医疗机构距离最近，即使所有居民到社区医疗机构的距离最短；

（3）在同一个需求点上，最多只能新建一个社区医疗机构。考虑到建设成本与"15 分钟健康服务圈"的建设目标，新建的社区医疗机构应建立在需求点上，并且只能是社区医疗机构，服务半径为 1500 米；

（4）设置社区为最小服务单位，并且所有社区居民都能享受到社区医疗机构提供的医疗服务。

2. 参数设定

$I = \{i \mid i = 1, 2, 3, \cdots, m\}$：社区集合，社区 i 的人口为 w_i 万人；

$J = \{j \mid j = 1, 2, 3, \cdots, n\}$：社区卫生服务站；

$K = \{k \mid k = 1, 2, 3, \cdots, p\}$：社区卫生服务中心；

$T = \{t \mid t = 1, 2, 3, \cdots, m\}$：社区卫生服务站备选点，$y_t$ 表示是否在 t 点新建社区卫生服务站；

C_j、C_k、C_p 分别表示社区卫生服务站、社区卫生服务中心和新建社区卫生服务站的服务能力；

d_{ij}、d_{ik}、d_{it} 分别表示社区 i 到社区卫生服务站 j 或社区卫生服务中心 k 以及新建社区卫生服务站 t 的距离，D 表示社区医疗机构的服务半径。

$$x_{ij} = \begin{cases} 1, & \text{如果社区} i \text{到社区卫生服务站} j \text{获得服务} \\ 0, & \text{否则} \end{cases}$$

$$x_{ik} = \begin{cases} 1, & \text{如果社区} i \text{到社区卫生服务站} k \text{获得服务} \\ 0, & \text{否则} \end{cases}$$

$$x_{it} = \begin{cases} 1, & \text{如果社区} i \text{在新建社区卫生服务站} t \text{获得服务} \\ 0, & \text{否则} \end{cases}$$

$$y_t = \begin{cases} 1, & \text{在} t \text{点新建社区卫生服务站} \\ 0, & \text{否则} \end{cases}$$

3. 模型建立

建立模型如下：

$$\min \sum_{i \in I} w_i \left(\sum_{j \in J} d_{ij} x_{ij} + \sum_{k \in K} d_{ik} x_{ik} + \sum_{t \in T} d_{it} x_{it} \right) \tag{11-1}$$

s.t.

$$\sum_{t \in T, d_{it} \leqslant D} x_{it} - y_t \leqslant 0, \quad \forall i \in I \tag{11-2}$$

$$\sum_{j \in J} x_{ij} + \sum_{k \in K} x_{ik} + \sum_{t \in T} x_{it} = 1, \quad \forall i \in I \tag{11-3}$$

$$\sum_{i \in I} w_i x_{ij} \leqslant c_j, \quad j \in J \tag{11-4}$$

$$\sum_{i \in I} w_i x_{ik} \leqslant c_k, \quad k \in K \tag{11-5}$$

$$\sum_{i \in I} w_i x_{it} \leqslant c_p, \quad t \in T \tag{11-6}$$

$$\sum_{t \in T} y_t = p \tag{11-7}$$

$$x_{ij} \in (0,1), \quad x_{ik} \in (0,1), \quad x_{it} \in (0,1), \quad y_t \in (0,1), \tag{11-8}$$
$$\forall i \in I, j \in J, k \in K, t \in T$$

其中，目标函数式（11-1）表示所有社区到社区医疗机构距离最小；约束条件式（11-2）说明社区 i 只能在新建社区卫生服务站 t 得到服务，新建社区卫生服务站 t 才能建设；约束条件式（11-3）说明社区 i 可以到社区卫生服务站 i、社区卫生服务中心 k 或新建社区卫生服务站 t 得到服务，且只能接受其中一个的服务；约束条件式（11-4）限定所有到社区卫生服务站 j 的居民数量应不超过其服务能力；约束条件式（11-5）限定所有到社区卫生服务中心 k 的居民数量应不超过其服务能力；约束条件式（11-6）限定所有到新建社区卫生服务站 t 的居民数量应不超过其服务能力；约束条件式（11-7）要求选中的新建卫生服务站数量为规划数量；约束条件式（11-8）限定 x_{ij}、x_{ik}、x_{it}、y_t 为二元变量。

11.3.3　算例分析——以苏州市相城区元和街道为例

以苏州市相城区为例，相城区行政区域共有 72.76 万人，分布于 4 个街道、4 个镇、1 个省级经济开发区、1 个高铁新城和 1 个旅游度假区，设有 4 个社区卫生服务中心和 45 个社区卫生服务站。每个街道的人口数以及拥有的社区医疗机构如表 11-12 所示。

表 11-12　相城区社区医疗机构一览表

街道	社区卫生服务中心/个	社区卫生服务站/个	人口/万人
元和街道	1	9	18.24
黄桥街道	1	7	6.00
太平街道	1	4	5.57
北桥街道	1	7	3.87

选取苏州市相城区元和街道作为研究对象，该街道现有 20 个社区，1 个社区卫生服务中心，9 个社区卫生服务站。每个社区医疗机构的服务能力如表 11-13 所示。

表 11-13　元和街道社区医疗机构服务能力

名称	服务能力/人
元和社区卫生服务中心	50 000
湖沁社区卫生服务站	15 000
安元社区卫生服务站	20 000
御窑社区卫生服务站	25 000
凌浜社区卫生服务站	15 000
莫阳社区卫生服务站	15 000
娄化社区卫生服务站	10 000
下塘社区卫生服务站	10 000
朱泾社区卫生服务站	16 000
玉成社区卫生服务站	10 000

为实现街道内社区医疗机构对街道内所有人口的覆盖，现需要新建 4 个社区卫生服务站，结合医疗基础设施配置标准，每个社区卫生服务站的服务能力为 15 000 人。明确元和街道内各个社区与现有社区医疗机构的隶属关系，确定现有社区医疗机构以及新建社区卫生服务站的服务范围，结合建立的数学模型，使用 LINGO 软件对该实例进行编程求解。具体操作过程如下。

首先，以社区居委会作为社区中心形成该社区居民聚落点，利用百度/谷歌地图进行测距，测得社区居民聚落点与社区医疗机构的距离以及各社区之间的距离，分别记录至表 11-14 和表 11-15。

表 11-14　社区居民聚落点与社区医疗机构的距离　（单位：km）

名称	元和社区卫生服务中心	湖沁社区卫生服务站	安元社区卫生服务站	御窑社区卫生服务站	凌浜社区卫生服务站	莫阳社区卫生服务站	娄化社区卫生服务站	下塘社区卫生服务站	朱泾社区卫生服务站	玉成社区卫生服务站
凯翔国际社区	1.5	0.8	4.6	3.2	2.2	8.7	3.6	2.4	8.9	4.8
庆元家园社区	4.6	5.0	1.3	6.6	3.1	7.1	8.2	6.2	6.9	4.7
峰汇园社区	3.4	4.5	4.8	1.3	3	8.4	6.5	1.4	11.2	3.3
康桥花园社区	1.9	2.2	3.1	3.1	0.85	7.8	5.2	2.3	8.5	3.3
华辰嘉园社区	4	5	5.4	1.8	3.5	8.4	7	2	11.4	3.5
众泾社区	4.2	2.8	6.3	5.5	4.1	10.3	5.7	4.7	9.8	6.6
凌浜社区	1.2	2.5	3	2.6	0.035	7.5	5.4	1.8	8.8	3
绿色时光社区	2.9	2.9	2.5	4	1.7	6.9	5.9	3.1	7.6	2.6
晨曦馨苑社区	0.45	1.5	4.4	2.8	1.8	9	4	2	10	4.4
欧风丽苑社区	0.079	2.	4.5	2.7	1.8	9.1	4.6	2.1	10.3	4.5
中惠晨曦社区	1.3	1.4	5.3	3.7	2.6	9.8	3.4	2.9	10.3	5.3
日益社区	0.78	3.2	5.2	1.6	2.3	11.4	4.3	1.6	10.8	5.2
御窑社区	2.6	3.9	4.6	0.11	2.5	8.8	4.8	0.9	11.3	3
娄北社区	4.2	3.2	7.6	4.4	5.3	11.8	1.1	4.4	12.3	7.3
湖沁社区	2.2	0.25	5.1	3.8	2.7	9.2	3.8	3.1	9.5	5.4
玉成社区	4.5	5.5	3.1	3	2.8	6.6	7.7	2.6	9.4	0.058
姚祥社区	4.0	5.2	4.4	2.6	4.2	8.7	7.0	2.7	11.4	3.8
唐家社区	4.1	4.8	0.35	4.9	2.8	4.9	7.9	4.2	6.6	3.4
朱巷社区	6.6	6.8	2.6	6.4	5	2.4	9.8	5.7	4.7	4.4
朱泾社区	8.9	8.1	5.9	9.7	7.5	3.8	11.1	9	1	7.7

　　在表 11-14 中，若社区居民聚落点与社区医疗机构的距离小于 1500 米，则表明社区医疗机构在社区"15 分钟健康服务圈"内，将其设为 1；若距离大于 1500 米，则表明社区医疗机构不在社区"15 分钟健康服务圈"内，将其设为 0，由此可以得出各个社区与社区医疗机构的可达矩阵，如表 11-16 所示。

表11-15 各社区之间的距离

（单位：km）

名称	凯翔国际社区	庆元家园社区	峰汇园社区	康桥花园社区	华辰嘉园社区	众泾社区	凌浜社区	绿色时光社区	晨曦馨苑社区	欧风丽苑社区	中惠晨曦社区	日益社区	衙弄社区	娄北社区	湖沁社区	玉成社区	姚祥社区	唐家社区	朱巷社区	朱泾社区
凯翔国际社区	0	3.8	3.8	1.5	4.3	4.3	1.8	2.3	1.1	1.5	1.4	2.5	3.2	3.3	0.8	4.9	5	4.3	6.3	7.5
庆元家园社区	3.8	0	5.1	2.4	5.6	5.5	2.2	1.6	3.6	3.7	4.4	5.2	4.8	7.1	4.3	3.4	5.9	0.9	3.3	5.4
峰汇园社区	3.8	5.1	0	3.7	0.5	6.1	3.2	4.4	3.4	3.5	4.3	3.3	1.3	6.1	4.5	3.4	1.2	5.3	6.3	9.6
康桥花园社区	1.5	2.4	3.7	0	4.2	3.6	0.6	1	1.8	2.1	2.1	2.5	3.2	4.9	2.1	3.3	5	2.9	5.4	6.9
华辰嘉园社区	4.3	5.6	0.5	4.2	0	6.6	3.7	4.9	3.9	4	4.8	4	1.9	6.6	4.9	3.8	0.75	5.8	6.5	9.8
众泾社区	4.3	5.5	6.1	3.6	6.6	0	3.9	4	3.8	4.3	4.1	5	5.6	4.9	2.8	6.7	7.3	6	7.9	9.2
凌浜社区	1.8	2.2	3.2	0.6	3.7	3.9	0	1.4	1.4	1.5	2.3	2.2	2.6	5.1	2.5	3.1	4.4	2.6	5.1	7.5
绿色时光社区	2.3	1.5	4.4	1	4.9	4	1.4	0	2.5	2.9	2.8	4	4	5.6	2.9	2.6	5.1	2.1	4.5	6.2
晨曦馨苑社区	1.1	3.6	3.4	1.8	3.9	3.8	1.4	2.5	0	0.5	0.9	1.5	2.9	3.7	1.5	4.5	4.6	4	6.6	8.4
欧风丽苑社区	1.5	3.7	3.5	2.1	4	4.3	1.5	2.9	0.5	0	1.4	1.3	3	4.2	2	4.6	4.7	4.2	6.7	9
中惠晨曦社区	1.4	4.4	4.3	2.1	4.8	4.1	2.3	2.8	0.9	1.4	0	1.8	3.8	3.1	1.4	5.4	5.5	4.9	7.3	8.7
日益社区	2.5	5.2	3.3	2.5	4	5	2.2	4	1.5	1.3	1.8	0	1.5	3.9	2.4	5	4.7	4.9	6.2	9.6

续表

名称	凯翔国际社区	庆元家园社区	峰汇园社区	康桥花园社区	华辰嘉园社区	众泾社区	凌浜社区	绿色时光社区	晨曦馨苑社区	欧风丽苑社区	中惠晨曦社区	日益社区	御窑社区	娄北社区	湖沁社区	玉成社区	姚祥社区	唐家社区	朱巷社区	朱泾社区
御窑社区	3.2	4.8	1.3	3.2	1.9	5.6	2.6	4	2.9	3	3.8	1.5	0	5.7	3.9	3	2.6	5.3	6.4	9.7
娄北社区	3.3	7.1	6.1	4.9	6.6	4.9	5.1	5.6	3.7	4.2	3.1	3.9	5.7	0	3.2	7.3	7.4	8.3	9.4	10.8
湖沁社区	0.8	4.3	4.5	2.1	4.9	2.8	2.5	2.9	1.5	2	1.4	2.4	3.9	3.2	0	5.5	5.7	6	6.8	8
玉成社区	4.9	3.4	3.4	3.3	3.8	6.7	3.1	2.6	4.5	4.6	5.4	5	3	7.3	5.5	0	3.9	3.7	4.5	7.8
姚祥社区	5	5.9	1.2	5	0.75	7.3	4.4	5.1	4.6	4.7	5.5	4.7	2.6	7.4	5.7	3.9	0	5.7	6.5	9.8
唐家社区	4.3	0.9	5.3	2.9	5.8	6	2.6	2.1	4	4.2	4.9	4.9	5.3	8.3	6	3.7	5.7	0	1.1	4.4
朱巷社区	6.3	3.3	6.3	5.4	6.5	7.9	5.1	4.5	6.6	6.7	7.3	6.2	6.4	9.4	6.8	4.5	6.5	1.1	0	3.3
朱泾社区	7.5	5.4	9.6	6.9	9.8	9.2	7.5	6.2	8.4	9	8.7	9.6	9.7	10.8	8	7.8	9.8	4.4	3.3	0

表 11-16　社区居民聚落点与社区医疗机构可达矩阵

名称	元和社区卫生服务中心	湖沁社区卫生服务站	安元社区卫生服务站	御窑社区卫生服务站	凌浜社区卫生服务站	莫阳社区卫生服务站	娄化社区卫生服务站	下塘社区卫生服务站	朱泾社区卫生服务站	玉成社区卫生服务站
凯翔国际社区	1	1	0	0	0	0	0	0	0	0
庆元家园社区	0	0	1	0	0	0	0	0	0	0
峰汇园社区	0	0	0	0	1	0	0	1	0	0
康桥花园社区	0	0	0	0	1	0	0	0	0	0
华辰嘉园社区	0	0	0	0	0	0	0	0	0	0
众泾社区	0	0	0	0	0	0	0	0	0	0
凌浜社区	1	0	0	0	1	0	0	0	0	0
绿色时光社区	0	0	0	0	0	0	0	0	0	0
晨曦馨苑社区	1	1	0	0	0	0	0	0	0	0
欧风丽苑社区	1	0	0	0	0	0	0	0	0	0
中惠晨曦社区	1	1	0	0	0	0	0	0	0	0
日益社区	1	0	0	0	0	0	0	0	0	0
御窑社区	0	0	0	1	0	0	0	0	1	0
娄北社区	0	0	0	0	0	0	1	0	0	0
湖沁社区	0	1	0	0	0	0	0	0	0	0
玉成社区	0	0	0	0	0	0	0	0	0	1
姚祥社区	0	0	0	0	0	0	0	0	0	0
唐家社区	0	0	1	0	0	0	0	0	0	0
朱巷社区	0	0	0	0	0	0	0	0	0	0
朱泾社区	0	0	0	0	0	0	0	0	1	0

　　利用上述表格中的数据，使用 LINGO 软件进行编程求解，得到结果为在康桥花园社区、华辰嘉园社区、众泾社区以及朱巷社区新建社区卫生服务站，此时各个社区与社区医疗机构的隶属关系如表 11-17 所示。

表 11-17　社区与社区医疗机构隶属关系表

序号	机构	服务社区
1	元和社区卫生服务中心	凯翔国际社区、晨曦馨苑社区、欧风丽苑社区、中惠晨曦社区、日益社区
2	湖沁社区卫生服务站	湖沁社区
3	安元社区卫生服务站	庆元家园社区、唐家社区

续表

序号	机构	服务社区
4	御窑社区卫生服务站	峰汇园社区
5	凌浜社区卫生服务站	凌浜社区
6	莫阳社区卫生服务站	
7	娄化社区卫生服务站	娄北社区
8	下塘社区卫生服务站	御窑社区
9	朱泾社区卫生服务站	朱泾社区
10	玉成社区卫生服务站	玉成社区
11	康桥花园社区卫生服务站	康桥花园社区、绿色时光社区
12	华辰嘉园社区卫生服务站	华辰嘉园社区、姚祥社区
13	众泾社区卫生服务站	众泾社区
14	朱巷社区卫生服务站	朱巷社区

　　重新规划后的结果显示，莫阳社区卫生服务站没有下属社区，造成莫阳社区卫生服务站处于闲置状态，可以考虑关闭该站点，以提高资源利用率和使用效率。

11.4　本　章　小　结

　　苏州市在医疗服务资源均等化领域的探索与实践，进一步诠释了我国"城乡二元化结构"存在的问题。从苏州市医疗服务体系运营实践，探索基于基层首诊、分级诊疗和双向转诊的城乡医疗服务体系设计问题；从提升社区医疗机构医疗服务能力，完善村卫生室、乡镇卫生院和县级医院农村三级医疗服务网络的视角，探索医疗服务资源均等化配置方法；从理论到实践，探索我国医疗服务体系设计问题。尽管这些内容留有苏州市小样本的不完整性，但是它代表了我国经济最为发达地区的探索与实践，值得观察、分析和升华。

第 12 章　基于区域医疗联合体的医疗服务资源共享机制

区域医疗联合体提供了整合医疗机构、医疗设施设备和医疗服务技术人员等医疗服务资源的途径，在区域医疗联合体成员之间实现医疗服务资源共享。从区域医疗联合体的视角，结合苏州市在医疗服务资源共享机制领域的探索与实践，致力于为医疗服务资源均等化提供可行的路径。

12.1　医疗服务资源共享机制

在医疗服务体系中，信息、资源和能力共享建立在透明化基础上。区域医疗联合体覆盖了所在区域的医疗服务资源，奠定了医疗服务资源在区域内共享的基础。医疗服务资源共享建立在信息共享基础之上，借鉴国外医疗服务资源共享机制建设的经验，研究医疗服务资源共享机制设计方法，有助于提升医疗服务资源共享能力。

12.1.1　国外医疗服务资源共享机制

英国、美国、澳大利亚等发达国家，在医疗服务资源共享机制建设方面进行了有益的探索，例如，美国军队医院信息系统的覆盖范围遍布全球，连接了美军 166 所医院、588 家诊所，服务于 910 万人，包括美国现役军人、已退休员工及其家属等；丹麦的红色系统（red system）是一套功能完善的医院信息系统，有 1500 台终端机，服务着丹麦 76 家医院及诊所（刘晓溪和毕开顺，2013）。

1. 英国

英国国家医疗服务（National Health Service，NHS）体系拥有三个管理层级，分别为社区基础医疗系统、地区医院和教学医院。社区基础医疗系统连接着英国所有的社区医院和医疗机构，能够凭借其独立的局域网高效工作，为医疗机构提供信息支持和技术保证，为患者提供医疗信息服务（刘晓溪和毕开顺，2013）。社区基础医疗系统具有如下特色。

（1）国家宽带网络 N3 实现电子病历等数据的快速传输。网络拥有 4.3 万个节点，连接着英格兰、苏格兰两地医院以及上万名医疗服务人员，实现信息数据的无缝对接。

（2）N3 语音服务，支持网络通话和手机呼叫。英国一百多家保健服务机构能够通过这一网络实时通信，以视频会议取代传统的患者会诊会议、实现多专家会诊等，大幅提高了社区基础医疗系统的效率和服务质量，提高了诊疗准确性。

（3）覆盖全国的国家病历中心 Spine。中心数据库中储存有患者姓名、性别、年龄、家庭住址等基本信息以及病历档案等信息。Spine 实现了信息数据的网络对接，能够在紧急时刻快速传递患者信息至指定地点，医护人员只要被授予相关权限，就能查阅患者病历档案，使高效的异地诊疗和紧急救治成为可能。

（4）健全的社区居民终身健康档案。每一个居民都享有一份终身健康档案，每次就诊，社区诊所都会将居民的健康医疗数据录入系统，包含主诉、现病史、既往史、家族史、体格检查、辅助检查等内容。

（5）周到的诊治提示和医疗安全预警系统。社区基础医疗系统存储了患者的过敏史、疾病风险等记录，能够为接诊医生提供实时信息，供其诊治时参考。系统还会实时提醒居民健康检查、儿童疫苗接种等，以引起居民重视。

（6）便捷的预约服务。社区基础医疗系统为居民提供预约排队、问诊、复诊等功能，患者只需要输入姓名、社保号或者地址中的任一项，即可查阅个人信息，检索方便，既可以节约患者诊疗时间，又可以提高医院服务效率。

（7）人性化的转诊操作程序。摒弃了传统复杂的转诊流程，只需要医生口述，患者就可以获取转诊信，完成全部转诊需求。其中传录打印员发挥了重要作用，打印员接收医生提供的口述病情资料，录入系统并打印成转诊信，提高了医疗服务效率和质量。

2. 美国

美国医院信息系统经历了从管理系统转向信息网络和交换系统，再到大信息服务方向的转型，与此同时，这一系统也越来越向着小型化、集成化和智能化方向发展。美国医院信息系统建设完善源于其具有规范的标准，现有的两套主要标准分别是医疗信息传输标准 HL7（Health Level Seven）和 DICOM3。

HL7 统一了医院信息系统的基本接口，实现各医疗机构不同系统之间无障碍互联和医疗信息的无障碍交换。在 HL7 基础上升级的 HL7-3.0 标准，可以实现社会保险中心与定点医院的信息交换，适用于医院内部不同机构交换患者资料，具体包括在各医院信息系统间流转的病历资料、检验和化验结果、财务情况等。

医学数字成像和通信（digital imaging and communications in medicine，DICOM）是医学图像和相关信息的国际标准（ISO 12052），它定义了质量能满足临床需要的可用于数据交换的医学图像格式。DICOM3 标准主要规范了医学影像等信息数据的传输，便于医学影像信息交换，能够支持远程诊疗等操作。

3. 澳大利亚

在澳大利亚政府及其健康保险委员会（Health Insurance Commission，HIC）的共同推动下，澳大利亚医疗机构建立了卫生信息网络架构、电子健康档案等多种医疗信息系统。医疗信息系统连接着诊所、患者和医院的管理系统，实现诊疗结果、转诊记录、化验/检查结果等信息的实时传输。

医疗信息系统采用以公钥基础设施（public key infrastructure，PKI）技术为基础的信息安全机制，保证电子病历、电子健康档案等患者信息的真实完整，确保患者隐私不被侵犯。通过 PKI 可为医疗服务提供一种通过 Internet 安全共享信息的方式，有效实施电子病历签字、身份识别、数据加密传输、授权与安全审计等医疗信息系统功能（吴辉等，2009）。

澳大利亚实现了医疗信息资源共享和网络化管理，基于一个统一的数据库实现共享数据的规范和标准化，为医疗信息统计分析提供便利。在社区医疗服务方面，政府还利用患者就医及药房配药等医疗信息，统计出各个社区居民的疾病谱，及时反映社区的健康状况。同时社区卫生服务中心与社区内各个机构存在良好的合作关系，社区卫生服务中心有权联系其他医疗机构，共同完成社区健康照护，部门间的资源信息共享与交流，有效避免了人力、物力和财力的浪费（龚伶伶和金琳莉，2007）。

国外发达国家在医疗服务资源共享机制设计、医疗信息标准化建设等领域的探索，值得我国学习和借鉴。医疗服务资源共享机制应建立在信息标准化、信息安全和大数据分析基础上，以透明化的医疗信息实现信息共享与交流，以安全可靠的数据加密方式实现隐私信息保护和使用，以大数据分析技术实现医疗决策的智能化，个性化、集成化和智能化代表着医疗服务资源共享机制的发展方向。

12.1.2　医疗服务资源共享机制设计

在我国医疗服务体系中，"城乡二元化结构"带来了人口分布公平性优于地理分布公平性的城乡差异，如何让 80% 的农村居民与城市居民一样能够均等地享受医疗服务资源，研究建立无差异的城乡医疗服务资源共享机制至关重要。医疗服务资源共享机制设计，以体现系统科学基本观点的结构、功能和行为脉络为重点。

1. 医疗服务资源共享结构

在医疗服务资源共享机制中，主要涉及医疗机构、医疗设施设备和医疗服务技术人员等资源共享，从完善医疗服务资源共享结构的视角，实现医疗服务资源布局结构优化和信息结构透明化。医疗服务资源共享结构支撑着共享功能和共享行为，主要表现在布局结构与信息结构两方面。

1）医疗服务资源共享布局结构

医疗服务资源共享布局结构，用于描述医疗机构在地域空间的布局，以及医疗设施设备和医疗服务技术人员在医疗机构内的分布状况，布局结构的合理性不仅影响着城乡居民接受医疗服务的可及性，而且影响着医疗服务资源的共享能力。尽管医疗服务资源可以通过远程医疗和移动医疗等实现跨区域共享，但是必须优先考虑医疗服务资源共享布局结构的合理性。

医疗服务资源共享布局结构，应以城乡一体化医疗服务网络为基础，依托区域性医疗信息网络实现信息共享、资源共享和能力共享，有效融合城市和农村三级医疗服务网络，从根本上改变"城乡二元化结构"。在图 12-1 所示的医疗服务资源共享布局结构中，区域性医疗信息网络成为"家庭-村镇-医院"与"家庭-社区-医院"信息连接的纽带。

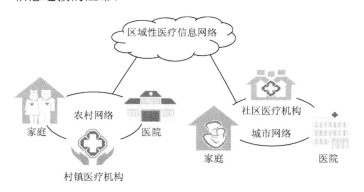

图 12-1　医疗服务资源共享布局结构

家庭医疗机构在医疗服务体系中价值作用的提升，不仅增强了城乡一体化医疗服务网络的医疗服务能力，而且增强了城乡居民与医疗机构资源共享的能力。医疗服务资源共享布局结构能够满足人们健康理念和就医观念的变化，提高医疗服务资源人口分布的公平性与地理分布的公平性，提高医疗服务资源的利用率和使用效率。

2）医疗服务资源共享信息结构

医疗机构、医疗设施设备和医疗服务技术人员等医疗服务资源共享依赖于信息共享，依赖于信息透明化形成的透明化资源。医疗服务资源共享信息结构（图 12-2），建立在区域性医疗信息网络和远程医疗服务平台基础上，连接着城乡一体化医疗服务网络，驱动着医疗信息在网络中的共享与交流。

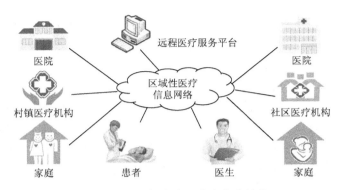

图 12-2　医疗服务资源共享信息结构

区域性医疗信息网络主要用于特定区域内医疗服务资源共享，支持城乡居民遵循基层首诊、分级诊疗和双向转诊的就医秩序，从区域内资源整合与共享的视角优化资源配置。区域性医疗信息共享有助于打破"城乡二元化结构"和医疗机构的业务壁垒，实行区域内医疗机构之间处方、检查、诊断结果等的互认制度，促进城乡医疗服务资源均衡配置、均等享受。

远程医疗服务平台支持跨时空的医疗服务资源整合与共享，实现跨时空的健康医疗大数据集成和共享，从而提升健康医疗大数据资源的价值。远程医疗服务平台以统一规范的电子健康档案、电子病历为载体共享信息，实现医疗服务个性化、全程化和智能化，全方位满足城乡居民健康需要和医疗服务需求。

2. 医疗服务资源共享功能

医疗服务资源共享布局结构、信息结构，描述了医疗服务资源在虚实网络中的时空状态，致力于以优化的结构支持功能完善和行为规范。医疗服务资源共享功能，主要体现在专家会诊/远程会诊、医疗安全预警和自我健康管理等方面，充分提高医疗机构、医疗设施设备和医疗服务技术人员等资源共享价值。

1）专家会诊/远程会诊

在医疗服务体系中，医疗服务资源整合与共享奠定了专家会诊/远程会诊的基础，一旦遇到难以解决的危急重症、疑难复杂疾病患者，一方面区域内医疗机构可以集聚专家资源进行专家会诊；另一方面区域外医疗机构可以借助远程医疗服务平台实施远程会诊。专家会诊/远程会诊功能（图 12-3），实现了线上和线下医疗服务的有效融合。

具有专家会诊/远程会诊功能的区域性医疗信息网络和远程医疗服务平台，影像数据库以 HL7、DICOM3 为设计标准，集成应用多媒体技术、计算机通信技术、大数据分析技术等，实现实时视频、语音、文字等共享功能。专家会诊/远程会诊功能，支持医疗服务资源跨机构、跨地域的合作与交流。

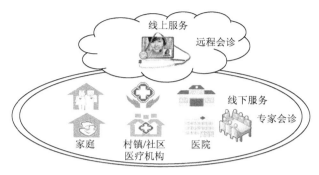

图 12-3　专家会诊/远程会诊功能

2）医疗安全预警

医疗服务资源共享的目的，在于最大限度地保障城乡居民健康、及时有效地治愈患者。在患者转诊、医生接诊过程中，如果医生能够直接获取患者的病史、疾病风险和过敏警示等医疗安全预警信息，就可以提高诊疗效率和准确性，实现安全诊疗。在医疗服务资源共享环境中，医疗安全预警功能如图 12-4 所示，医疗安全预警信息由首诊医生传递给后续接诊医生。

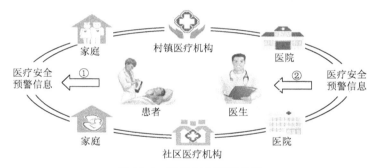

图 12-4　医疗安全预警功能

医疗安全预警信息在医疗机构之间共享，能够帮助接诊医生更准确地了解患者病情，及时有效地做出诊断，避免延误病情、耽搁救治。医疗安全预警信息随着患者就医的行为轨迹流动，贯穿于由"家庭-村镇/社区-医院"构成的城乡一体化医疗服务网络，以安全诊疗方式提升医疗服务价值。

3）自我健康管理

家庭医疗机构的价值作用，就是将健康管理控制权归还给患者，让患者进行自我健康管理。在远程医疗、移动医疗服务平台支持下，家庭医疗机构可以充分利用医疗服务资源共享信息、资源和能力，担负起家庭成员自我健康管理的职能。在以家庭医疗机构为单元的自我健康管理功能体系中（图 12-5），医生承担着日常监控职能。

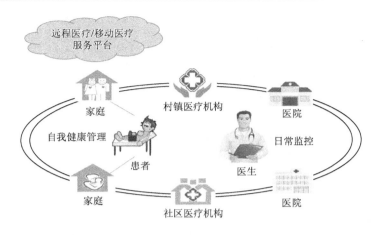

图 12-5　自我健康管理功能

可穿戴设备、环境智能技术等应用，提升了家庭医疗机构自我健康管理能力。村镇/社区医疗机构和医院的医生利用共享信息、资源和能力，通过日常监控、家庭随访等方式，帮助家庭医疗机构完善自我健康管理功能。自我健康管理功能的提升，有助于全面实施早发现、早提醒、早治疗的健康管理模式，提升整个医疗服务资源共享区域内的医疗服务能力。

3. 医疗服务资源共享行为

为了更好地实现医疗服务资源共享，应建立完善的利益协调机制、共享激励机制、资源保障机制，鼓励每一个利益主体提高共享意愿。在医疗服务资源共享结构、共享功能支持下，医疗机构、医疗设施设备和医疗服务技术人员等资源共享行为得以规范，主要表现在医生协同医疗行为和患者理性就医行为规范两方面。

1）医生协同医疗行为

城乡一体化医疗服务网络资源共享，医生可以借助电子健康档案和电子病历载体，共享"家庭-村镇/社区-医院"之间流转的患者信息，不仅支持诊疗结果、转诊记录、化验/检查结果等信息共享，而且支持处方、检查、诊断结果互认，能够有效避免患者重复检查、重复开药，减少误诊、提高治疗准确性。

医生协同医疗行为体现了能力共享（图 12-6），充分整合了医生智力资源和医疗服务能力，有助于保证高质量医疗服务。面对危急重症、疑难复杂疾病患者，医生协同医疗行为能够提供最佳的诊疗方案、医护方案、康复方案等，形成多资源协同保障居民健康的医疗服务体系，提升医疗服务资源价值。

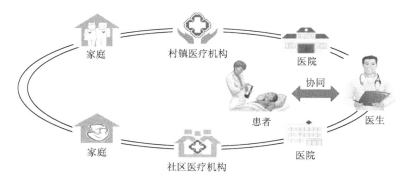

图 12-6 　医生协同医疗行为

2）患者理性就医行为

在医疗服务体系中，患者择院、择医行为影响医疗服务资源配置和享受，影响"小病在社区，大病到医院，康复回社区"理想格局的形成。医疗服务资源共享机制，打破了不同层次医疗机构之间的壁垒，患者能够享受各级医疗机构的医疗服务，有助于催生患者理性的就医行为（图 12-7）。

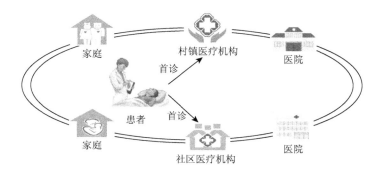

图 12-7 　患者理性就医行为

患者理性就医行为驱动着城乡居民基层首诊、分级诊疗和双向转诊就医秩序的形成，从根本上减少过度医疗和资源浪费。远程医疗、移动医疗服务的快速发展，支持着以自我健康管理为核心的健康管理模式的推广与应用，使患者根据日常监控信息理性地选择医疗机构就诊成为现实。

在医疗服务资源共享体系中，来自政府的医疗保障制度必不可少。保障全民健康已经成为各级政府不可推卸的责任，推动建立医疗服务资源共享机制责无旁贷。面对医疗服务资源配置不均衡、享受不均等的现状，应致力于推动医疗服务资源共享结构优化、功能完善和行为规范，最大限度地保障民生福祉和居民健康。

12.2　区域医疗联合体模式探索与实践

医疗服务资源共享机制奠定了医疗机构之间建立联合体的基础，保障居民基本医疗权益的巨大力量催生了区域医疗联合体。尽管区域医疗联合体提升了医疗机构的竞争优势，但是依然面临着管理体制、合作机制和运作模式带来的挑战。

12.2.1　区域医疗联合体模式探索

区域医疗联合体以新型管理体制、合作机制和运作模式，探索区域内医疗服务资源共享机制，通过创新医疗服务资源共享模式，提升区域内有限的医疗服务资源在保障居民生命健康中的价值。

1. 区域医疗联合体管理体制

区域医疗联合体管理体制，用于描述区域医疗联合体的组织架构、人事制度，从而设计更具竞争优势的区域医疗联合体。

1）区域医疗联合体组织架构

区域医疗联合体是实现医疗服务资源均等化的重要途径，根据实施策略差异，区域医疗联合体可以分为横向联合和纵向联合两种模式，尽管每一种模式的组织架构有所不同，但是均以资源整合为主要目的。

（1）区域医疗联合体横向组织架构。区域医疗联合体横向组织架构，通常由功能相似、规模相近、业务相关的医疗机构横向整合而成，实现强强联合、规模效益，提高整体竞争力。在区域医疗联合体横向组织架构中（图 12-8），区域医疗联合体只有一个法人代表、一个联合体管理中心，由联合体管理中心集中决策，综合医院负责执行联合体管理中心的决策。

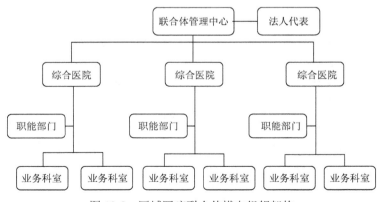

图 12-8　区域医疗联合体横向组织架构

（2）区域医疗联合体纵向组织架构。区域医疗联合体纵向组织架构，主要联合多层次医疗机构构成，由处于核心地位的综合医院负责运作管理，致力于实现资源共享、优势互补。区域医疗联合体纵向组织架构（图 12-9），可以构建城乡一体化医疗服务网络，由此带动村镇和社区及以下医疗机构服务水平的提高，使城乡居民不出远门就可以享受到医院级别的医疗服务。

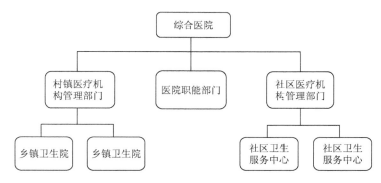

图 12-9　区域医疗联合体纵向组织架构

区域医疗联合体横向组织架构和纵向组织架构，描述了形成区域医疗联合体的不同组织形式，从我国医疗服务资源配置不均衡、享受不均等的现状来看，联合多层次医疗机构的纵向模式更契合"公平优先，兼顾效率"的医疗保障体制基本原则，更有利于实现医疗服务资源均等化目标。

2）区域医疗联合体人事制度

无论是横向组织架构还是纵向组织架构，区域医疗联合体都必须建立完善相应的人事制度，涵盖人才培养、人事配置和薪酬奖励制度。

（1）人才培养。区域医疗联合体应统一制定长远发展规划（周超等，2014），统筹人才引进和培养，充分利用区域医疗联合体的品牌效应吸引更多优秀医疗服务技术人才，形成一个人才梯队、结构层次更趋合理的人才体系。为员工提供良好的工作环境、科研环境，提升员工的创造力和业务水平，满足区域医疗联合体可持续发展的需要。

（2）人事配置。在区域医疗联合体中，医疗服务技术人员特别是医生资源是核心资源，在满足 2014 年 11 月国家卫生和计划生育委员会公布的《关于印发推进和规范医师多点执业的若干意见的通知》（国卫医发〔2014〕86 号）文件精神基础上，有必要建立完善的区域医疗联合体内医师多点执业实施细则，涵盖多点执业准入门槛和监管机制、医疗争议责任主体等制度，从而驱动医生资源的合理配置。

（3）薪酬奖励制度。区域医疗联合体内应建立与联合体发展相适应、与绩效挂钩的薪酬奖惩制度，一方面考虑医疗机构自身定位，保障医疗服务技术人员的基本工资、津贴、补贴必须同工同酬，体现员工待遇公平性；另一方面考虑岗位性质和贡献制定绩效工资体系，通过明确岗位职责制定合理的绩效评价指标体系，向重点科室、重点岗位倾斜，向业务水平强、成果贡献大的人员倾斜。

2. 区域医疗联合体合作机制

随着区域医疗联合体管理体制的完善，区域医疗联合体应建立基于信息协同和基于资源协同的合作机制，增强区域医疗联合体成员之间的合作能力，更好地保障区域内城乡居民的基本医疗权益。

1）基于信息协同的合作机制

区域医疗联合体应建立区域性医疗信息网络，形成基于信息协同的区域医疗联合体合作机制。为了提高区域医疗联合体的运作效率，应建立以电子健康档案和电子病历为载体的区域性医疗信息网络，建立基于大数据分析技术的智慧医疗体系，覆盖区域医疗联合体提供医疗服务的每一个环节。

基于信息协同的合作机制是开放共享的，区域医疗联合体成员通过业务流程重组，实现成员之间集成管理、协同运营。在透明化区域性医疗信息网络支持下，不仅实现了医疗机构、医疗设施设备和医疗服务技术人员等资源共享，而且实现了危急重症、疑难复杂疾病患者的会诊、转诊等医疗服务协同。

2）基于资源协同的合作机制

区域性医疗信息网络为医疗服务资源协同创造了条件，奠定了区域医疗联合体成员之间医疗服务协同管理和财务资源集中管理合作机制形成的基础。

（1）医疗服务协同管理机制。依托医疗服务资源共享培育的医疗服务协同管理机制，要求区域医疗联合体成员贡献信息、资源和能力。在区域医疗联合体内，安排专家提供业务指导、技术支持和定期坐诊，以改善基层医疗机构应对常见病、多发病的业务能力和技术水平，从技术层面支持基层首诊、分级诊疗和双向转诊的实施。

医疗服务协同管理机制，涉及人财物的协同管理，重点在于医疗服务能力的提升。为全面提高整个区域医疗联合体的医疗服务水平，要求区域医疗联合体能够定期召开座谈会、研讨会，使区域内医疗服务技术人员能够分享高精尖技术和临床实践经验，实现资源共享、优势互补，从而提高高层次医疗服务的覆盖范围。

（2）财务资源集中管理机制。财务资源集中管理机制，会直接影响区域医疗联合体成员合作的长期性和可持续性。在医疗服务资源共享基础上，区域医疗联合体应建立科学的财务管理机制，实现财务集中核算、资金集中管理、资源集中配置的财务一体化，在财务信息实时监控的基础上，确保区域医疗联合体规范化经营。

为了加强区域医疗联合体的规模效益，可以设立预算管理委员会和资金结算中心，改变传统的"统一管理、独立核算"模式。根据区域医疗联合体的总体目标和各个成员的需求编制预算，有助于打破区域医疗联合体成员各自为政的障碍，不仅可以实现财务资源集中管理、杜绝坏账，而且可以带来规模效益、推动区域医疗联合体可持续发展。

3. 区域医疗联合体运作模式

根据区域医疗联合体管理体制，可以将区域医疗联合体运作模式分为横向运作和纵向运作两种模式。在系统描述区域医疗联合体运作模式的基础上，可以深入分析区域医疗联合体运作模式。

1）区域医疗联合体运作模式描述

区域医疗联合体组织架构，决定了区域医疗联合体的运作模式，即区域医疗联合体横向运作模式和纵向运作模式。

（1）区域医疗联合体横向运作模式。在区域医疗联合体横向组织架构中，为了避免内部的无序竞争，在综合医院专业设置时遵循不重复原则；为了实现医疗机构、医疗设施设备和医疗服务技术人员等资源共享，要求财务、专家、市场共享，统一财务管理、门诊设置、设备调配，专家可以在任何一家医疗机构看门诊、会诊、参加手术。

（2）区域医疗联合体纵向运作模式。在区域医疗联合体纵向组织架构中，不同层次医疗机构统一管理人财物，实现所有权统一、人事管理统一、财务与行政管理统一，统一区域医疗联合体员工的基本工资、津贴、补贴和绩效工资的发放标准，根据各医疗机构需求进行药品统一采购、储存、质检、配送，实现规模效益的同时保证药品安全。

2）区域医疗联合体运作模式分析

尽管不同的区域医疗联合体运作模式具有不同的优势和劣势，但是区域医疗联合体运作模式总体上具有良好的竞争优势。

（1）区域医疗联合体运作模式的优势。区域医疗联合体运作模式的优势，主要来自医疗机构、医疗设施设备和医疗服务技术人员等资源共享。区域医疗联合体有利于实现资源共享、优势互补，提升居民医疗服务保障能力；区域医疗联合体有利于优化资源配置，提高医疗服务资源均等化水平；区域医疗联合体有利于集聚资源优势、产生规模效益，扩大区域医疗联合体品牌效应；区域医疗联合体有利于激发员工积极性、缓解医患关系，推动医疗改革持续深化。

（2）区域医疗联合体运作模式的劣势。区域医疗联合体运作模式的劣势，主要来自新型管理体制、合作机制和运作模式带来的冲击和挑战。区域医疗联合体尚缺乏成熟的法律框架和监管机制，在缺乏竞争的环境中容易造成医疗垄断（熊季霞和李月，2012）；区域医疗联合体成员之间存在协调难度，不同的价值观、行为准则和企业文化，必然会导致成员之间的冲突；区域医疗联合体忽视适度规模下的规模效益，难以实现市场主导的规模经济。

区域医疗联合体以新型管理体制、合作机制和运作模式进行的探索，有效地提高了区域医疗服务资源共享能力，有助于推动医疗服务资源均等化目标的实现。

12.2.2　苏州市区域医疗联合体实践

我国对区域医疗联合体模式的探索，起源于上海、北京、江苏等省市，如今已经逐渐成熟。调研发现，江苏省苏州市在区域医疗联合体实践中的核心竞争优势得以提升。

1. 苏州市区域医疗联合体外部环境分析

任何一个区域的医疗服务体系都不可避免地受到外部环境的影响。苏州市区域医疗联合体模式不仅会受到我国和江苏省医疗服务环境的影响，而且会受到医疗服务行业环境的影响，所以应对外部环境进行分析。

1）我国医疗服务环境分析

2009 年启动的新医改定位于医药卫生体制综合改革，致力于我国医药卫生体制系统性的再思考、再设计，明确提出"人人享有基本医疗卫生服务"的目标，全面保障全民健康、保障整个社会的可持续健康发展。新医改启动以来，我国提出医药卫生体制改革新方向，要求基本医疗保健制度、多级医疗保障制度等实现对城乡居民的全面覆盖，建立基本公共卫生制度，从基层医疗机构开始推行基本药物制度，建立大病医疗保险以及公立医院综合改革。从改革的实践来看，我国医药卫生体制改革仍将面临巨大的挑战。

根据《2016 年中国医疗服务行业发展报告》[①]，医疗服务行业以医疗机构为核心，以保健用品/药品、医疗器械、诊断试剂/检测服务为支撑产业，以商业医疗保险/商业养老保险、药事服务、医疗信息、移动医疗、在线教育等为支撑服务系统。2015 年末我国共有医疗卫生机构 990 248 个，其中医院 27 215 个。2011～2015 年，我国医疗服务支出总额由 16 472 亿元增至 32 503 亿元,期间复合年增长率为 18.5%。

---

① 中商产业研究院. 2016. 2016 年中国医疗服务行业发展报告. [2016-04-16]. http://www.askci.com/news/dxf/20160416/1117222968.shtml.

2）江苏省医疗服务环境分析

新医改以来，江苏省提出了中长期医疗改革发展目标。至 2017 年，江苏省将完成各项医改任务，为现代化医疗服务体系发展做好铺垫。至 2020 年，江苏省整体医疗发展水平要处在全国前列，居民总体健康状况能够达到国际先进水平。截至 2017 年，江苏省各级政府对医疗卫生事业的投入将达到 1000 亿元左右。江苏省将逐步构建现代化的医疗保障体系、完善药品保障和卫生监督机制，建立健全现代化公共医疗服务体系。

就医院规模而言，限制每千人口常住人口床位数达到 4 张以上地区进行医疗机构盲目扩张；就医院财务而言，禁止公立医院举债建设行为，对已核准的长期债务逐步化解，为符合医改政策的医院单位提供资金支持，满足资源配置需求；就药品销售而言，县级公立医院不得进行药品加成，推行药品零差率销售；就人员管理而言，医疗服务人员增设需要经过部门核准并记录备案，便于各医疗单位实行人员调动。备案员工与在编人员实现同岗同酬，并依照国家规定，享有社会保险。在收入分配、职称评定方面备案与在编的员工能够被平等对待，实现公平竞争；就非公立医院而言，在设施设备、员工配置、医疗保险方面享有与公立医院相同的准入原则。计划截至 2017 年，实现非公立医院在江苏省医院总床位数和服务量指标上占比 20%以上的目标。

3）医疗服务行业环境分析

医疗服务行业的竞争属于零散型的区域性竞争。行业发展缺乏强有力的竞争机制，限制了医疗机构的发展速度。医疗服务行业中没有完全占主导地位的医疗机构，患者根据病情需要就近选择基层医疗机构、综合医院或者专科医院，距离决定了患者择院、择医行为。对于医疗机构来说，医疗机构竞争程度的增加，患者的消费选择也随之增加，从而削弱了医疗服务行业对患者的控制力度。

医疗服务行业发展呈现多元化竞争的局面。随着市场经济体制引入我国，社区医疗服务网络日趋完善，健康需要和医疗服务需求不断增加，民营资本、外资、合资医院以其管理和资金优势，逐步参与到医疗服务行业竞争之中，形成多元化竞争格局。医疗竞争机制由单一的、低层次的市场竞争向全方位的、高层次的综合性竞争转变。区域医疗联合体有助于打造品牌效应，提高竞争优势，从整体上提升区域医疗服务水平。

2. 苏州市区域医疗联合体内部环境分析

在我国医疗卫生事业和医疗服务行业不断发展的背景下，江苏省应对医疗服务行业发展进行系统规划，为实施区域医疗联合体提供资源和政策条件，为苏州市实施区域医疗联合体奠定基础。

1）资源分布

苏州市医疗服务资源配置呈现不均衡的趋势。截至 2013 年底，苏州市共有

3 007 所医疗机构，其中综合医院有 181 所，社区卫生服务中心 80 所，相比 2012 年有所增加。卫生院 82 所，专科疾病防治院 7 所，诊所、卫生所、医务室、社区卫生服务站 2 363 所，其中卫生院与诊所的数量在逐渐减少。2013 年各医疗机构所拥有的总床位数为 51 663 张。苏州市一些地区，如苏州市市区、昆山等相对于苏州市其他地区的千人医疗服务资源拥有量要高，2013 年苏州市每千人口床位数为 8.307 张，而常熟为 6.4352 张；苏州市区每千人口医疗服务技术人员数为 9.4777 人，而常熟为 7.3899 人。苏州市致力于医疗服务体系建设，为进一步深化医药卫生体制改革创造了良好的基础和条件。

2）能力分析

根据 2016 年 3 月苏州市人民政府办公室文件《关于印发苏州市医疗机构设置规划（2016—2020 年）的通知》（苏府办〔2016〕36 号），苏州市有三级综合医院 11 所、二级综合医院 34 所。到 2020 年，苏州市将新增 82 所医院和医疗机构。从城乡统筹考虑，包括综合医院和设置床位的社区卫生服务中心、乡镇卫生院，编制床位配置标准为每千常住人口 3.8 张。

苏州市现有 63 所社区卫生服务中心、90 所乡镇卫生院。到 2020 年城区和城关镇"以步行 10～15 分钟就能得到社区卫生服务"为机构设置要求，城市每个行政街道或 5 万～10 万人口设立 1 所社区卫生服务中心，床位一般控制在 50～100 张。中心镇每 5 万～10 万人口设立 1 所社区卫生服务中心（或卫生院），在社区卫生服务中心（或卫生院）覆盖不到的地方可下设若干个社区卫生服务站；建制镇设 1 所社区卫生服务中心（或卫生院）；每个行政村设 1 所社区卫生服务站。

3）核心竞争力分析

一个医疗机构的核心竞争力体现在该机构在行业中形成的竞争优势和地位，一方面指医疗机构获取和配置医疗服务资源的能力；另一方面指医疗机构保持发展活力的能力。影响一个医疗机构核心竞争力的主要因素，包括医疗服务水平、服务质量、核心技术以及组织管理能力，综合反映了一个医疗机构在医疗服务市场中持续竞争的优势。

（1）以增加优质医疗服务资源或保持竞争优势为改革的主要目标，苏州市以三级综合医院为主体，整合区域内医疗服务资源，以取得较强的专业优势和核心技术。

（2）在现有的社会经济条件下，从苏州市实际出发，苏州市拥有的庞大人口基础以及区域医疗联合体的优势，能够形成独特的市场优势，提升区域医疗服务能力。

（3）从医疗服务提供方的视角出发，形成以提高医疗服务资源数量及质量为初始动力的改革模式。

无论是苏州市区域医疗联合体外部环境还是内部环境，都有利于苏州市实施区域医疗联合体模式，有利于以区域医疗联合体整合医疗服务资源，提升苏州市在医疗服务领域的竞争优势，从而提高苏州市医疗服务资源均等化水平。

3. 苏州市区域医疗联合体实践分析

苏州市为持续推进综合医改先行先试工作，提出推进城市综合医院与基层医疗机构的纵向合作，建立区域医疗联合体或医疗集团，努力提升基层医疗机构的服务能力[①]。

1）吴江区医疗联合体实践

苏州市吴江区从百姓的角度考虑，推出医疗联合体建设。截至 2015 年 10 月，由吴江区第一人民医院、吴江区第五人民医院、社区卫生服务中心和江苏省人民医院、江苏盛泽医院、社区卫生服务中心组成的两大医疗联合体推进工作顺利进行[②]。苏州市吴江区在医疗联合体实践中，重点完成了如下工作。

（1）开展驻点医疗帮扶。根据基层医疗机构需求，区级医院选派临床专业技术人员进驻基层开展工作，重在指导、带教、培养当地医疗人才。在基层医疗机构设置一定数量的专科协作病床，由区级医院和基层医疗机构医护人员共同管理，方便辖区患者就近就医，缓解区级医院运行压力。

（2）建立双向转诊"绿色通道"。上级医疗机构对上转的患者合理安排辅助检查和住院治疗，对下转患者在规定时间内进行追踪随访；将区级医院号源下放至基层医疗机构，患者在基层医疗机构完成区级医院挂号；下级医疗机构主动加强与上级医疗机构沟通，尽可能增加便民措施，为双向转诊患者提供方便。

（3）医疗联合体人员打破身份编制，实行双向流动。上级医院医疗服务人员到下级医院进行技术指导、开展诊疗服务或者兼任学科带头人，基层医疗机构医疗服务人员进入上级医院进修和培训。建立稳定的乡村医疗服务技术人员队伍。对下转患者或在基层医疗机构手术或住院的患者，为满足其诊疗需求，必须使用基本药物以外的药物时，可通过医疗联合体成员进行药品调拨，基层医疗机构按照药品调拨价格零差率提供给患者。

（4）规范居民就医秩序。通过价格政策，以分级定价引导群众分级诊疗，进一步拉开不同级别医疗机构门诊费、手术费等方面的价格差距，引导居民梯度就医。制定政策保障区级医院利益不受损失，保障能够获得强有力的支援，从而保证医疗联合体能够可持续健康发展。加强区级医院专科建设，提升区级医院医疗服务能力。

---

① 江苏省卫生和计划生育委员会. 2015. 苏州持续推进综合医改先行先试工作[EB/OL]. [2015-11-13]. http://www.jswst.gov.cn/jsswshjhsywyh/ywgl/tzgg/sxjl/2015/11/17094522713.html.

② 苏州都市网. 2015. 医疗联合体：为"看病难"注入一剂"活血药"[EB/OL]. [2015-10-16]. http://www.szdushi.com.cn/news/201510/2015161576.shtml.

（5）整合区域医疗资源。完善区域消毒供应中心、检验检测中心、影像会诊中心功能，为医疗联合体成员提供 24 小时会诊服务。特殊检查项目由基层医院帮助患者预约上级医疗机构进行检查，上级医疗机构及时传输反馈检查报告，检验、检查结果互认；建立远程临床会诊中心，承担临床远程会诊功能，为基层医疗机构提供技术支持，承担远程教育任务；建立心电会诊中心，为基层医疗机构提供心电会诊支持。

（6）完善绩效考核制度。区域消毒供应中心、检验检测中心、影像会诊中心等运行指标由区卫生和计划生育委员会统一考核。医疗联合体内上下级医院间有明确、量化的年度和中长期目标、任务内容、支援方式、双方权利与义务、医院发展等协议。

2）苏州高新区医疗联合体实践

2016 年 3 月 30 日，苏州科技城医院与高新区七大社区卫生服务中心签署高新区医疗联合体协议书，在全市率先探索实质性医疗联合体新模式。苏州高新区医疗联合体是由苏州科技城医院与阳山、狮山、横塘、通安、东渚、镇湖、浒墅关 7 个社区卫生服务中心共同建立的新机制（张伟敏，2016）。苏州高新区医疗联合体在实践中，重点完成了如下工作。

（1）探索医疗联合体新模式。苏州高新区在全市先行创新建立的医疗联合体是苏州地区首个不仅局限于技术合作，而且实现人财物统一调配的实质性医疗联合体，开辟了区域医疗服务技术人才资源纵向流动的通道，打通了患者双向转诊的绿色通道。

（2）支持双向转诊服务。基层医疗机构则起到"筛查"作用，及时将不适合在基层诊治的危急重症、疑难复杂疾病患者转入苏州科技城医院治疗，并接收来自苏州科技城医院的康复期患者，从而避免无序就医状况，达到分级诊疗的目的。

（3）完善协作协同机制。在这个分工协作、协同发展的机制中，苏州科技城医院与基层医疗机构共享人力、设备等资源，帮助社区卫生服务中心提升服务能力。

（4）提供就近就医优惠服务。患者可以就近选择基层医疗机构就诊，避免综合医院经常出现的人满为患、长时间排队等现象，并享受基层医疗机构的优惠服务。

（5）加强信息化和远程医疗建设。利用高新区卫生和计划生育委员会建立的医疗服务信息化和远程会诊平台，苏州科技城医院的专家在本院即可为在社区卫生服务中心就诊的患者提供诊疗服务。

在吴江区和高新区医疗联合体实践基础上，苏州市将积极推动医院与基层医疗机构合作，组建医疗联合体或者医疗保健集团，推动优质医疗服务资源下沉。以三级医院为核心、二级医院为纽带组建 1+1(n)+x 或 1+x 形式的医疗联合体，实现管理、人才、技术、信息资源共享（卫萱，2016）。

12.3　苏州市医疗服务资源共享机制

苏州市地处经济最为发达的长江三角洲中部，担负着综合医改先行先试的重要使命。江苏省是全国深化医药卫生体制改革四个试点省份之一，苏州市又是江苏省内三个试点地级市之一。在医疗服务资源共享机制建设方面，苏州市应率先探索更具创新性的新模式，为我国医药卫生体制改革提供"苏州模式"。

12.3.1　苏州市医疗服务资源共享机制现状

在医疗服务资源共享机制建设方面，苏州市以城乡居民健康管理为主线，加强医疗信息平台和双向转诊机制建设。在医疗信息平台方面，注重电子病历和远程医疗服务平台建设；在双向转诊机制方面，工作重心在于双向转诊机制和分级诊疗制度的推进。

1. 医疗信息平台

截至 2015 年 8 月，苏州市在医疗信息化建立方面共投入近 2 亿元，建成以电子健康档案和电子病历为核心、互联互通的区域医疗信息体系，区域协同医疗产生规模效应，在全国率先实施医疗便民服务"一卡通"、预约挂号 12320"一号通"、医疗自助服务进家庭等医疗信息化项目[①]。在区域医疗信息体系中，电子病历和远程医疗服务平台成为重要组成部分。

1）电子病历

为减少临床差错、降低医疗风险，2008 年苏州市立医院部分诊室就开始应用电子病历替代手写病历。电子病历系统不仅能够将医生从重复繁重的书写工作中解脱出来，而且能够对医生处方进行质量审核和预警，对病历质量进行实时在线评估和监控。从而推动电子病历系统建设和应用，也加快了医疗信息化建设的步伐。

电子病历作为医疗信息的重要载体，已经成为医疗数字化、信息化建设的基础。在电子病历基础上，苏州市立医院将工作流（客户流）、资金流、组织流、物流和医疗信息流等五类资源全面进行信息化，形成现代化数字医院的雏形。随着电子病历的推广与应用，医院信息系统、临床信息系统等相继运行，并推动着远程医疗服务平台、"智慧健康"工程建设。

2）远程医疗服务平台

2015 年 9 月，江苏省卫生和计划生育委员会颁布《关于大力实施"三个一"工

---

① 张甜甜. 2015. 国家卫计委官员肯定苏州医疗信息化建设成果[EB/OL]. [2015-08-07]. http://js.people.com.cn/n/2015/0807/c360306-25886982.html.

程的意见》（苏卫综合〔2015〕18 号），提出实施"三个一"工程，即每个家庭拥有一名合格的家庭医生、每个居民拥有一份动态管理的电子健康档案和一张服务功能完善的居民健康卡。2016 年 1 月，由苏州市卫生和计划生育委员会负责建设的"智慧健康"一期工程四个项目上线，其中包括区域远程心电诊断平台和区域远程病理诊断平台（朱晓奕，2016）。而且，"三个一"工程将成为苏州"智慧健康"工程的重要项目。

（1）区域远程心电诊断平台。区域远程心电诊断平台连接着社区心电设备和综合医院心电诊断中心，通过远程心电诊断平台，姑苏区 16 所社区卫生服务中心和 12 所社区卫生服务站心电设备采集的心电图数据可以实时发送到苏州大学附属第一医院和苏州市立医院东区两大诊断中心，由诊断中心经验丰富的医生进行诊断并反馈诊断报告。

（2）区域远程病理诊断平台。区域远程病理诊断平台连接着综合医院会诊中心和下级医院，通过区域远程病理诊断平台，吴江区第一人民医院和苏州市中西医结合医院的病理切片通过专业设备扫描后实时传送到苏州大学附属第二医院和苏州市立医院东区的会诊中心，由上级医院出具诊断报告，有效提升了区域内病理检查的效率和服务水平。如果区域远程病理诊断平台传输的是疑难样本，综合医院就可以开展实时会诊。

2. 双向转诊机制

苏州市充分发挥公立医院和社区医疗机构各自的优势，通过上下联动、双向协作，不断总结经验，健全机制，提高医疗服务的协调性、连续性、整体性，为城乡居民提供优质的基本医疗服务。自 2007 年起，苏州市就开始了基层医疗机构与综合医院间双向转诊的推进。

1）双向转诊制度建设

为了做好医院和社区医疗机构双向转诊工作，2008 年苏州市颁布《苏州市社区卫生"双向转诊、契约式服务"实施意见》，标志着苏州市社区医疗服务内涵发展进入新的阶段（黄利军和孙颐，2008）。

2009 年，苏州市实施了医疗便民服务"一卡通"工程，在整合医院、预防保健机构、社区、社保、银行信息资源的基础上，实现了区域内居民在不同医疗机构与预防保健机构个人健康信息的实时共享，医保资金与个人银行资金的实时支付，居民个人终身电子健康档案的实时建立，达到了整合资源、降低成本、改善服务、提升管理的目标①。

---

① 江苏省政府城市社区卫生工作领导小组办公室. 2012. 苏州市着力建立公立医院和社区卫生服务机构上下联动双向协作机制[EB/OL]. [2012-02-16]. http://www.jswst.gov.cn/gb/jsswst/zxgz/sq/userobject1ai29342.html.

2012 年，苏州市印发了《关于推进苏州市医疗卫生机构实施双向转诊的指导意见》（苏卫社〔2012〕20 号），进一步明确了双向转诊的原则、对象、程序、要求和保障措施，进一步明确了二、三级医院与社区卫生服务中心的双向转诊关系，使双向转诊的绿色通道更加有效、便捷。

2016 年，江苏省苏州市人民政府办公室颁布《关于印发苏州市推进分级诊疗制度建设实施方案的通知》（苏府办〔2016〕7 号），大力推进分级诊疗制度建设，计划于 2017 年底基本建成"基层首诊、双向转诊、急慢分治、上下联动"的分级诊疗制度，不仅慢性病患者将享受便捷的诊疗，全市基层医疗机构的居民健康"守门人"功能也将全面提升。

面向持续增长的健康需要和医疗服务需求，苏州市将进一步加强城乡基层医疗机构标准化、规范化建设，为基层首诊、双向转诊提供保障。到 2017 年底，实现每个街道或每 3 万～10 万常住人口由政府开办一所达到省定标准的社区卫生服务中心，每个村或 3000～5000 人建立一所社区卫生服务站；乡镇卫生院 50%达到省级示范乡镇卫生院标准，社区卫生服务中心 85%达到省级标准（卫萱，2016）。

2）苏州大学附属第一医院

从 2010 年起，苏州大学附属第一医院与周边社区开展双向转诊工作，对转诊细则、流程、信息交流进行了有益探索。2012 年与沧浪区润达、胥江、双塔、娄江四个社区卫生服务中心签订协议，苏州大学附属第一医院等 6 家综合医院与姑苏区 13 家公立社区卫生服务中心签订对口协作协议，与双塔街道社区卫生服务中心签订对口协作协议。在实践基础上，苏州大学附属第一医院形成了双向转诊信息流程（图 12-10）[①]。

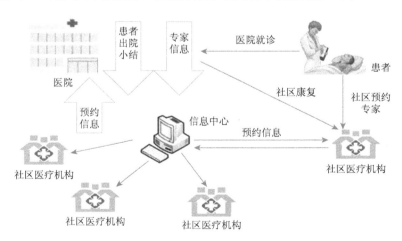

图 12-10　苏州大学附属第一医院双向转诊信息流程

① 社区卫生处. 2013. 双向转诊，困难中前行[EB/OL]. [2013-08-30]. http://fyy.sdfyy.cn/Main/NewsView_B255_A11381.html.

随着苏州大学附属第一医院在双向转诊、分级诊疗领域的探索和实践，医院与苏州市 14 家公立三级、二级医院组建了医疗联合体，建立了分工协作机制，逐渐使慢性病或轻微疾病在基层得到诊治，危急重症、疑难复杂疾病患者可以经绿色通道定点转到苏州大学附属第一医院。

2017 年，苏州市将基本建立制度健全、服务规范、运转高效的分级诊疗新机制，做到一般常见病、多发病实行基层首诊，基本实现"小病在社区、大病进医院、康复回社区"的目标。

12.3.2　苏州市医疗服务资源共享机制建设策略

2009 年，中共中央、国务院颁布的《关于深化医药卫生体制改革的意见》（中发〔2009〕6 号），标志着我国新医改的开始。面对我国新医改遇到的重重困境，面对苏州市医疗服务资源共享机制现状以及苏州市医疗服务体系发展中存在的问题，有必要从新医改的宏观视角给出更加符合中国国情的苏州市医疗服务资源共享机制建设策略。

1. 新医改体系系统性设计

宏观政策设计始终是各级政府不可推卸的责任，在医药卫生体制改革探索与实践中给出适合本区域的系统性设计方案各级政府责无旁贷。在我国新医改方案中，"创新医疗、健全医保、规范医药"的三医联动策略（图 12-11），仍将持续引领我国医药卫生体制改革。苏州市在医改先行先试的过程中，应结合苏州市经济发展状况，在三医联动框架下设计更适合苏州市的医药卫生体制改革方案。

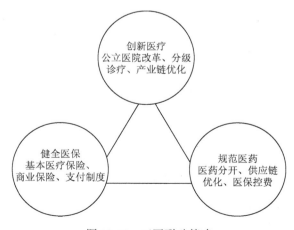

图 12-11　三医联动策略

1）关注焦点和配置重心

随着人们健康理念和就医观念的变化，医疗服务关注的焦点应从疾病治疗转向健康管理，医疗服务资源配置的重心也应由治疗性医疗服务资源转向预防性医疗服务资源，形成以预防为主的医疗服务体系。

在如图 12-11 所示的三医联动策略中，关注焦点应逐步转移到健全医保的商业保险、创新医疗的产业链优化、规范医药的供应链优化，配置重心也应逐步转移到保障城乡居民健康价值最大化的医疗服务资源配置方向。

2）结构优化和功能完善

医疗服务资源结构优化已经确定了一个基本目标，即治疗性资源∶预防性资源＝2∶8，保障健康管理功能的提升。在微观环境中，医疗服务资源结构优化可以采用盘活存量、激发增量的方法，提高医疗服务资源利用率和使用效率。

在医疗服务资源结构优化过程中，应综合考虑公立医院的公益性和民营医院的营利性，提前考量公立医院和民营医院的预期比例结构。公立医院应致力于追求"人人享有基本医疗卫生服务"的目标，民营医院致力于满足高端消费需求。

3）虚拟资源和实体资源

远程医疗、移动医疗服务技术的发展，增强了医疗服务资源配置状态、使用状态和均等化水平的透明化，实现多点异地资源云及资源地虚实映射环境中的共享与协同。资源云和资源地对应的流动资源与固定资源，成为协调不同区域医疗服务资源配置状态的纽带。

在医疗服务资源网格化管理体系中，虚拟资源和实体资源协调运营以整合碎片化资源，通过精细化、合理化、网格化的配置，实现"整体大于部分之和"的目标。在人口分布公平性和地理分布公平性驱动下，需要动态协调不同区域的医疗服务资源，向着资源均衡配置、均等享受的目标迈进。

2. 新医改政策区域性示范

医疗服务资源均等化目标，必须与社会经济发展、区域经济发展和自身资源配置相适应，必须采取差异性的资源配置策略。由于医疗服务资源配置不均衡、享受不均等产生于不同区域，所以不同区域应设置不同的均等化目标、制定不同的政策，形成新医改政策区域性示范格局（图 12-12）。苏州市在医改先行先试的过程中，应制定与苏州市社会经济发展相适应的均等化目标和政策，融入区域性生态环境、打造具有竞争优势的医疗服务产业链。

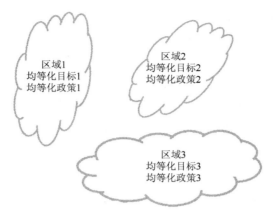

图 12-12　新医改政策区域性示范

1）区域性生态环境

医疗服务资源均等化直接关系国计民生，与此同时人们的健康理念、就医观念也会影响医疗服务资源均等化进程，不同区域产生不同的医疗服务生态环境。在经济环境、生态环境的共同作用和影响下，医疗服务资源均等化呈现不同的状态与特性。

医疗服务资源均等化源于不同区域的比较，源自不同区域物理的或者心理的差异，区域性示范的最大价值，在于产生更加适合区域生态环境的政策，产生与民生期待更加吻合的模式，有助于在比较中选择更加适合的模式。

2）医疗服务产业链

在不同生态环境中孕育的医疗服务产业链，具有不同的结构、功能和行为，会产生不同的竞争优势。如果不同区域医疗服务产业链的差距加大，那么不同区域医疗服务资源均等化水平的差距也必将加大。

医疗服务产业链贯穿不同区域，服务于区域内的医疗机构、医疗设施设备和医疗服务技术人员，以及最终客户，如健康人群、患病人群、康复人群，从而形成不同的优势和特色。医疗服务产业链融入不同区域生态环境的过程，既是一个适应的过程，又是一个升华的过程，一个致力于提高医疗服务能力和价值生成的过程。

3. 新医改策略多样性探索

医药卫生体制改革是一项国际性难题，最终所形成的中国式医改模式也不应该只有一个，所以在探索过程中应该采取多样性策略。新医改策略多样性探索（图 12-13），并不仅仅是为了规避风险，更重要的是要依据不同区域的特色创造更大的价值，是一个价值创造的过程。由于我国不同区域经济发展水平、地域文化、健康理念和就医观念等差异，在医疗服务均等化探索过程中应结合不同区域的特点采取相应的策略。苏州市在医改先行先试的过程中，应该在区域内采用多样性策略，从而探索更具竞争优势、更加契合的医改策略。

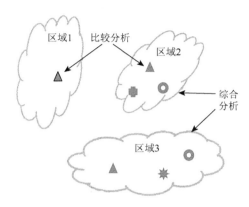

图 12-13　新医改策略多样性探索

注：不同形状代表不同策略

1）区域集中式综合策略

在一个特定区域，可以结合区域特点采取多种不同的策略，在不同社区之间、城乡之间创建综合分析的环境，便于选择更适合的区域性策略。区域集中式综合策略的实施，有助于对集成策略进行综合效应分析，探索更可行的路径。

以区域医疗联合体为例，其本身就存在横向和纵向两类不同的策略，也存在松散型与紧密型两类不同的策略。医疗联合体在我国的示范和推广应用，逐步向着以资产为纽带的紧密型医疗联合体模式发展，以改变经济相互独立的利益体之间的竞争关系。

2）区域比较式单一策略

根据现实环境，可以将遵循国家、地方策略探索的医改模式视为单一策略。单一策略的存在有助于进行比较分析，即不同区域单一策略环境下单一策略比较、综合策略环境下单一策略比较。在多样性探索中，不同策略之间的比较分析有助于发现存在的问题、探寻改进的方向。

在多区域多样性策略探索中，留下丰富的观察样本以备比较分析，面向民生福祉和民生价值探索最佳路径。不同区域甚至同一区域也可以采取多样性策略，比较不同环境或者同一环境相同策略产生的异同。在医疗服务策略多样性探索中，积累的社会、经济和环境影响数据值得深入挖掘与分析。

4. 新医改措施动态性改进

任何一项改革都不可能一蹴而就、一帆风顺，医药卫生体制改革也是如此，新医改历时七年，无论是否存在"把错脉、开错方、下错药"的问题，为民生所愿的整体改革趋势和过程值得关注，每一个阶段性成果都有待深入分析和评价，为后续发展提供改进建议。新医改措施动态性改进（图 12-14），宗旨在于保障民生福祉和民生价值。苏州市在医改先行先试的过程中，应制定和完善医改绩效评价体系，结合评价结果动态改进医改措施，实现保障民生的根本目标。

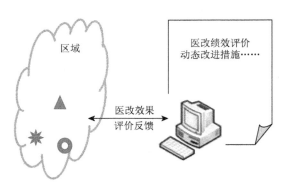

图 12-14　新医改措施动态性改进

注：不同形状代表不同策略

1）基于大数据分析的动态改进

在医药卫生体制改革过程中，凭借集聚的健康医疗大数据进行分析，深入描述各种策略实施的具体效果。在医疗服务体系中，电子健康档案和电子病历标准化是实现医疗服务资源共享的基础，也是区域性医疗信息网络建设的基础。信息透明化驱动的医疗服务资源共享，有助于揭示医疗服务资源的配置状态、使用状态和均等化水平。

在健康医疗大数据驱动下，城乡一体化医疗服务网络中流转的资源直接趋向均衡，最大化满足城乡居民健康需要和医疗服务需求。健康医疗大数据的价值，决定了新医改措施动态改进决策的准确性，能够提出更加精准的改进方案。不同区域医疗服务资源均等化领域的探索，将实践经验转化为健康医疗大数据蕴涵的知识。

2）基于民生反馈的动态改进

医药卫生体制改革的目的，在于提升民生福祉和民生价值，所以应广泛地获取民生的意见和建议，通过民生反馈调整新医改措施，推动新医改持续走进民生意愿、民生利益。民生反馈已经成为获取民生意见和建议的重要渠道，并且应该成为医疗服务资源均等化的重要驱动力。

在医药卫生体制改革过程中，各级政府应更持续、更广泛地获取民生反馈意见和建议，并将民生反馈融入新医改的各个阶段，遵从民生意愿持续提高医疗服务能力。在全民医保、全民健康、全生命周期健康管理目标驱动下，医疗服务资源均等化目标持续推进，民生福祉和民生价值持续提升。

12.4　本　章　小　结

基于区域医疗联合体的医疗服务资源共享机制，建立在民生福祉和民生价值最大化基础之上。以苏州市医疗服务资源共享机制建设为契机，从新医改的宏观视角采取系统性设计、区域性示范、多样性探索和动态性改进等措施，探索医疗服务资源均等化的"苏州模式"。在医药卫生体制改革进程中，只有坚持保障民生的意愿"把脉、开方、下药"，才能持续创新中国式医改模式。

参 考 文 献

贝文，李力达，姚诠，等. 2003. 实行专科医生准入制度的初步探讨[J]. 中国医院管理，23（1）：2-5.

卜勇力. 2015. 西藏自治区公共医疗资源网格配置研究[D]. 成都：电子科技大学.

蔡春芳. 2014. 上海市基本医疗服务均等化及改革模式研究[D]. 上海：上海工程技术大学.

陈定湾，王国敬，沈堂彪，等. 2012. 浙江省县乡卫生一体化改革运行效果的调查研究[J]. 中国卫生经济，31（3）：14-16.

陈定湾，王国敬，沈堂彪，等. 2013. 余姚市县乡医疗资源功能整合改革效果的调查研究[J]. 中国农村卫生事业管理，33（10）：1103-1106.

陈刚. 2015. 公益性、可及性的效率基础与医疗体制选择[J]. 生产力研究，（1）：98-100.

陈佳琦. 2007. 论亚当斯的公平理论[J]. 研究与交流，（5）：8-10.

陈建华，鲁翔. 2014. 2006—2011年江苏省卫生资源配置状况与公平性研究[J]. 中国社会医学杂志，（3）：209-211.

陈龙. 2013. 城乡基本医疗资源配置均等化问题研究[D].济南：山东财经大学.

陈露，路云，曹乾，等. 2015. 我国居民预防保健服务需求及影响因素研究[J]. 中国全科医学，18（4）：428-432.

陈璞. 2009. 城市医院与社区卫生服务机构双向转诊模式与监管机制研究[D]. 武汉：华中科技大学.

陈文贤，高谨，毛萌. 2002. 从一个英国医院集团的运营现状看医院集团的发展趋势[J]. 中华医院管理杂志，18（9）：574-576.

陈颖. 2008. 北京市医疗资源配置与人口发展关系研究[D]. 北京：首都经济贸易大学.

程崇高，陈香，纪平. 2012. 城乡医院集团化让"上下"成一盘棋[N]. 健康报，2012-04-26（7）.

程杨杨，吴树运，李龙云，等. 2014. 我国妇幼保健机构卫生人力资源配置公平性分析——基于Lorenz曲线和Gini系数的视角[J]. 中国初级卫生保健，28（4）：13-16.

代英姿，王兆刚. 2014. 中国医疗资源的配置：失衡与调整[J]. 东北财经大学学报，（1）：47-53.

戴莎白，黄晓光. 2013. 德国全科医生的教育和就业情况及现存问题[J]. 中国全科医学，36：3519-3521.

邓芳丽. 2012. 借鉴日本医疗模式缓解"看病难"问题[J]. 当代护士（中旬刊），（3）：185-186.

邓喜成，刘平波，黄鹏，等. 2015. 澳大利亚心胸外科专科医师培训制度简介及对我国心胸外科专科医师培训制度建立的几点建议[J]. 中国胸心血管外科临床，22（3）：184-186.

杜玉辉. 2015. 基于法制视域对医疗卫生资源配置公平性的研究[J]. 中国煤炭工业医学杂志，18（6）：1039-1042.

段丁强，周靖. 2016. 对医疗服务供给公益性若干认识误区的辨析[J]. 医学与哲学，（2）：45-47.

凡先光. 2012. 我国保险需求制约因素探讨[J]. 江苏商论，（22）：56-57.

樊继达. 2009. 欧美国家的基本公共服务均等化[EB/OL]. [2009-08-25]. http://theory.people.com.cn/GB/41038/9922226.html.

范洁，黄晓光，吉科一，等. 2016. 江苏省 2014 年卫生资源配置现状及公平性研究[J]. 南京医科大学学报（社会科学版），6（2）：95-98.

范靖，徐幻，胡新勇. 2012. 大型综合医院面向基层的集团化蓝海战略探讨[J]. 中国社会医学杂志，（2）：83-85.

范俊杰，尚积玉，李望晨，等. 2014. 基于 Gini 系数的卫生资源配置公平性研究——以 2001～2012 年山东省为例[J]. 中国卫生事业管理，31（5）：328-329.

范启勇，曹剑锋，孟丽莉. 2012. 日本医疗信息化建设的启示[J]. 中国数学医学，7（3）：118-120.

封华，蒋小彬，田庆丰. 2015. 河南省卫生资源配置的公平性分析[J]. 现代预防医学，42（7）：1229-1232.

冯雅，王高玲，王彬夫. 2015. 新医改背景下基于 Lorenz 曲线与 Gini 系数的江苏省卫生资源配置公平性研究[J]. 医学与社会，（5）：29-31.

傅晓，欧阳华生. 2008. 我国省际间医疗卫生资源配置公平性分析[J]. 卫生经济研究，（11）：18-21.

高芳英. 2010. 美国医疗保健服务体系的形成、发展与改革[J]. 史学集刊，6：10-17.

高力军，宁宁，康正，等. 2013. 发达国家阶段式全科医生培养模式对我国的借鉴[J]. 西北医学教育，6：1079-1080，1119.

葛恒云. 2007. 美国的医疗服务体制及其对我国社区医疗工作的启示[J]. 中国卫生事业管理，（5）：353-354.

龚伶伶，金琳莉. 2007. 澳大利亚医疗资源互补共享合作模式对我国推行双向转诊工作的启示[J]. 中国全科医学，8：632-633.

顾海，李佳佳. 2009. 国外医疗服务体系对我国医疗卫生体制改革的启示与借鉴[J]. 世界经济与政治论坛，（5）：102-107.

郭海强，左天明，丁海龙，等. 2011. 基于基尼系数的全国卫生资源配置公平性研究[J]. 预防医学情报杂志，27（4）：241-243.

郭清，王小合，李晓惠，等. 2006. Lorenz 曲线和 Gini 系数在社区卫生服务资源配置公平性评价中的应用[J]. 中国卫生经济，25（1）：50-53.

郭蕊. 2012. 教师效能评价模型概述[J]. 教育测量与评价，（5）：18-21.

郭振友，石武祥. 2011. 广西壮族自治区县级医疗卫生资源配置的公平性研究[J]. 中国医院管理，12：12-14.

果永宽，杜胜利. 2011. 农村卫生人力资源开发现状及对策[J]. 广东农业科学，38（14）：183-184.

韩春蕾，陈利. 2013. 我国公共卫生服务均等化评价指标体系及实证研究[J]. 中国卫生事业管理，30（5）：324-326.

郝敏，王璞，沈霞. 2009. 德国医疗体制的几点感悟[J]. 医疗与哲学，（10）：53-55.

何军，杨建，于红典，等. 2015. 四川省卫生资源地域分布公平性分析[J]. 现代预防医学，42（10）：1806-1808.

贺买宏，王林，贺加，等. 2013. 我国卫生资源配置状况及公平性研究[J]. 中国卫生事业管理，30（3）：197-199.

胡德仁. 2011. 中国地区间财政均等化问题研究[M]. 北京：人民出版社.

胡煜昂. 2005. 华阳街道社区管理网格化的实证研究[D]. 上海：上海交通大学.

黄冰清. 2014. 区域文明建设对现代化发展的推动力研究[D]. 南京：东南大学.

黄何. 2015.我国西部地区基本医疗卫生资源网格配置研究[D]. 成都：电子科技大学.

黄欢. 2010.社区居民就医行为研究[D]. 镇江：江苏大学.

黄利军，孙颐. 2008. 苏州市社区卫生服务机构与市级公立医院互动现状分析与探讨[J]. 中国医院管理，28（12）：86-88.

黄睿彦. 2011. 欧洲体系医学人才培养模式比较研究——以英法德为例[J]. 医学与哲学（人文社会医学版），12：15-17，20.

黄燕. 2014. 重视医联体的顶层设计[N]. 中国医药报，2014-03-10.

黄阳涛. 2013.江苏医疗卫生资源配置的人口分布及公平性研究[J]. 中国医疗保险，（8）：27-31.

冀涛. 2013. 我国全科医生培养模式的思考[J]. 中华医学教育杂志，33（2）：185-187.

赖爱华，陈烈平. 2009. 国外解决农村卫生人力资源不足的经验与借鉴[J]. 中国农村卫生事业管理，29（7）：557-559.

李洁. 2015. 基于"网络指导医院"实践构建区域儿科联盟可行性研究[D]. 重庆：重庆医科大学.

李进华. 2005. 网格知识管理研究[D].武汉：武汉大学.

李琦，罗志清，郝力，等. 2005.基于不规则网格的城市管理网格体系与地理编码[J]. 武汉大学学报，（5）：408.

李倩. 2005.湖北省卫生资源配置的效率和公平性研究[D]. 武汉：华中科技大学.

李文庆. 2010. 专科医师培训人力资源管理体系研究[D]. 天津：天津医科大学.

李湘君. 2013，江苏农村居民就医行为影响因素分析[J]. 南京中医药大学学报，14（1）：40-43.

李晓惠. 2006. 社区卫生服务资源配置评价方法研究[J]. 中国卫生统计，23（3）：215-217.

李妍嫣，袁祥飞. 2009. 主要发达国家医疗卫生体制模式比较及启示——以英国、美国和德国为例[J]. 价格理论与实践，（5）：44-45.

李岳峰，张淑华. 2015. 我国卫生体制改革：基于时间和空间维度的分析[J]. 卫生经济研究，（9）：10-14.

李志昱，曹书杰，李天庆. 2009. 澳大利亚社区服务与全科医生培养对中国公共卫生事业的借鉴意义[J]. 中国医院，13（6）：78-79.

连燕舒，范群，陈永年. 2010. 南京市社区卫生服务利用情况和满意度调查[J]. 中国全科医学，13（7）：2086-2088.

梁鸿，褚亮. 2005. 试论政府在医疗卫生市场中的作用[J]. 复旦学报（社会科学版），6：101-108.

梁蕙仪. 2008. 我国转轨时期医疗服务非政府性供给分析[J]. 广州：暨南大学.

刘杰，马传景. 1991. 资源配置机制的比较与选择[J]. 管理世界，（2）：216-217.

刘娟，陈志勇，吴世友. 2013. 构建我国全科医生培养质量保障体系的探索[J]. 医学与哲学（人文社会医学版），（9）：77-79.

刘丽华，王珊，鲍玉荣. 2012. 国内外医院床位资源变化比较[J]. 解放军医院管理杂志，19（2）：179-181.

刘伟，王取平，李彼，等. 2005. 江苏省城乡居民就医行为演变趋势调查研究[J]. 中国卫生经济，24（10）：40-42.

刘文生. 2016. 医联体：离分级诊疗还有多远[J]. 中国医院院长，17：40-43.

刘晓溪，毕开顺. 2013. 英国基础医疗服务体系对我国的启示——以城市社区卫生服务中心建设为例[J]. 人民论坛，（11）：246-247，256.

刘益兵，吴伟. 2014. 江苏省基层医疗卫生服务体系建设的调查与思考[J]. 中国卫生人才，（10）：76-79.

鲁建华，陈融，王青青. 2013. 美国全科医生培养模式对综合性医院全科医生培养的启迪[J]. 全科医学临床与教育，1：50-51，55.

吕炜，王伟同. 2008. 发展失衡、公共服务于政府责任——基于政府偏好和政府效率视角的分析[J]. 中国社会科学，（4）：52-64.

罗阳峰. 2013.西部地区乡镇卫生院医疗服务效率分析[D]. 武汉：华中科技大学.

罗元文，王慧. 2009. 日本医疗保险制度经验对中国的启示[J]. 经济研究，（4）：42-46.

马洪瑶，申俊龙，徐爱军，等. 2014. 2004 年～2011 年江苏省卫生资源配置公平性分析[J]. 中国卫生质量管理，21（3）：111-114.

马家驹. 2010. 美国的全科医生制度[J]. 医院管理理论坛，3：52-53.

马强，姜丽美. 2009. 德国医疗卫生体制及其改革趋向对我国的启示[J]. 卫生软科学，23（5）：563-564.

曼昆. 2010.经济学基础（第 5 版）[M]. 梁小民，等译.北京：北京大学出版社：163-175.

毛瑞锋. 2016. 医院集团化建设的实践与理论探索[J]. 企业改革与管理，10：202.

毛瑛，杨杰，刘锦林. 2013. 澳大利亚农村及边远地区卫生人力干预策略及对中国的启示[J]. 中国卫生经济，（8）：90-93.

闵泽. 2013. 公立医院财政补偿机制完善研究——以贵州省安顺市人民医院为例[D].武汉：华中师范大学.

缪叶佳，崔友洋. 2014. 基于健康管理理念的中医药预防保健服务体系建设研究[J]. 产业与科技论坛，（16）：57-59.

彭慕君，廖旭晨. 2012. 医疗保障制度应注重预防性医疗服务的提供[J]. 新财经（理论版），（2）：63-64.

普华永道.2012. 医药 2020：未来供应链之路将如何走？[EB/OL]. [2012-02-11]. http：//blog.sina.com.cn/s/blog_6955573201012weq.html.

秦翔，张开金，胡大洋，等. 2007. 江苏省居民社区首诊意愿及其影响因素分析[J]. 中国医院管理，27（3）：33-35.

任金玲. 2011. 基于慢性病病人需求的社区卫生服务研究[D]. 广州：广州中医药大学.

尚婷，姚华. 2012. 国外农村医疗卫生工作经验研究[J]. 中国农村卫生，（22）：39-40.

邵洁，许铁峰，张勘. 2011. 美国的专科医师制度探析及中国专科医师制度建立的思考[J]. 中国卫生资源，6：361-363.

申美霞，杨兴平，郑文新. 2013. 推行家庭医生服务的瓶颈问题分析与对策研究[J]. 中国伤残医学，10：66-68.

沈剑飞，张文泉，靳昶. 2006. 对美国政府管制制度的解读及其启迪[J]. 价值工程，25（2）：8-10.

石书玉，孙贺一，王淑娟，等. 2005. 日本外科专科医师培养制度的现状分析[J]. 日本医学介绍，26（4）：188-190.

宋新明. 2010. 上海市松江区医疗资源配置现状及对策研究[D]. 上海：上海工程技术大学.

孙子平. 2002. 浅谈日本的医疗保健体系[J]. 中国临床保健杂志，5（2）：159.

陶艺. 2015. 基于公平优先原则的卫生资源配置标准研究[D]. 重庆：重庆医科大学.

陶艺，钟晓妮，文小焱. 2016. 重庆市医疗卫生资源配置公平性研究[J]. 上海交通大学学报（医学版），36（2）：285-290.

田枫. 2005. 网格服务的技术研究[D]. 大庆：大庆石油学院.

田玲，李冬梅，梁晓捷. 2005. 国外医师制度及培养过程[J]. 医学纵览，（26）：29-31.

万学红. 2006. 多种手段支持乡村医院[J]. 现代养生，（10）：6-7.

汪陈应，李佳，邬小军. 2013. 物联网条件下区域协同医疗服务模式[J]. 现代医院管理，11（5）：44-47.

王超君. 2012. 我国城乡基本医疗卫生服务均等化研究[D]. 杭州：浙江财经大学.

王聪，刘子先. 2013. 基于DRGs与模糊需求的医疗服务资源分配优化[J]. 工业工程，16（6）：34-39.

王锦倩，刘雁飞，祁国明. 2004. 我国专科医师培养与准入的现状、问题与对策[J]. 中国循证医学杂志，4（2）：116-121.

王声，宋秀琚. 2008. 英国农村健康服务体系及对我国的启示[J]. 世界经济与政治，（3）：12-13.

王诗露，高晓璐，陈然. 2011. 农民对农村社区卫生服务站满意度调查——以江苏省泰州市为例[J]. 经济研究导刊，8：131-132.

王霜奉. 2014. 国外掀起移动医疗"风潮"[J]. 上海信息化，（3）：84-86.

王素瑛，代天祥，江玉. 2001. 继续医学教育管理与质量监控[J]. 泸州医学院学报，24（6）：555-556.

王小合，郭清，许亮文，等. 2005. Lorenz曲线和Gini系数在社区卫生服务资源配置公平性评价中的应用[C]. 中华预防医学会第八次社会医学学术年会论文集：250-255.

王延中，江翠萍. 2010. 农村居民医疗服务满意度影响因素分析[J]. 中国农村经济，（8）：80-87.

王怡. 2014. 完善分级诊疗服务模式[J]. 财经界，（3）：94-95.

王翌秋，王舒娟. 2010. 居民医疗服务需求及其影响因素微观实证分析的研究进展[J]. 中国卫生政策研究，3（8）：55-62.

王玉荣. 2014. 河口街道社区公共卫生服务网格化管理、团队建设及激励政策初探[J]. 社区医学杂志，11：17-18.

卫萱. 2016. 苏州计划2017年底基本建成分级诊疗制度[EB/OL]. [2016-03-05]. http://js.people.com.cn/n2/2016/0305/c360306-27872067.html.

魏来. 2014.连续—碎片—整合——我国农村三级医疗卫生网络服务提供模式的历史演变及启示[J]. 中国卫生政策研究，（12）：24-30.

魏来. 2015. 农村三级医疗机构纵向整合特征与问题研究[J]. 卫生软科学，（5）：273-277.

魏延，段沁江，包国祥，等. 2015. 江苏省农村卫生人力资源现状与问题分析[J]. 现代预防医学，42（2）：269-272.

乌日图. 2003. 医疗保障制度国际比较研究及政策选择[D]. 北京：中国社会科学院.

吴春容. 2002. 全科医生与专科医生的区别[J]. 中华全科医师杂志，（1）：40-42.

吴红辉，李程跃，王颖，等. 2015. "疾病预防控制对人群期望寿命的贡献研究"结果简介[J]. 中国卫生资源，18（2）：86-88.

吴辉，何长龙，李伟平. 2009. 澳大利亚国家医疗信息系统安全保障措施研究[J]. 信息网络安全，（8）：59-60.

吴伟东. 2011. 医疗改革的代际公平取向：以美国医改为例[J]. 兰州学刊，（6）：105-108.

吴胤歆，黄子杰. 2009. 英、德、美、法四国医学教育的共性与启示[J]. 中国高等医学教育，10：42-44.

伍微. 2013. 基于企业经营管理的透明化管理对策分析[J]. 经营管理者, (21): 70.

伍曦. 2012. 南昌县农村公共卫生服务体系建设研究[D]. 南昌: 江西农业大学.

武琼, 陈敏. 2013. 智慧医疗的体系架构及关键技术[J]. 中国数字医学, (8): 98-100.

谢宇, 代涛, 朱坤, 等. 2010. 南京市社区居民社区首诊意愿及影响因素研究[J]. 中国全科医学, 13 (15): 1621-1624.

谢宇. 2010. 南京市社区首诊实证研究[D]. 北京: 北京协和医学院.

谢之辉, 许铁峰, 倪艳华, 等. 2014. 上海市卫生人力资源研究[J]. 中国卫生信息管理杂志, 6: 613-618, 623.

熊季霞, 李月. 2012. 公立医院集团化发展中存在的问题与对策研究[J]. 南京中医药大学学报 (社会科学版), 13 (4): 226-230.

熊季霞, 陆荣强, 徐爱军. 2013. 新医改背景下公立医院集团模式的治理与评价[J]. 南京中医药大学学报 (社会科学版), 14 (3): 177-180.

熊娟. 2012. 基于可达性的医疗服务均等化研究——以湖北省松滋市为例[D]. 武汉: 华中师范大学.

熊侃霞, 宋涛, 张亮, 等. 2010. 政府在医疗服务资源配置中的缺陷分析[J]. 中国卫生事业管理, (12): 801-802.

徐芳. 2007. 江苏城乡居民医疗消费差异性的实证研究: 2001-2005[D]. 北京: 南京理工大学.

徐康, 王丹, 张丽娜, 等. 2014. 江苏省基层卫生人力资源配置公平性分析[J]. 中华疾病控制杂志, 18 (8): 797-798.

徐康. 2014. 江苏省基层医疗卫生机构卫生人力资源分布状况及配置公平性研究[D]. 南京: 南京医科大学.

徐书贤. 2014. 集团化医院: 新生态新战略[J]. 中国医院院长, 23: 39.

许莉, 周东良. 2015. 江西省公共卫生支出公平性的实证分析——基于基尼系数和泰尔指数的视角[J]. 宿州学院学报, 30 (4): 46-51.

许思涛, 陈岚. 2015. 德勤——中国医疗服务行业分析报告[EB/OL]. [2015-04-30]. http://zk.cn-healthcare.com/doc-show-4115.html.

许志红, 张琦, 杨月青, 等. 2012. 社区家庭医生责任制双向转诊模式的探索与实践[J]. 临床医药实践, 21 (10): 798-800.

闫凤茹. 2010. 我国医疗卫生服务资源配置公平性研究[J]. 中国卫生资源, 13 (6): 296-298.

杨东亮, 徐明生, 黄万武, 等. 2007. 德国医学学位教育的研究与启示[J]. 学位与研究生教育, 5: 73-76.

杨国胜, 黄建凤, 牛雨, 等. 2010. 专科医院适应专科医师培养制度的探索[J]. 中国医院管理, 6: 32-33.

杨秋梅. 2012. 基于慢性病患者需求的社区卫生服务模式的构建[J]. 科技视界, (19): 307-308.

杨婷婷, 张建华. 2016. 基于文献计量的卫生资源配置公平性研究[J]. 卫生经济研究, (3): 48-50.

杨伟民. 2006. 论医疗卫生服务的公共属性和社会属性[J]. 社会, 26 (2): 189-204.

杨英, 郑丽云, 姜辉. 2014. 澳大利亚全科医生培训体系及其启示[J]. 中国全科医学, 17 (8): 851-856.

佚名. 2011. 电子病历在苏州市立医院的应用[J]. 中国信息界: e医疗, (2): 46-47.

佚名. 2016. 健康小屋的解决方案[EB/OL]. [2016-05-29]. https://zhidao.baidu.com/question/18858
　　4827904003108.html?skiptype = 2.

尹丽. 2012.山东省城乡基本医疗卫生服务均等化研究[D]. 济南：山东财经大学.

尹岭，李梅. 2009. 中国农村三级医疗卫生服务网络建设：理论与实践[C]. 自主创新与持续增长
　　第十一届中国科协年会论文集，（3）：4.

尹文. 2008. 论我国社会保障医疗资源配置[D]. 武汉：武汉科技大学.

尹文强，严非，丁国伟，等. 2004. 三城市社区卫生服务机构医疗服务提供效率评价[J]. 中华医
　　院管理杂志，3：22-26.

余正，张健，杨婵婵. 2014. 公立医院管办分离改革理事会模式与董事会模式对比分析[J]. 中国
　　医药科学，（1）：161-164.

余中光，陈校云，李祥文，等. 2012. 英加澳急诊专科医师培养模式比较研究[J]. 中国循证医学，
　　12（9）：1035-1040.

虞红. 2012. 我国全科医生培养模式现状探讨[J]. 中国实用医药，（17）：265-267.

张会福. 2005. 网格环境下动态共享制造资源技术[J].武汉理工大学学报，（10）：74.

张晋川，王晓波，杨巧. 2010. 大型医院人力资源管理问题分析与对策[J]. 重庆医学，6：748-749.

张俊权，斐丽昆. 2005. 澳大利亚全科医生培养模式对中国的启示[J]. 中国全科医学，8（17）：
　　1399-1401.

张鹭鹭，胡善联，魏颖，等. 2000a. 区域内医院医疗资源配置公平性研究[J]. 中华医院管理杂
　　志，16（5）：277-279.

张鹭鹭，胡善联，魏颖，等. 2000b. 论医院医疗服务供给的效率与公平[J]. 中华医院管理杂志，
　　16（5）：274-277.

张敏敏，王高玲，王彬夫. 2015. 基于基尼系数和泰尔指数的新医改后江苏省卫生资源配置公平
　　性研究[J]. 广西医学，37（10）：1452-1456.

张娜. 2007. 农村居民就医行为研究——对江苏省淮安市 X 镇的调查[D]. 南京：南京农业大学.

张瑞华，何思长，赵大仁，等. 2016. 新医改前后四川省卫生资源配置的公平性分析[J]. 重庆医
　　学，（13）：1813-1815.

张伟敏. 2016. 苏州高新区在全市先行探索建立医疗联合体[EB/OL]. [2016-03-31]. http：//www.
　　js.xinhuanet.com/2016-03/31/c_1118498193.htm.

张晓. 2011. 城乡公共服务网络资源配置研究[D]. 成都：电子科技大学.

张晓玲，李红玉. 2004. 澳大利亚的社区卫生服务模式对中国全科医学教育的启示[J]. 中国卫生
　　事业管理，2：99-101.

张璇，陈缬绅，梁兴伦. 2011. 英美澳全科医学模式及其对我的借鉴作用[J]. 医学前沿，1（24）：
　　78-80.

张雪平. 2012. 浙江省基本公共服务均等化的差异性研究[D]. 北京：中国社会科学院.

张彦琦，唐贵立，王文昌，等. 2008. 基尼系数和泰尔指数在卫生资源配置公平性研究中的应用[J].
　　中国卫生统计，25（3）：243-246.

张永梅，李放. 2010. 农村基本医疗卫生服务供给满意度分析——基于江苏省的调研数据[J]. 南
　　京农业大学学报，10（1）：21-26.

张宇，张东华，薄红，等. 2015. 浅谈我国全科医生的培养现状、问题与对策[J]. 继续医学教育，
　　（9）：3-5.

张子武，陈文，潘惊萍，等. 2014. 四川省卫生资源公平性研究[J]. 中国社会医学杂志，（5）：357-359.

赵红，王小合，应心，等. 2012. Lorenz 曲线和 Gini 系数在卫生资源配置公平性评价应用中的几个问题与思考[J]. 中国卫生经济，31（4）：25-27.

赵林度. 2016. 远与近：远程医疗服务模式创新[M]. 北京：科学出版社.

赵林度，王新平. 2016. 供应链弹性管理：测度与策略[M]. 北京：科学出版社.

郑文，黄非，雷敏. 2014. 医师多点执业难的原因及对策[J]. 卫生经济研究，12：11-13.

周超，张玉洁，孙忠河. 2014. 医院集团化模式中优化人力资源配置的探讨[J]. 现代医学管理，12（3）：61-63.

周沛. 2014. 社会福利理论：福利制度、福利体制及福利体系辨析[J]. 国家行政学院学报，（4）：80-85.

周元鹏，张抚秀. 2012. 推进社区居家养老服务的实践与思考——基于典型社区的调查[J]. 科学发展，12：72-78.

朱晓奕. 2016. 苏州"智慧健康"四大项目上线，病理诊断平台建立[EB/OL]. [2016-01-28]. http://news.subaonet.com/2016/0128/1639370.shtml.

朱志忠，刘朝杰. 2005. 澳大利亚社区卫生服务模式及其对中国的借鉴价值[J]. 社区医学杂志，3（5）：28-30.

祝延红，陈敏生，金春林. 2011. 中日医疗保障体系改革制度分析[J]. 中华医院管理杂志，（1）：76-78.

邹文杰，蔡鹏鸿. 2015. 公共卫生支出、人口聚集与医疗卫生服务均等化[J]. 上海财经大学学报，17（3）：59-67.

邹至庄. 2006. 中国医疗的供给与政策[J]. 管理评论，10：3-6，63.

朝倉，健太郎，八藤，他. 2010. 日本家庭医療学会認定後期研修プログラム修了者へのアンケート調査から明らかとなった現状と，今後に向けての提案[J]. 家庭医療，15：24-31.

高橋文雄. 2008. 「総合医想」について[J]. 札医通信，12（1）：495-496.

Nikendei C，汪青. 2010. 德国医学教育[J]. 复旦教育论坛，1：93-96.

Ahmad K A，Najafi B，Haghparast-Bidgoli H. 2011. Geographic distribution of need and access to health care in rural population：An ecological study in Iran [J]. International Journal of Equity Health，10（1）：39.

Alkire S，Bastagli F，Burchardt T. 2009. Developing the Equality Measurement Framework：Selecting the indicators [M]. Manchester：Equality and Human Rights Commission.

Australasian College for Emergency Medicine. 2012. Australasian college for emergency medicine review of the training and assessment program[EB/OL]. [2012-04-26]. http://www. acem. org.au/.../ training/Training Assessment_ Review_ Aug_2010. pdf.

Australasian College for Emergency Medicine. 2012. Policy on recognition of prior learning and credit transfer[EB/OL]. [2012-4-26]. http//www.acem.org.au/media/ policies.../T A113_v01_ RPL_ credit_transfer. pdf.

Australasian College for Emergency Medicine. 2012. Training & examination handbook[EB/OL]. [2012-04-29]. http：//www.acem.org.au/education.aspx?docId = 42.2011-9/2012-4-29.

Baillie L，Matiti M. 2013. Dignity，equality and diversity：An exploration of how discriminatory behavior of healthcare workers affects patient dignity [J]. Diversity and Equality in Health and Care，1：5-12.

Bojakowski S. 2010. Managing the paradox between equality and diversity in healthcare：Unwarranted vs warranted variations [J]. Journal of Management & Marketing in Healthcare，4：241-247.

Brun J F，Combes J L，Renard M F. 2002. Are there spillover effects between coastal and non-coastal regions in China?[J]. China Economic Review，13（2）：161-169.

Culyer A J，Wagstaff A. 1993. Equity and equality in health and health care [J]. Journal of Health Economics，4：431-457.

Daniels N. 2001. Justice，health，and healthcare [J].The American Journal of Bioethics，2：2-16.

Dykes D C，White Ⅲ A A. 2009. Getting to equal：Strategies to understand and eliminate general and orthopaedic healthcare disparities[R]. Clinical Orthopaedics and Related Research.

Eister J. 1992. Local Justice：How Institutions Allocate Scarce Goods and Necessary Burdens [M]. New York：Russell Sage Foundation.

Essink-Bot M，Lamkaddem M，Jellema P. 2012. Interpreting ethnic inequalities in healthcare consumption：A conceptual framework for research [J]. European Journal of Public Health，10：1-5.

Fogg B J. 2009. A behavior model for persuasive design[C]. Proceedings of the international conference on persuasive technology. Claremont，California，USA——April 26～29，2009，New York：ACM.

Fredriksson M，Winblad U. 2008. Consequences of a decentralized healthcare governance model：Measuring regional authority support for patient choice in Sweden [J]. Social Science & Medicine，2：271-279.

Fry J. 1978. A New Approach to Medicine：Principles and Priorities in Health Care[M]. Dordrecht：Springer Notherland，37-47.

Gu W，Wang X，Mcgregor S E. 2010. Optimization of preventive health care facility locations[J]. International Journal of Health Geographics，9（1）：1-16.

Hurley J. 2000. An Overview of the Normative Economics of the Health Sector[M]//Culyer A J，Newhouse I P. North-Holland handbook of health economics. Amsterdam：Elsevier：55-118.

John M，Paul L. 1997. Opportunities for emergency medicine training in Australia[J]. Journal of Accident & Emergency Medicine，14（14）：269-270.

Lawrence D，Kisely S. 2010. Review：Inequalities in healthcare provision for people with severe mental illness[J]. Journal of Psychopharmacology，4：61-68.

Mănsdotter A，Lindholm L，Öhman A. 2004. Women men and public health——How the choice of normative theory affects resource allocation[J]. Health Policy，69：351-364.

McIntyre D. 2012. What healthcare financing changes are needed to reach universal coverage in South Africa?[J]. South African Medical Journal，6：489-490.

Miller S H. 2005. American board of medical specialties and repositioning for excellence in lifelong learning：Maintenance of certification[J]. J. Contin. Educ. Health Prof.，25（3）：151-156.

Mills A，Ataguba J E，Akazili J，et al. 2012. Equity in financing and use of health care in Ghana，

South Africa，and Tanzania：Implications for paths to universal coverage [J]. The Lancet，380：126-133.

Mooney G H. 1986. Economics，Medicine，and Health Care [M]. Harlow：Financial Times Prentice Hall.

O'Donnell O，van Doorslaer E. 2008. Who pays for health care in Asia [J]. Journal of Health Economics，27：460-475.

Takemura Y. 2003. Family medicine：What does it mean in Japan?[J]. Asia Pacific Family Medicine，2（4）：188-192.

Tian W H，Chenb C S，Liu T C. 2010. The demand for preventive care services and its relationship with inpatient services[J]. Health Policy，94：164-174.

Zhang Y，Berman O，Verter V. 2009. Incorporating congestion in preventive healthcare facility network design[J]. European Journal of Operational Research，198（3）：922-935.

Zheng Y M，Bai H，Huang Z B，et al. 2010. Directional water collection on wetted spider silk[J]. Nature，463：640-643.